U0325439

办好中国的事情，既要靠党和政府，也要靠13亿人民。防治艾滋病是一个复杂的医学问题，也是一个紧迫的民生问题、社会问题，需要全民参与、全力投入、全面预防。要从个人健康、家庭幸福、社会和谐的角度，看待艾滋病防治工作。

—— 2012年11月30日，习近平在北京市丰台区蒲黄榆社区卫生服务中心石榴园分中心看望艾滋病患者时的讲话

湖北省学术著作出版专项资金资助项目
北京玉润公益基金会出版项目

内蒙古自治区高等学校科学研究项目（NJSY18133）
阶 段 性 成 果

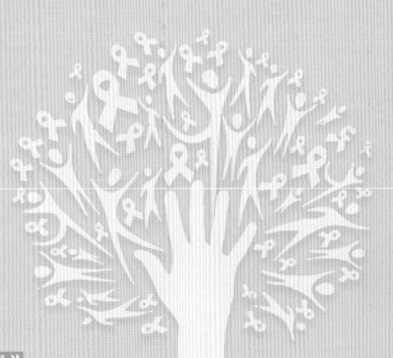

华中科技大学出版社
http://www.hustp.com
中国 武汉

艾滋病人的社会学研究

群情感调适研究

侯荣庭 ◎ 著

主编 潘绥铭 景 军

艾滋病社会学研究丛书（第一辑）

内 容 提 要

本书采用"生病叙说"等质性研究方法,从 30 名 HIV 病毒感染者的生病体验和情感表达入手,以主体建构为视角,从微观、中观和宏观等三个层面分析感染者"获得性'需要缺陷'综合征""获得性'期望不足'综合征""获得性'惩罚泛滥'综合征"的"社会病症"困境,并因此唤醒其所存在的强度较高的负性情感及其"负性情感的鸡尾酒"形式。

本书最后从冲突与博弈、结构与功能以及系统与互动三个视角提出情感存在与呈现的动力机制及其意义,并认为这些存在的负性情感经过抑制与归因等防御机制的转化、加强与呈现,又会对微观、中观和宏观的社会设置产生影响,更可能带来社会结构的变化。

图书在版编目(CIP)数据

艾滋病人群情感调适的社会学研究/侯荣庭著. —武汉:华中科技大学出版社,2018.1
(艾滋病社会学研究丛书. 第一辑)
ISBN 978-7-5680-3626-9

Ⅰ. ①艾… Ⅱ. ①侯… Ⅲ. ①获得性免疫缺陷综合征-病人-情感-社会学-研究
Ⅳ. ①R512.91 ②C912.6

中国版本图书馆 CIP 数据核字(2017)第 313361 号

艾滋病人群情感调适的社会学研究　　　　　　　　　　　侯荣庭　著
Aizibing Renqun Qinggan Tiaoshi de Shehuixue Yanjiu

总　策　划:姜新祺
策划编辑:张馨芳
责任编辑:包以健
装帧设计:饶　益
责任校对:李　琴
责任监印:周治超
出版发行:华中科技大学出版社(中国·武汉)　　电话:(027)81321913
　　　　　武汉市东湖新技术开发区华工科技园　　邮编:430223
录　　排:华中科技大学惠友文印中心
印　　刷:湖北新华印务有限公司
开　　本:710mm×1000mm　1/16
印　　张:17　插页:2
字　　数:260 千字
版　　次:2018 年 1 月第 1 版第 1 次印刷
定　　价:96.00 元

潘绥铭教授序
Preface

自从 20 世纪 80 年代出现艾滋病以来，人类社会在面对这一挑战的时候，先后出现了四种不良倾向。

第一种倾向是把艾滋病"道德化"了，认为艾滋病是对于"性混乱"的惩罚，艾滋病感染者是"咎由自取"。这种倾向在艾滋病传播的早期非常盛行，到 21 世纪开始衰亡，目前已经没有多大的市场。

第二种倾向是把艾滋病"社会性别化"，片面地强调男男性行为是艾滋病传播的主要渠道。自 21 世纪以来，这种倾向在发达国家日渐式微，但是在我国仍然有一定的市场。

第三种倾向是把艾滋病"灾难化"，过度夸大艾滋病传播的速度与规模，因而错误地宣扬：艾滋病传播必定会给国家、经济、社会和人民带来灭顶之灾。这种倾向在 20 世纪 90 年代的中国曾经流行，到 2010 年才逐渐淡化。

第四种倾向是"唯医学化"，认为艾滋病只是一种传染病，仅仅依靠医学和公共卫生手段就足以遏制其传播。这种倾向在防治艾滋病的各个领域中一直表现得很明显。

正是为了消除上述四种倾向所带来的不良影响，社会学者才获得了参与艾滋病防治工作的历史机遇。

早在 20 世纪末，国际学者、国际组织和具体工作者就发现了这样两个问题。其一，上述的前三种倾向危害较大，但是纯粹医学和公共卫生领域的学者与工作者由于学科所限很难与之抗衡，急需更加专业的人员参与进来。其二，艾滋病传播者和感染者都是生活在具体的社会情境之中的，医疗与预防的各种工作也开展于其中；但是，同样由于学科所限，医学与公共卫生领域的人员也很难解决这方面出现的各种问题。

于是，国际上开始呼吁社会科学的各个学科积极参与到防治艾滋病的研究与工作中来。在我国，这一进程开始于 2000 年，当时中国政府与英国政府合作开展中英性病艾滋病防治合作项目。它不仅是当时艾滋病防治领域最大的国际合作项目，而且在我国也是第一次大规模地引进社会科学家参与这样的工作，还设立了专项基金，支持社会科学的研究项目与具体工作。在这样的背景下，由本丛书的主编之一景军教授牵头，2003 年召开了第一次社会科学家参与艾滋病防治工作的学术研讨会，其中的主力就是社会学家。

此后，在长期实践中，社会学为防治艾滋病做出了突出贡献，发表的相关论文与出版的书籍已经形成一定的规模。本丛书仅仅是万紫千红之一抹，志在创立"艾滋病社会学"这个新的综合学科。

艾滋病社会学不仅是把社会学简单地运用于防治艾滋病，而且向着跨学科研究的光明前景前进。目前已经获得的成功经验主要表现在四个方面：公共卫生学与社会学的不同世界观与方法论开始擦出了火花，"人"的概念得以拓展，"人的主体性"意识得以推进，出现了发展数据收集方法的可能性。这集中表现为以下几个方面。

第一，艾滋病社会学已经创建出不同于原学科的世界观。因此，公共卫生领域的人员才能深入各种不同的高风险人群，了解他们的知识、态度、信念与行为，而不仅仅是"看病治病"。同样，社会学研究者基于新的世界观，开始积极参与艾滋病毒感染者治疗的实践，而不是"不在其位，不谋其政"。

第二，在思维逻辑上，双方也找到了具有相通之处的元命题：生理状况与行为特征是互相建构的。正是由于双方都接受了这个命题，公共卫生领域的人员才会努力去探讨感染者与高风险人群的求医行为，而社会学研究者也才会不断主张把预防和治疗妇科病纳入"性工作者"预防艾滋病的工作之中。

第三，在价值取向的层次上，公共卫生学与社会学双方已经超越了"关爱生命"这一原生的共同点，深入到新的元命题：生命在于存在，也在于质量。因此，很多公共卫生领域的人员已经"越界"去帮助感染者解决医保或低保问题，而社会学家则深入到感染者用药和治疗情况的探讨。

由此可见，艾滋病社会学这个新的学科正在形成之中，本套丛书的出版必将为它增添新的动力。

潘绥铭

2017 年 6 月 29 日

潘绥铭教授序

景军教授序
Preface

这套"艾滋病社会学研究丛书"共包括 8 本专著,当属中国社会学界最近 20 年来研究艾滋病问题的学术著作之集大成。作者们从多种视角深入剖析了艾滋病流行情况和感染者的处境,相关记录和分析有益于国内学界的知识更新,也有益于我国艾滋病防治工作者进一步认识我国艾滋病流行的根源以及艾滋病感染者的艰难处境。

自从 1986 年中国科学院曾毅教授在使用进口血液制品的血友病患者中首次发现 4 人感染艾滋病之后,艾滋病在中国已流行了 30 多年,目前仍然存活的艾滋病感染者大约有 70 万人,其中直到最近坚持接受抗病毒治疗的艾滋病患者达 50 多万人。在人口众多的中国,艾滋病对公民健康的侵害程度虽然尚不及其他一些传染性极强的疾病严重,却引发了社会的高度关注,在公众中存有各种各样的猜疑,可以说是一个最能激发人们想象力和恐慌的疾病。

在这套丛书中,从性社会学入手研究艾滋病问题的潘绥铭教授集中分析的一个问题是艾滋病的政治化。按照潘教授的表述,我国官方的最初反应是艾滋病属于西方人特有,中国人只需防范而已。之后,官方发现艾滋病在中国一部分"有问题"的人群中也流行起来,顿时如临大敌,将艾滋病视为危及国家安全和民族安危的一种流行病,试图用各种方法防止艾滋病从一小部分所谓的高危人群扩散到普通人群。当发现部分感染者其实是经由卖血感染的贫困农民之后,政府及时出台了"四免一关怀"政策,以免费的抗病毒治疗为政策驱动力。

苏春艳女士在这套丛书中特别分析了 1990 年代中原血液市场对中国

艾滋病流行的影响。她认为，对于中原地区为什么会一度出现猖獗的血液市场进而导致当地艾滋病高发的问题，似乎还没有学者给予足够的研究和解释。她通过实地调查收集到的材料，发现由地方官员制定的血浆经济政策是当年农民竞相卖血以求脱贫致富的重要推力。同时，由于那个时代特定背景下一些地方实际存在的高额摊派和超生罚款政策，部分农民走向连续多年卖血的道路。然而，当时被广泛采用的单采浆技术由于缺乏严格使用标准和监督机制，用来分离血浆的器具，如血浆分离器、血液导管、剪刀、枕头等，若不严格消毒，就会导致不断有多人共同感染艾滋病病毒的严重结果。这种情况恰恰出现在当年失控的血浆采集过程之中。苏春艳还提醒我们注意，血液安全和艾滋病风险是个全球问题，她还反思了世界其他国家采供血和艾滋病危机的历史，试图对我国当前"无偿献血-有偿采浆"血液系统的困境做出自己的理解。

王昕对这套丛书的贡献，在于她提出并娴熟地使用了涉及女性高危人群的主体性概念。她认为，客位研究取向——客观和外在的研究范式——仅仅可以解释性工作者面临艾滋病风险的表面现象，因为客位研究取向将风险认知视为预防艾滋病的前提，认为一旦有相关知识储备或恐惧感，性工作者就不会冒险，就不会明知故犯。但其实这是一种无视性工作者生活处境和情感生活的研究取向。主位研究取向——注重人们自己的想法和生活体验的研究范式——将健康问题化为当事人生活世界的一部分，从有距离的研究进入到贴近体验的研究，从而打破科学主义对人文科学研究对象客观化的桎梏。王昕从主体性视角提出了一系列方法论问题和建议，包括质性研究的目的性抽样、深入访谈策略、访谈场景的意义、信息真实性的甄别和挖掘、调查的伦理以及调查者和受访者的关系。她认为，研究者本人的"主体性"有可能影响着受访者的主体陈述，并且影响到研究结果。这就要求在"红灯区"调查中，研究者能持反思精神，观察与思考自己的角色、身份、知识框架、价值观以及与受访者互动关系等因素对受访者主体"陈述"的影响。她同时认为，虽然"纯粹的主体"是不存在的，但这并不意味着研究者就可以随便忽视或篡改受访者的"主体性"表达，而是要让研究者时刻坚持对主体建构视角的运用与反思，将其作为一种思维方式和方法论。

王小平、侯荣庭的研究，主要是关注艾滋病感染者面临的生存问题。获得良好的治疗自然是艾滋病感染者解决生存问题的基本前提，然而尽管获得了免费的抗病毒治疗，但感染者未必就可以得到良好的治疗，因为感染者遭遇了至少三大困境。其一是《艾滋病防治条例》规定的患者属地管理原则。按照属地管理原则，患者应到户籍地领药。医生也经常对就诊的艾滋病感染者说，病人应该到户籍所在地申请国家免费治疗药物。对于在外地打工的感染者来说，定期回家领药对他们的就业和经济生活都会造成负面影响；而对于一些小县城或农村的感染者来说，在户籍地领药会对他们的隐私产生极大威胁。其二是耐药性问题。在我国，免费的抗病毒治疗药物都是一线药，长期使用后会出现耐药问题，需要二线药和三线药，但其十分昂贵，而且难以获得，除非从国外邮购。其三是并发症治疗和手术难问题。艾滋病感染者一旦需要到综合医院看病或做手术，都会受到形式不一的歧视，做手术为最难之事，被拒绝的可能性最大。即便医院表示愿意为艾滋病感染者做手术，也要附带一定的交换条件。例如，这套丛书的一位作者侯荣庭写道，一名感染者希望在某地一家医院做眼科手术，大夫说可以，但要求感染者接受媒体采访，帮助医院做公益宣传，手术全程还要录像。那位感染者怕暴露身份，尤其怕身份暴露之后给自己的孩子带来社会歧视，所以冒着失去一只眼睛的风险拒绝了院方提出的要求。

这套丛书涵盖的感染者研究从不同角度说明，尽管艾滋病感染者遭受广泛的社会歧视，但来自医务工作者的排斥有可能是最大的伤害。我们可以设想，如果连医生都恐惧艾滋病或歧视艾滋病感染者，那么普通人则更会以同样的态度来看待。毕竟在艾滋病问题上，医者的言行定义着艾滋病的社会属性标签，被污名化且附带恐惧的标签如同一个巨大的十字架，周边的人们只不过是一群冷漠的围观者。从世界各地的经验来看，艾滋病感染者能够有尊严生存的前提之一是医者态度的转变。到目前，中国艾滋病感染者能够得到的尊严主要来自病友，而不是医者。在这套丛书中，侯荣庭的研究特别介绍了一个病友组织的成长历程，可以让读者从中看到一丝维系人类悲悯情怀的希望。

姚星亮的研究，更多侧重于呈现不同感染者/患者在感染、检测、就医治疗、社会交往、日常生活等方面的现实多样性，梳理其背后的相关社会位置与问题，以及感染者/患者不同的应对策略、应对实践与其主体建构之间的关联，具体而生动地回应了社会中较为流行的关于感染者/患者的"去人化""病态化""日常生活抽离化"等认知倾向和刻板印象。

黄盈盈在这套丛书中就自己从 2002 年以来对社会性别与艾滋病的交叉研究进行了回顾和反思。她在书中讨论的第一个主题是女性感染者如何生活、如何处理各类关系，包括感染之后对于性、婚姻以及亲密的家庭关系的想象与实践。她希望在性、性别、身体、婚姻、疾病等多重交叉关系中将艾滋病议题从医学空间拉回生活空间，凸显出身体及亲密关系的在场。黄盈盈在书中讨论的第二个主题是人口流动与艾滋病感染风险的关系，具体涉及往返于城乡的男性农民工以及生活于跨境空间的加拿大中国移民。在已有的与艾滋病相关的文献和报道中，男性农民工因为远离家乡、大部分为青年单身或者妻子不在身边，往往被认为更有可能与性工作者接触，且因为其相关知识缺乏，所以具有更高的感染艾滋病的风险。黄盈盈认为，这些论述所依据的生活现实并不可靠，因为研究者往往忽视不同农民工的工地生活（尤其是钱的管理、日常作息、休闲与老乡关系）、如何谈性（不限于，但是包括找"小姐"）以及对于性病、感染艾滋病的风险的看法，因而未能从多样化的声音与谈论细节切入，走近农民工在工地的日常生活，并在他们的生活中理解其对于风险的认知与建构。相较于农民工，加拿大移民在社会阶层、跨境生活以及性实践等方面都有很大的差异。基于差异性的考虑，黄盈盈主要依据一名男性的跨国异性性经历、一名女性的跨裔异性性经历以及一名男性的跨国跨裔同性性经历，纵向地展现受访者对于加拿大生活以及来往于中、加之间的经历的描述，在跨国流动的背景下讨论受访者对艾滋病、性健康方面的认识，进而批判性地检视以往研究对于人口流动与风险的认识框架及其背后的假设与逻辑。

总之，潘绥铭等学者为这套丛书付出了相当多的心血。读者也应该感谢华中科技大学出版社毅然决定出版这套丛书的勇气。没有学者们的付出，这套丛书将难以成形。没有华中科技大学出版社的支持，丛书内容也就只能在有限的学者圈内分享。二者的努力都令人敬佩。

景军

2017 年 7 月 28 日

言之有物(代序)
Preface

在指导研究生写论文时，我的基本信念为：学生必须先有东西，然后才能写；而动笔写则必须有理论思考来支撑，才写得下去。我要解释这信念里的两个重要概念——"有东西"（有物）和"有理论"（有言）。

学生如果自称是循规蹈矩跟着学制一路读上来的，在课程和功课之外别无其他，这样的学生通常不会被我们的研究所选上。反过来说，选进来的研究生一定有些值得讨论的人生经验——自身的经历，或与他人之间的关系历练。这样就叫"有东西"（有物）。接下来要动手写论文时，要有什么理论（如何言说）？我是个信奉"尽信书不如无书"的读书人，如果在我面前只会读死书，不能进入问题讨论状态，那么这样形成的师徒也不可能长久。我说的"理论"是个动词，能理能论才是能言的本来面目。但在开始理论时，我们一下子就会陷入思想的历史洪流——我们会进入浩瀚无涯的文献世界。

2013 年春，我收到一条信息，说是有位中国人民大学的博士生要来辅仁大学心理系攻读"双联培养博士学位"。我大致了解了他在中国人民大学之前的工作状况，以及在人大入学后的社会学学习状况，先和这名学生通了几次信，经过审慎评估，决定让他来试试。我们的博士生一般都需花五六年的时间才能修完课，加上写论文的时间，博士班读个七八年是很常见的现象。2013 学年的开始是在暑假过后，我见到的这名学生就是侯荣庭。他能用的时间只有两个学年。

他除了像普通博士生那样按规定修课之外，还把我在每一学期内所开的三门课全部当成他要修的课，包括本科生的一门选修课，以及研究所硕士、博士课程各一门。总之，他抓紧一切时间，全面学习，每周会有三次在课堂上碰面的学习。我给各门课开出的指定读物确实包含一些很先进的理论，譬如"关系论的精神分析"，也包含一些很经典（但永不过时）的题材，譬如"精神生活"。读 20 世纪 90 年代后在美国兴起的许多学者精深的作品，没有中文译本；读宋代哲学家写下的文字，不可能用白话文。很多学生的学习态度，跟荣庭比起来，我必须承认，要数荣庭最认真。所以，很快地，我发现这是个有东西也愿意有理论的学生。

在开始指导荣庭的那一年，我自己的研究计划（不是跟随别人的"项目"）是写一篇结合哲学与心理学的论文——《疗遇时刻：理心术与疗愈的多重文化交叉论述》①。我的问题没有"学科界限"，无论是在思考上还是在写作上皆然。我不会要求学生模仿我的研究，但一定程度上，这种做学问的态度就会在指导关系上表现出来。年轻学者若不能以此为其学习的志向，必定会跟得很辛苦。反过来说，忘我的学习很快就会自行产生学问动力，让论文写作成为一种能理能论的工作。

我毋须在此为荣庭写好的论文做摘要，只要交代像这样史无前例的"双联培养博士学位"是如何进行、如何完成的，剩下的就是读者的阅读了。像这样的题目，如果你是个研究生，你要如何开始？如何写下去？如何把经历的实践工作和理论思考结合起来？

我确实只想说明这样的启动方式。也只想说，像我一样，好学者就能让知识"不假外求"地产生。在博士论文的指导关系中，指导者实际的工作只是"催生"，而不是像赶鸭子上架那样逼人进入论文写作。我很庆幸在我的执教生涯中，能在 2013 年秋季碰上像荣庭这样的学生，并且在 2015 年暑假之前完成了这场紧凑无比也史无前例的言之有物的工作。

2017 年 12 月 23 日

---

① 宋文里. 疗遇时刻：理心术与疗愈的多重文化交叉论述 [J]. 哲学与文化，2014 (41)：47-74。

目 录
Contents

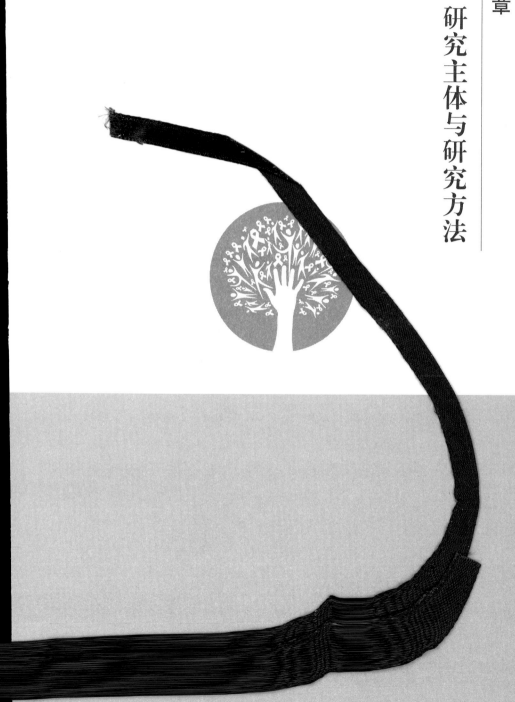

第一章

研究主体与研究方法

第一节 研究主体

一、 艾滋病人群的生存现状

20世纪80年代，艾滋病在美国社会悄然出现，并在之后的30余年里肆虐全球，且持续发展。到目前为止，已经导致数千万人死亡。因其传染性与高致死性，素有"20世纪黑死病"之称。而艾滋病问题更被喻为20世纪最严重的公共卫生问题，尤为严重的是，其疫情已延伸至今，仍未有减缓的趋势。艾滋病的全称是获得性免疫缺陷综合征（Acquired Immune Deficiency Syndrome，简称AIDS），艾滋病同音而译，是由人类免疫缺陷病毒（Human Immunodeficiency Virus，简称HIV病毒[1]）侵入人体后，通过破坏人体的CD4细胞和T淋巴细胞，进而阻断细胞免疫和体液免疫过程，从而降低身体抵御感染和疾病的能力。当众多的T淋巴细胞受到破坏时，便会造成我们所说的免疫缺陷，最终导致免疫系统瘫痪，致使各种疾病在人体内蔓延，从而进一步发展形成获得性免疫缺陷综合征，也就是我们通常所说的艾滋病（AIDS）[2]。如果这些病症未经治疗，那么它将会是致命的。

一般而言，感染HIV病毒的初期并没有什么症状，但是，随着HIV病毒在体内的复制、繁殖与发展，个体的免疫系统开始受到攻击并逐渐丧

---

[1] Human Immunodeficiency Virus 简称 HIV，但从中文的表述来看，直接使用 HIV，比如说某人感染 HIV 会比较突兀。同时，目前学术界和民间对于艾滋病病毒感染者和艾滋病病人的区分在逐渐统一化，因为从病理上讲，并不存在严格意义上的艾滋病病人，自然就不存在所谓的艾滋病病毒一说，故本书以下统一将 Human Immunodeficiency Virus 简称为 HIV 病毒，以符合中文使用习惯，而将 People Living With HIV /AIDS，即 PLWHA 统一称为 HIV 病毒感染者，在本书中对个体简称为感染者，对其群体统称为艾滋病人群。

[2] http://www.who.int/topics/hiv_aids/zh/.

失防御功能，感染者更加容易遭受所谓的机会性感染。也就是说，艾滋病是一种促成多种临床症状的综合病症，并非单纯的一种疾病。

依据联合国艾滋病规划署（Joint United Nations Programme on HIV/AIDS，简称 UNAIDS）2016 年的报告显示，全球共有 HIV 病毒感染者（People Living with HIV/AIDS，PLWHA）（以下简称感染者）约为 3 670 万（3 080 万～4 290 万）人，其中有 3 450 万（2 880 万～4 020 万）为成年人，210 万（170 万～260 万）为儿童（年龄小于 15 岁），仅 2016 年新增感染者 180 万（160 万～210 万）人[①]。而时至今日，尚没有一种特效药物可以彻底治愈艾滋病，也没有有效疫苗可以完全预防 HIV 病毒的感染与传播。随着全球对艾滋病研究的深入，在 20 世纪 90 年代中期，高效抗反转录病毒治疗（Highly Active Anti-Retroviral Therapy，HAART，俗称鸡尾酒疗法或是抗病毒治疗）的发明，也就是通过服用多种抗病毒药物，实现了对 HIV 病毒的有效控制，显著地延长了众多感染者的生命，并且减少了传染他人的机会与可能性。尽管抗病毒药物具有显著的副作用，但其药效作用使得艾滋病成为一种可以通过长期服用抗病毒药物而得到控制的慢性传染性疾病。

随着艾滋病的全球蔓延，我国作为世界第一人口大国更是无法幸免。从艾滋病的流行趋势来看，在过去的三十多年里，艾滋病的流行先后经历了三个阶段：艾滋病的传入期（1985—1988 年）、扩散期（1989—1993 年）步入到如今的快速增长期（1994 年至今）。

早在 1985 年 6 月，一名来自阿根廷的感染者在北京协和医院因为并发症而去世，从此之后，我国陆续发现几例血友病病人因为使用从国外进口的血液制品而感染 HIV 病毒的事实，虽然这仅仅是在我国境内发现的极个别的几例，却打响了艾滋病入侵我国的第一枪（王若涛，张有春，2003）。到 20 世纪 90 年代初，云南省发生了因静脉注射毒品者感染 HIV

---

① 联合国艾滋病规划署报告《UNAIDS》http://www.unaids.org/en/resources/fact-sheet。

病毒的疫情，这次疫情不仅规模较大，而且呈现出"以农村包围城市"之趋势，即从我国云南省与缅甸交界处的农村地区蔓延到云南省的各大中城市，并持续传播，中国感染 HIV 病毒的传播速度开始明显加快。然而，20 世纪 90 年代中期，在中原地区又发生了因非法有偿采供血致使人群大面积被感染的情况，并在 HIV 病毒的强大攻势下迅速波及全国各地，艾滋病疫情呈现快速上升的趋势。到目前为止，艾滋病疫情已经扩散至全国 34 个省、自治区和直辖市，我国的所有省份无一幸免，我国因此也成为亚洲艾滋病蔓延最快的国家之一。截至 2017 年 5 月 31 日，我国累计报告艾滋病病毒（HIV）感染者和艾滋病（AIDS）病人 708 158 例，累计报告艾滋病病毒（HIV）感染者死亡 219 050 例。现存活艾滋病病毒（HIV）感染者 413 369 例，艾滋病（AIDS）病人 294 789 例[①]。

更为严重的是，因为 HIV 病毒自身的窗口期、潜伏期及社会大众对其污名化等因素，使得有近半数的感染者并不知道自己患病或是因此而拒绝检查[②]，这更加剧了 HIV 病毒的传播风险。此外，HIV 病毒正通过性传播途径由具有高风险行为的人群（男同性恋、共同针具注射毒品者、性工作者及嫖客）向一般人群扩散，且同性之间经性行为传播的感染率上升速度明显（汪宁，2005）。

艾滋病并不像普通疾病那样，仅仅通过医学或生物学领域的研究便可实现治愈。HIV 病毒经血液、性行为等途径的传播方式及其自诞生之初便伴随的污名化，使得艾滋病更表现为一个严峻的社会问题。现如今，艾滋病在中国的传播已经由高风险人群向普通人群扩散，更在社会上形成了一种"谈艾（滋病）色变"的恐惧感。这不仅仅是由于艾滋病的无药可治（愈），因为单就疾病而言，艾滋病本身是不致死的，并可以通过持续服用抗病毒药物实现对 HIV 病毒的有效控制。而单从其传染性而言，HIV 病毒在空气中停留几秒钟到几分钟便会死亡，其传染途径也仅仅限于经血液

---

① 2017 年 5 月全国艾滋病性病疫情，中国艾滋病性病，2017 年第 7 期。

② http://www.anfone.com/info/ZGAZBXZ/2014-12/1219247.html. 中国艾滋病人数 2014 年和 2015 年最新数据。

和体液等有限的几种传播方式，其传染性根本不及 SARS 病毒、肝炎病毒、肺结核病毒等诸多病毒。然而，艾滋病却成为当今社会最令人害怕的疾病，也由最初的纯医学问题逐渐演变成影响社会安全稳定的重大公共问题与社会问题。

首先，艾滋病的传播途径中包括着人类最隐晦的经由性行为的传播（肝炎病毒也会经由性行为传播，却没有如艾滋病这样的污名），这便使艾滋病人群因此带上了一种不洁的刻板印象，甚至比梅毒更加污秽。加之艾滋病与毒品、同性恋、性工作者及多伴侣性行为等有所联系，艾滋病则成了污名的众矢之的，感染者也因此而蒙羞。

其次，由于该疾病破坏的是人类的免疫系统，使个体因免疫系统缺陷而感染其他疾病。对于感染者自身，该疾病破坏了他们的免疫系统，使得个体无法抵御其他病毒的入侵从而引发疾病，医学上称其为机会性感染。这种被称作机会性感染的疾病在普通人群中极少发作，比如卡波西肉瘤、卡氏肺孢子虫（Pneumocystis, PC）和巨细胞病毒感染引发的肺炎等，其病发症状（特别是对感染者骨瘦如柴及浑身溃烂的报道）也往往令人不寒而栗。

再次，因为自身免疫系统的问题，感染者的病情极容易复发，且在治疗方面效果并不明显，素有"像癌症一样入侵"之称，因而带给感染者诸多的担忧与恐惧。而且这些问题同 HIV 病毒一样，它们往往与感染者共生共存，长伴左右，成为感染者生命与情感中不能承受之重。

最后，艾滋病的传播已经转向普通大众人群，变为一种经由关系的传染与情感的隔离。也就是说，萍水相逢、擦肩而过的两个人通常是不会产生任何关系与情感的，也就不会被感染。艾滋病冲击的是人类最核心的圈子，特别对于中国人而言，如果用费孝通先生的差序格局来形容中国人的人际关系的话，被感染这一事实，恰好如投入湖中的石子，不仅在感染者的生活中激起了千层波浪，更为重要的是，其波及范围主要从最内部向外蔓延，最容易感染的恰是自己的爱人或是性伴侣等最亲密人群，首先造成感染恐惧与污名化的便是感染者及其伴侣与家人。更进一步说，这种疾病在感染之后，首先遭受冲击的便是中国人自认为最亲密的关系群体或重要他人。而后，经由最亲密关系逐层向外破裂，伴随着社会大众的污名与避而远之，感染者逐步面临着自身周遭各种关系的断裂与缺失，进而带来情感的跌宕与呈现。

综上所述，对于感染者而言，被感染从此成了一个不能言说的秘密，感染者不仅要对抗 HIV 病毒所导致的身体折磨，更要在内心默默承受着因被感染所引发的恐惧、愤怒与悲伤等存有（being）的负性情感（negative affect），更有可能呈现（expression）出包括羞愧、内疚和疏离在内的负性情感的综合。对于整个社会而言，更时刻面临感染者负性情感及其鸡尾酒形式①的集中爆发与呈现，进而影响到社会的和谐与稳定。

二、 我与艾滋病研究的遭逢

提笔回想自己与艾滋病研究的因缘际会时，才发觉已全然忘却是何时知道"艾滋病"这个词的。但仍有两点长存于记忆深处：第一，艾滋病是一种非常可怕的疾病，会传染且感染者死的时候都很可怕，是一种无药可救的传染病；第二，就是只记得艾滋病是经血液传播的，而且那个时候，艾滋病是写作"爱滋病"②的。

直到 2003 年，发生在身边的一则公共事件，让笔者转而开始关注艾滋病所引发的社会问题。2003 年，内蒙古自治区呼和浩特市防疫人员在流行病学调查中发现有 13 人感染了 HIV 病毒。致病原因是呼和浩特市清水河县的县医院在 1998 年 10 月至 2000 年 9 月间非法自行采血，致使这

① 因为感染者所唤醒与呈现的负性情感包括三种基本情感及其相应生成的情感综合，类似于感染者所接受的鸡尾酒疗法，也是由三种及三种以上的抗病毒药物混合而成，故此处对多种负性情感及其综合呈现称之为情感鸡尾酒。

② 《量和单位国家标准 GB3100—3102—93》中审定废止"爱滋病"这一写法，改为"艾滋病"。台湾及港澳地区则继续采用"爱滋病"。在本书中，除非涉及台湾及港澳地区的相关研究文献及机构依然使用爱滋或爱滋病以外，其他均使用艾滋或艾滋病。

13 人直接或间接因输血感染 HIV 病毒。这是 1998 年 10 月 1 日《中华人民共和国献血法》实施以来，国内首例因非法采血而造成输血感染 HIV 病毒的重大医疗事故①。与世界大部分国家艾滋病人群主要经性行为传播的情况有所不同，中国最早的艾滋病疫情暴发于西南边陲的静脉注射毒品人群。之后，国家针对艾滋病的防治做出了许多重大的政策调整，包括艾滋病的宣传教育及"四免一关怀"② 政策的推广与执行。虽然艾滋病的三大传播途径（经血液、经性行为、经母婴传播）笔者早已耳熟能详，但仅仅停留在知识层面，依旧不明白 HIV 病毒为什么会经性传播，更不明白母婴如何会被感染，对"四免一关怀"政策更是不甚了解。总而言之，艾滋病很可怕，却离笔者很遥远。

2007 年，笔者参加了国际劳工组织与中华人民共和国劳动和社会保障部（2008 年 3 月 31 日正式更名为中华人民共和国人力资源和社会保障部）下设的劳动科学研究所开展的艾滋病预防项目的定性定量调查，也算是第一次与艾滋病防治结缘。当时接触的都是所谓的高风险人群，如女性性工作者和男客③（主要是卡车司机，民间俗语称十驾（驶员）九流（氓），以及西南地区的矿工）。当时对预防艾滋病的理解还仅仅停留在提高安全套的使用率和明确区分艾滋病的感染途径等方面，因为当时防治艾滋病的主流思想是 KABP，也就是个人的知识程度（knowledge）、具体态度（attitudes）、信念取向（belief）与个人的实践行为（practice）之间存在着显著的相关关系。不想这一次合作，却开始了笔者与艾滋病研究的

---

① http://news.sina.com.cn/c/2004-12-01/11045089149.shtml.

② "四免一关怀"是指对农民和城镇经济困难人群中的艾滋病感染者实行免费抗病毒治疗；在艾滋病流行的重点地区实施免费、匿名血液检测，准确掌握疫情；对艾滋病感染者的孤儿实行免费上学，地方政府负责有关费用；对艾滋病综合防治示范区的孕妇实施免费艾滋病咨询、筛查和抗病毒药物治疗，减少母婴传播；将生活困难的艾滋病感染者纳入政府救助范围，给予必要的生活救济，并积极扶持有劳动能力的艾滋病感染者参加生产活动。

③ 接受性工作者服务的男性，我国之前称作嫖客，潘绥铭教授等使用男客，作为一个比较中性的称呼。

缘分。

2009 年，笔者参加了某感染者组织发起的对感染者生存关怀的评估调查，这也是笔者第一次接触到感染者，其中包括因手术输血而感染的成年人，经由母婴传播被感染的孩童，更有经性行为被感染的男性或女性。当然，也就在那时，接触了一些男性同性恋感染者。

回想起来，当时社会上就普遍存在着对于感染者"有辜"和"无辜"的争论：认为那些经由输血、母婴等途径被感染的人是无辜的，他们更容易得到社会的同情与惋惜；可是因生活作风问题，比如静脉注射毒品、性生活不检点或因同性性行为等问题被感染的人则大有死有余辜之嫌，特别是经由男男性行为（MSM）被感染的人更是备受歧视，往往被视为罪有应得。感染者的生存状况较现在而言严峻得多，在检测、诊断、拿药（感染者俗称上药）、机会性感染及其他疾病的治疗和医疗保险的使用方面还存在着诸多困难。因此，在国际社会的推动下，在国内外资金的支持下，在社会力量的积极倡导下，在国内各级政府的默许下，民间先后成立了一大批致力于感染者干预方面的社会组织，而我们的调查之所以得以开展，也正是基于这些民间组织的大力协助。因为有了这些组织，我们才如同找到了关键人一样，可以顺利地找到感染者，并获得他们的信任，最终完成调查研究。

当时国内对艾滋病的干预与研究热情高涨，但关注的重点却是艾滋病的预防与治疗。虽然感染者的心理状况特别是感染者的情感跌宕与表达呈现从来都是一个现象，几乎被任何一门学科，包括临床医学、公共卫生、流行病学、心理学、社会学及其他人文学科所关注，但它却从来没有被当作一个"问题"而认真思考，而是仅仅被视作一种常识。尤其是与严峻的艾滋病疫情相比，感染者对于疾病的恐惧、愤怒与悲伤，通通被认为是微不足道的。

2013 年，时值中国经济持续高速发展的一年，也是国际社会和国际防治艾滋病非政府组织对华资金支持的最后一年，以"全球基金"① 和"中盖艾滋病项目"② 为主的国际基金会对中国的最后一轮资金投入为结束标志，中国民间的感染者组织也因此面临许多新的问题。作为对"中盖艾滋病项目"的评估之一，笔者参与了一个针对感染者支持与关怀的研究项目，再一次将研究对象聚焦于感染者身上，探究包括民间组织在内的各相关组织如何共同实现对感染者的照顾与帮助。

也正是基于这次的调查研究，笔者对感染者有了更加深入的了解，也总是会半开玩笑地说，我们是在与感染者"同吃同住同劳动"③ 中开展研究的。在相处的过程中，笔者发现不少感染者并非想象中那样：他们应该对于疾病充满担忧，一个个悲观、失望，不愿与他人接触，也许有的人还会因此而怨恨社会。在接触中笔者发现，有些感染者远比笔者乐观得多，他们对于生活充满信心，总能听到他们的叮嘱："你们要更加注重自己的健康，现在的年轻人，过劳死的有许多，就是太能熬夜，太不小心了。反倒是我们，现在比以往任何时候都关注自己的健康。"一旦组织有什么活动，感染者们更是积极互助，井然有序。而为无家可归的感染者提供免费居住的"中途之家"（其实就是一个三居室的房子），俨然就是一个温馨的港湾。在调查中笔者发现，许多的感染者组织从成立之初就投入到针对感染者的支持与关怀工作当中，尽管其身份一直处于民间组织状态，也称作

第一章 研究主体与研究方法

---

① "全球基金"（The Global Fund to Fight AIDS，Tuberculosis and Malaria）致力于抗击艾滋病、结核病和疟疾，是一个政府与民间联合创办的国际金融机构，总部设在瑞士日内瓦。自 2002 年成立以来，该基金在机构及个人捐款的支持下，在全世界开展抗击最恶性疾病的工作，其业务目前已覆盖 150 多个国家和地区。

② 简称为"中盖项目"，即中华人民共和国卫生部和国务院防治艾滋病工作委员会办公室（以下简称"国艾办"）与美国比尔及梅琳达·盖茨基金会（以下简称"盖茨基金会"）艾滋病防治合作项目（以下简称"中盖艾滋病项目"），旨在降低中国项目实施地区艾滋病流行率、降低高危人群的新发感染数，并通过项目推动中国其他地区采取有效的艾滋病预防策略，是中国艾滋病防治整体规划的一部分。"中盖艾滋病项目"为期 5 年，自 2007 年 8 月 1 日至 2012 年 7 月 31 日止。目标人群主要是中国大中型城市艾滋病传播高危人群，包括男男性行为者、暗娼和静脉吸毒人群。

③ 笔者曾有一段时间在 A 感染者组织调研，并在 A 组织完成一些力所能及的工作。又因居住在 A 组织办公室附近，故笑称为"同吃同住同劳动"。

草根组织，无法获准在民政部门注册成立。但正是这样一些由感染者自发成立的组织，不仅可以存活这么多年，而且在艾滋病人群中获得极好的口碑。最重要的是，包括专科传染病医院和各级疾病预防与控制中心（Centers for Disease Control，以下简称 CDC）也对这些组织充满了依赖与信任。它们不仅提高了当地感染者安全套的使用率，而且提高了感染者的初筛率、流调率、发现率等与流行病学相关的各项检测数据。

更为重要的是，正是由于感染者组织的存在，感染者才不再孤单，许多感染者不再需要一个人默默地承受这份因感染而带来的惊恐与无助。用某感染者的话来说"我们是找到组织了"，这句话中蕴含着对感染者组织的高度认可，也给艾滋病人群带来了改变与希望。

通过该项目的研究，笔者发现，在对感染者组织、医生与 CDC 工作人员的认可方面，艾滋病人群对于"自己的组织"的认可度高于医生和医务人员。"自己的组织"是第一个对感染者进行帮助，提供支持，上到寻医问药，下到如何去生存与生活等事宜。因为有了感染者组织的存在，所有的困难都发生了改变。这些感染者组织的成员，除了几名正式的全职人员常年工作以外，其他方面均由志愿者所组成，正所谓"铁打的组织流水的志愿者"。

当然，如果从医学的治病救人角度看，他们远不及专业的医务工作者；如果从助人自助的方法看，他们也不及专业的社会工作者。然而，专业的社会工作人员在从事与艾滋病人群的相关事务之时，常常很难做到对其有全面的了解，正如有感染者在评价社会工作者时指出："*其实你不懂我的恐惧！*"要知道，这样的评价对于一个专业社会工作者而言，是对其专业性的质疑。反之，那些出身于基层的感染者，在组织的协助下，不仅可以很好地面对自己感染的事实，而且可以为其他新确诊的感染者提供良好的支持与关怀，改善他们的生存生活现状。

正是在这次调查中，笔者的疑问油然而生：这种支持，其实就是几次会谈、一些医药信息、几句安慰的话，以及类似于"大家都如此"、"我理解你的感受"等所谓的"同理心"（empathy）吗？为什么它们就能对感染者发挥如此巨人的作用呢？这其中，感染者的情感问题，特别是对负性情感的控制与调节又表现出怎样的一种状态？这些均引起了笔者的研究兴趣。

三、 研究主体： 生病历程中的情感跌宕

艾滋病的防治体系，长久以来一直处于医学霸权的时代，特别是对于艾滋病人群，他们殷切地希望可以通过医疗技术的发展来彻底解决艾滋病问题。然而，这必将是一个长久而艰巨的任务，且艾滋病问题已经突破了单纯的医学界限，发展成为一种严峻的社会问题。从生理病理学上讲，可以说艾滋病是人类历史上最可怕的病症之一。因为它是传染性疾病，目前又是不可治愈的，而且是需要终身服用抗病毒药物的一种因自身免疫功能缺陷而随时可能发生机会性感染的疾病。死亡的感染者并不是死于艾滋病本身，而是死于机会性感染所引发的其他疾病或并发症。对于这样一种疾病的治疗，从一开始就不能将其等同于一般的传统疾病。

笔者无意也无法去探究感染者的病理化，因为无论怎么讲，他们已经是不折不扣的病人。但从心理学的角度来看，面对艾滋病的无药可治，面对各种并发症的身心折磨，面对周遭人群的怕而远之，面对谈"艾"色变的诸多恐惧，让他们成为心理上完全健康的人，多少有些异想天开。有关感染者的心理问题，已经越来越多地受到学者的关注。

从社会学的角度来看，虽然感染 HIV 病毒已经从被判定死刑发展成为一种慢性的传染病，然而，这种转变同样产生了新的社会与文化差异。尽管国际上已将"迈向零艾滋"定为国际社会艾滋病防治的目标，专家们如今也公然预期"艾滋病结束的开始"。但是艾滋病的发展现状和艾滋病人群的生存状况特别是其情感状态，依旧是一个令人烦恼的现实：艾滋病作为一种不平等的交叉性传染病，它在宏观制度文化、中观社会结构和微观人际互动层面都影响和制约着感染者的生存与生活。感染者普遍经历着大众亲朋的"怕而远之"和社会建构的污名化情境，他们往往面临着就医

被拒、无法求职、没钱看病、家人不接纳、社会不认可等困境。也正因为如此，对于艾滋病人群的预防与关怀，从社会学的角度，走出了一条去医学化的路径。尽管这条道路布满荆棘，但已涌现了不少相关的研究，比如从社会资本、社会支持、社会政策等方面给予感染者的关怀与照顾，这其中当然少不了对感染者情感的关注，只是这种关注，却少有更深入的理解，仅仅将其简单地视作焦虑、担心与恐惧等，归根到底还是认为疾病与社会因素共同导致的结果。而这其中，更缺少对感染者情感存有与呈现的发声，特别是从感染者主体的角度所实现的对情感的分析与建构。

虽然笔者接触的某感染者组织为艾滋病人群提供了良好的支持与关怀服务，但随着对众多感染者的进一步接触与访谈，特别是在关注于感染者"向死而生"（dying to live）的生病经历之后（侯荣庭，2015），笔者逐渐发现，有许多感染者谈到他们自己在确诊 HIV 阳性之后，往往表现出夜不能寐、噩梦不断、食之无味。他们通常会产生害怕、恐惧、内疚、担心与绝望等情感感受，并总会想到以死来结束与 HIV 病毒的共生。对于艾滋病人群，他们经历了其他一切疾病所共有的折磨，却也有着其他一切疾病所未有的污名化。

更为严重的是，许多感染者在将众多的污名与病症集于一身的同时，情感也发生着微妙乃至激烈的变化：比如在人际交往与互动方面因需求无法满足而产生的抱怨，对医疗卫生机构因疾病救治无门而莫名的愤恨，因感染途径的不光彩而背负的内疚与自责，更有甚者表达了对社会文化及体制的怨怒，认为服用抗病毒药物就是一种阴谋，对感染者开展的流行病调查与哨点监测就是要对他们进行掌控与隔离。笔者也时常能够听到有感染者因个人问题而迁怒于他人、组织乃至社会，甚至做出了过激的行为反应。比如因受到歧视而愤怒杀人①等事件，更存在着感染者用注射器扎

①　平舆艾滋病人杀人事件调查，http://zqb.cyol.com/content/2004-04/12/content_854018.htm?_t=1446772828161.

人①报复社会的谣言，虽说扎人事件后来被证实为子虚乌有，但感染者对于自己、他人与社会的不满、愤恨与疏离等强烈的情感却也是既存的事实。

因此，笔者认为，分析感染者"向死而生"的生命（生病）历程中情感跌宕的存有与呈现，具有更大的意义。毕竟能够坦然面对 HIV 病毒，并将 HIV 病毒当作生命的礼物，坚强地活下去，走出来，并且活得更好的感染者实在是少数。对于大多数感染者来说，他们这个"向死而生"的过程，更是他们情感动荡的变化历程。虽然目前我国广泛推行的包括"四免一关怀"在内的艾滋病防治政策为感染者的就医提供了一定的保障，虽然抗病毒药物的副作用和耐药性在逐渐减少与优化，虽然存在着遍布各地的各类感染者干预组织，都在探索针对感染者开展支持与关怀的工作，但感染者的生存环境与生存状态依旧不容乐观：艾滋病防治政策的执行存在着地区与群体的差异；药物的领取与使用更在一定程度上与阶层地位相关，还存在着过度医疗等问题；而即使是针对感染者的支持与关怀，也往往更倾向于感染者微观的生命和生存问题，缺乏或是对感染者的情感支持往往表现得力不从心。因此，分析这其中负性情感存有与呈现的动力机制便显得尤为重要。

海德格尔在《存在与时间》一书中专门对情感的实在性进行论述。他认为，情绪通常只被当作是主观方面的事情，只是一时兴致所致，并没有认识意义。然而，人的存在被发现是插入一个以意义为中心的世界，即人在这样一个世界中的存在问题就被提了出来。（施皮格伯格，1995）基于此，从主体建构的视角探究情感存有与呈现的动力机制，恰好可以通过情感的唤醒与表达来体现主体（人）在某种基本境遇（befindlichkeit）之中的意义。而之所以选择其中的负性情感进行研究，是因为在海德格尔看来，负性情感是一种作为负担的存在，而且体现出一种不得不存在的严峻

---

① 艾滋病人用注射器扎人？期待权威的声音，http://news. sohu. com/14/31/news147793114. shtml.

现实。海德格尔创造了一个尽管笨重但生动的词 geworfenheit（被抛状态），也就是说，人是被抛入世界之中，来了解这其中的意义，而包括恐惧、愤怒与悲伤等一种或多种负性情感，代表着我们存在方式中一种最深切的感受，使得我们接触到作为整体的我们这个世界以及社会存在和我们的实存的各种可能性，展现给我们解释这个世界的可靠途径。（施皮格伯格，1995）因此，至少在实践干预方面，这个理论可以促使我们更好地服务于如此众多的备受 HIV 病毒困扰的艾滋病人群，也有助于维持和促进社会的和谐与稳定。

虽然我们承认感染 HIV 病毒在医学上的"真实性"，但随着对艾滋病相关研究的进一步开展，笔者更认为这一疾病有着更为丰富的精神上和情感上的含义：对于艾滋病人群而言，HIV 病毒虽然是一个强大的主人，寄居于艾滋病人群的体内，但同时也是一个忠诚的奴仆，这是一种辩证的存在。

首先，对于艾滋病人群自身而言，该疾病破坏了他们的免疫系统，因而使个体无法抵御其他病毒的侵入而引发疾病，医学上称其为机会性感染。特别是像卡波西肉瘤等病症，虽然在普通人身上很少发病，但其病症的表现却往往令人不寒而栗。自身免疫系统的缺陷，不但使艾滋病人群经常发病，而且其治疗效果也不明显。所以，艾滋病人群首先要处理、要面对的就是自身与被感染的关系，从而调节因被感染所带来的负性情感。

其次，这种疾病是一种经由"关系"的传播，必然造成艾滋病人群情感的隐匿与跌宕，影响着艾滋病人群在微观人际方面的互动与需求满足。

再次，HIV 病毒的传播与救治更体现着一定的不平等性，会造成一种等级差异，比如什么样的社会地位、什么样的阶层更容易被感染或是难于接受抗病毒方面治疗等，因此，在中观层面，艾滋病人群的情感存有与呈现更表达着一种社会差异。

最后，在宏观层面，因 HIV 病毒所带来的污名与歧视已经变成一种文化，影响着个体乃至整个艾滋病群体，更造成感染者群体在这样的文化背景之下体验着不公的对待与惩罚，从而对社会的稳定和长治久安构成威胁。

所以，每一个感染者都有着对疾病出于无意识的利用，其中心目标就是要解决被感染所造成的内心之中各种情感的冲突与呈现，以一种替代的形式达成自己的愿望。无论何时何地，他们都必须面对这种真实，用勇气去承担他们所做的一切及所有的后果。在这一过程中，感染者的每一次疾病和每一次成长，都在处理着与自身、与他者、与中观结构和与宏观体制文化的各种关系的冲突与情感跌宕。在这些互动过程中，艾滋病人群的情感经历着诸多变化，其存有与呈现对于他们获得对生活、对成长、对自我的顿悟都是有所裨益的。这一切，都必须经历对艾滋病的真正理解，在与HIV病毒的共存关系中，体会着关系的改变所带来的情感发展，最终会是有益的。

正是由于上述原因，本书将关注点聚焦于艾滋病人群主体的情感存有与呈现方面。之所以称之为情感存有与呈现，是因为考虑到情感并非一种即时性概念（情绪是即时性的），而具有时间的累积性和能量性。因此，对于情感的研究，笔者考虑将时间性特征列入其中，借用海德格尔在《存在与时间》中对于存在和显现的论述，提出情感存有（being）① 与呈现（expression）② 的概念。

此外，谈论情感往往无法脱离情感的生物建构与社会建构，这一点本无可厚非，但对于每一个感染者却并非如此。许多感染者都说：自从被确诊感染之后，死亡便如影随形，"你也许永远不知道，下一站，就是死亡"。可是在与死神相伴的日子里，许多的感染者却因此获得了一种涅槃似的重生。这其中的情感激荡，并不能简单地归因为生物固置（hard wiring）和文化建构，更呈现出光谱式的序列发展。这其中既有我们无法

---

① being，国内通常译作存在，但在笔者看来，一则存在容易与日常生活中的存在造成误解，而且，存、在两个字虽能体现时间性，却不能很好地体现获得性。在本书中，笔者借用台湾地区的一种译法，将其译作存有，特别对于关系而言，需要强调其获得性。

② 虽然海德格尔没有使用呈现这个词，但他将胡塞尔现象学中的显现概念进行了存有论改造，强调是一种超越主客体的对立，下文对这两个概念会做进一步的说明。

直接探究的无意识的情感宣泄，也有受迫于社会情境而有意识的情感抑制，更有着对外部世界远距离偏好的情感归因转化。[①] 之所以称之为主体建构，是因为感染者的每一次疾病和每一次成长，都是在处理着与自身、与他者以及彼此相关的各种环境关系的冲突，并在其中获得对生活、对成长、对自我的顿悟，以及在此基础上由我自身（my-self）所表达与呈现的情感。

因此，本书试图对艾滋病人群"向死而生"历程中情感的变化进行分析，试图探究感染者在危机发生之后（确诊被感染），以何种方式处理微观、中观和宏观层面的情感动荡（既与原有社会现实的决裂与情感的跌宕）与情感再现（从个体自身角度出发进行情感的抑制与归因）也就是从主体的视角，探讨情感的存有与呈现。并据此从微观层面将人们的行为策略和行动逻辑推向宏观的社会文化与社会结构层面。

从理论应用的视角来看，本书也试图去发现、解释这其中的情感调适，分析情感存有与呈现的机制。期待更多的感染者能够减轻心理压力，增加生活的信心，促进他们积极乐观地"**活到抗病毒药物的研发成功**"，以便有助于实现国家和全社会对艾滋病防治的期望与目标。

---

① 对于这个概念的详细论述，请见下文。

第二节　研究何以可能

一、 方法论层面的理论支持

　　科学研究历来存在着范式之争。"范式"一词最早由美国科学哲学家托马斯·库恩在《科学结构的革命》 （*The Structure of Scientific Revolutions*） 一书中提出的。而古巴（Guba）则将"范式"定义为"一组指引行为的基本信仰"（古巴，1990：17）。范式的处理是关于第一原则或终极原则的问题，它是人们建构的产物。它定义了研究者的世界观，即一种考察与观察世界的方式。古巴认为，每一种研究范式通常都将从伦理、本体论、认识论与方法论这样四个范畴中展开。伦理所关心的是：我作为一个有道德的人如何生活在这个世界中？本体论提出什么是认识世界知识的最佳途径这一基本问题。而认识论比较在意研究者与已知世界之间的关系是什么?(Norman Denzin，Yvonna Lincoln，1994）而方法论则是关于人们认识世界、改造世界的方法的理论。

　　从伦理价值论的角度看，它是一种包容性的，既不主张也无法主张所谓的价值无涉。从本体论的角度看，建构主义假设的是一种相对主义的本体论，也就是存在着多元的现实，即情感是一种被主体有针对性的建构的现实。从认识论的角度看，强调彼此间的交流、是一种互为主体性（intersubjectivity）意义上的具有创造性的发现。从方法论的角度看，这是一种贴近诠释学的、辩证的方法，强调彼此双方的建构与互构的过程。之所以称之为情感存有与呈现，是因为对于笔者而言，谈论生命、谈论死亡多少会显得有些大而不当，死亡离笔者还很远。但对感染者来说，自确诊之日起，HIV病毒便成为他们生命中的一部分，让他们时刻感受到死亡的威胁，而这其中情感的唤醒与表达，作为一种社会力量，却受到整个社会互动与社会现实的影响，并经由情感的呈现，反作用于社会互动与社会现实。之所以与现代精神分析相结合，是因为特纳的情感理论，从其创立之初，便与精神分析有着不解之缘。本研究是在特纳情感理论的基础之上，与现代精神分析相融合，从微观、中观到宏观三个层次，探索支持负面情感表达与呈现的自助体系，以实现对感染者的支持与关怀。但本书无法像精神分析临床工作那样关注感染者的全部人生经历，更不去关注他们的隐私与童年生活，而仅仅关注感染者由于被感染所带来的情感变化。

总而言之，本研究应属一种受精神分析理论启发的质性研究（psychoanalytically-informed research）。因为毫无疑问的是，艾滋病人群的生命历程因为被感染而改变，而他们也恰恰是从被感染之后才开始了一种全新的生活。因此，笔者试图分析他们如何去面对这个"上帝的礼物"，探究什么样的社会现实影响情感的存有，而情感又如何呈现并反作用于微观、中观和宏观的社会现实，从而形成一种社会层面的情感动力机制。

二、 多种研究方法的综合运用

从研究方法的角度来看，质性研究有着众多的研究取向，如扎根理论、民族志、述说研究、现象学、诠释学、行动研究等。其中现象学是质性研究的基础。现象学重视人的主体性存在，关注对个人而言其现实经验的结构与本质，认为在行动者的主观世界中，思考动作的角度形成其内在意义。因此，研究者作为主观参与者，在自我的觉察、与被研究者共同的主体建构及不断的自我反省中激荡，以一种参与的方式，以平等互动的关系来理解研究对象的主观意蕴。

因此，本研究采用叙说研究、参与的观察和文献研究三种质性研究方法，强调研究者能够从一种特定的立场来理解事物，去探究由感染者主体与各种社会因素在互动过程中建构出来的真实的情感动力机制。

（一）叙说研究（生病叙说）的整体架构

叙事（narrative）作为社会建构的一种方式，包含说者、听者以及所处的社会文化脉络关系。叙事者所建构的故事，也受文化的塑造（Hydén，1997）。生病叙说（illness narrative）是经由叙事者以个人身心对生病经历来诠释、论述，涵盖叙说者的情感表达、社会认可与文化建构的过程。它是一种诠释自我及周遭的方式，是透过追寻当下的我和不断的陈述成为建构自身，或重新拥有我自身（my-self）的过程。患者作为生病的主体，亦是亲身经历整个过程的主角，由其描述生病后所带来的生活改变、影响与情感表达，以及因疾病而对周遭社会现实的看法和诠释。生病叙说并非如生物医学体制对疾病的概述与定义，而是让患者呈现其生病经验与情感变化以作为社会真相来考察与研究（Hydén，1997）。

当叙事被适当地使用于研究时，叙事提供给研究者一个了解被研究者主体建构的钥匙。人与人以及人们之间的情感是从脉络中建构出来的，并通过这个关系流露出情感的波动。因此以叙说的方式呈现感染者的情感建构，有助于了解感染者在生活世界中的脉络过程和行动策略。所以本研究选择以叙说的方式，经由感染者的主体叙说来表达其情感的存有与呈现，描述其被感染之后的生活经验以及置身其中对情感的看法与诠释，体现感染者作为主体的理解与建构，进而探究情感运作的动力机制并分析对社会的影响。

（二）参与的观察的补充说明

戈尔德（Gold）提出参与观察者角色可以排列成一个涉入和疏离于社会背景中成员程度的连续体，即完全参与者、作为参与者的观察者、作为观察者的参与者以及完全的观察者（戈尔德，1958）。传统的质性研究方法偏见重于后两者，即认为研究者应该效仿自然科学的观察方法，研究者直接观察处于自然状态下的研究对象及其所处的社区环境，获得的往往是最直接、最具体、最生动的感性认识。强调参与者的独立位置，也就是一方面要置身于所处的观察情境之中，另一方面又不得不从参与者的角色中跳出来，这是源自于自然科学的客观观察。在观察结束之后，要求参与者能够从之前所融入的情境中抽离出来，以避免价值的涉入。在笔者看来，参与式观察在某些质性研究方面有其一定的适用范围，研究者可以以一个"旁观者清"的身份来洞察事件的发展。

作为本书研究对象的感染者，由于艾滋病所带来的污名与歧视，加之疾病等其他原因，他们往往比普通人更加敏感，更加担心自己的隐私会被泄露，对于陌生人或新人有着本能的防御与抵抗。此外，从研究者的角度来看，如果研究者对于研究对象，特别是作为边缘群体的研究对象，采取一种隔岸观火式的参与观察，很难获得他们的信任与真正的认同，更何况本书试图探究感染者情感存有与呈现的动力机制。因此，在本书中，笔者强调参与式观察之中的参与的观察，即努力作为完全的参与者或者起码是作为参与者的观察者。

首先，笔者考虑到感染者具有一定的隐蔽性和特殊性，如果没有重要知情人的带领和引荐，寻找他们将会异常艰难。同时，他们对于"圈外人"包括医生都存在着不信任与排斥，要想获得他们的配合，就必须获得他们的信任。因此，笔者通过某感染者组织的创始人，将自己带入感染者组织。该创始人也自然成为笔者进入"田野"的守门人。

其次，充分发挥笔者师门与被研究对象"同吃同住同劳动"的传统，一方面帮助感染者组织从事相应的文书工作，另一方面也为组织做一些其他力所能及的工作，将自己发展成为组织中的志愿者或是成员，进而获得了感染者的信任。这恰好符合了质性研究的要求，也为获得真实详尽的资料提供了保障。同时，在参与工作的过程中，通过自己的身体力行，与感染者建构了互助的关系，减少感染者的提防心理，最终获得感染者在日常生活中的语言、行为及情感的表达与流露。这种参与的观察，一方面为叙说研究的开展奠定了基础，另一方面，通过参与的观察，笔者耳闻、目睹、聊天和亲身体验了许多感染者的生活经历和内心感受，也引发出诸多理解与感悟。

（三）文献研究的全文贯穿

文献研究奠定了社会调查乃至一切研究的基础，通过对现有文献的分析，笔者可以系统地了解学术界既有的研究成果与研究思路，获知存在的研究视角和主要观点，更可以对调查研究对象的历史和现状进行梳理与把握，又能从中寻找到突破与不足。在正式确定研究方向和主题之后，文献研究还有助于在调查完成之后细读和评论那些与自己材料相关的内容，把自己的研究和已有的文献进行对话，更有助于笔者理解和分析材料。总而言之，文献研究贯穿了整个研究的全过程，是一切研究的基础与先导。

三、 具体层面的操作执行

在具体操作方法上，因为笔者的研究内容涉及感染者"向死而生"生病历程中情感存有与呈现的主体建构，研究对象必然会涉及感染者和相关干预人员。针对这一特定的人群和组织，笔者在选择研究对象时会尽量考虑其隐匿性和敏感性。笔者本着既要有典型代表性，又能够避免一家之言，尽量最大限度地做到信息饱和；同时还要本着简单易行的方式，以免给组织和感染者个人带来不必要的麻烦。此外，笔者还要本着先无害后受益的原则，进行研究对象的选择。

因此，本研究首先借助 A 市 R 感染者组织的帮助，通过接触与观察，从中选出 30 名感染者作为研究对象。为了实现最大化差异和最大信息饱和，在选择访谈对象方面，尽量从多个范畴涵盖感染者的各种类型。

从疾病分类来看，包括刚刚确诊阳性尚未服用抗病毒药物（以下简称上药①）的感染者，包括虽已上药却并未出现过任何机会性感染的感染者，还包括曾经发生机会性感染的感染者以及目前正在接受机会性感染或

---

① 上药是感染者中对于服用药物的简称。本书为了贴近感染者的日常生活，也统一以上药代称之。

其他病症治疗的感染者等四类人。

从感染者的身份构成上来看，包括感染者组织的主要创始人、专职工作人员、积极的志愿者及普通的感染者。

在感染者的性取向与感染途径方面，既包括异性恋和同性恋的男女感染者，也包括经性行为或输血与卖血感染的感染者。笔者试图对因静脉注射毒品而被感染的人进行访谈，但因为一方面能接触到的这类感染者本身就比较少，另一方面，他们往往更敏感，所以访谈请求总是遭到拒绝，故未能涵盖这一感染者群体。

此外，因为男女感染者在对艾滋病的接受程度方面有所不同，访谈对象中女性感染者的数量相对较少，且感染途径相对单一，这些均是本书试图避免却无能为力之处。关于感染者的情况详见表1-1。

表1-1　访谈情况表

个案编号	性　别	感染途径	文化程度	职　业
DCYJ01	男	男同性恋	大学	失业
DCYJ02	男	输血	高中	失业
DCYJ03	男	异性性行为	初中	企业
DCYJ04	女	异性性行为	大专	感染者组织
DCYJ05	女	异性性行为	小学	务农
DCYJ06	男	男同性恋	初中	企业
DCYJ07	男	男同性恋	高中	企业
DCYJ08	男	男同性恋	高中	企业
DCYJ09	男	男同性恋	高中	失业
DCYJ10	男	男同性恋	初中	企业
DCYJ11	男	男同性恋	大专	感染者组织
DCYJ12	男	异性性行为	高中	事业单位
DCYJ13	女	异性性行为	高中	企业
DCYJ14	女	异性性行为	初中	失业
DCYJ15	男	异性性行为	大专	公路系统
DCYJ16	男	输血	高中	感染者组织
DCYJ17	男	男同性恋	初中	企业
DCYJ18	男	男同性恋	大学	感染者组织

个案编号	性　别	感染途径	文化程度	职　业
DCYJ19	男	异性性行为	初中	企业
DCYJ20	女	卖血	初中	感染者组织
DCYJ21	男	男同性恋	高中	企业
DCYJ22	男	男同性恋	大学	感染者组织
DCYJ23	男	男同性恋	初中	退休
DCYJ24	女	输血	高中	感染者组织
DCYJ25	男	异性性行为	大学	自由职业者
DCYJ26	男	男同性恋	大学	社会企业
DCYJ27	男	男同性恋	大学	感染者组织
DCYJ28	男	男同性恋	高中	感染者组织
DCYJ29	男	异性性行为	初中	企业
DCYJ30	男	男同性恋	高中	感染者组织

在资料搜集方面，本研究主要采用叙说法（生病叙说）和参与的观察两种质性研究方法，因为这些方法比较适用于感染者。前面已经提到过，基于感染者的特殊性，研究者只有与他们建立起基本的信任和一定的感情，才能减少他们的防御心理，才有可能使他们敞开心扉，打开话匣子，获得关于他们的真实情况和想法，这也是笔者调查研究的初衷。访谈中不设定任何提纲，只要求被访者叙述自己被感染前后的生命/生病历程，通过感染者自身，建构出感染者所属各种关系的破裂以及情感的变化，探究感染者在关系建构过程中的情感呈现。

访谈并不限于感染者直接对于情感的论述，更试图在与感染者的访谈中，通过与笔者的互动，在这样一个互为主体性的场域中，建构出感染者的情感认同。访谈更强调的是一种谈的互动过程，就是以感染者主体的陈述为主，围绕着被感染这一主旨"聊天"的过程并伴随着笔者的追问，主要目的是促使感染者去思考，去发挥感染者的主体性，在与笔者的聊天中有所思有所感。因为涉及感染者的隐私，访谈会在单独封闭的房间内，首先向感染者详细说明笔者的身份和调查目的，并征得感染者口头知情同意和录音许可之后进行访谈。访谈结束后，笔者会准备相应的礼物作为酬谢，并告知针对访谈内容可能会有后续的回访，希望对方配合。

在参与的观察过程中，笔者多次深入感染者组织，与感染者"同吃同住同劳动"。不仅参与他们的日常工作，其中不乏开会、日常工作的协助，而且还帮忙起草相关文件，以及陪同感染者去街道办事处、去医院或CDC办理相关手续。在与感染者的共同相处中，通过观察、旁听和聊天等方式获得他们对于自身情感及社区其他人员乃至更为宏观的社会结构的认知与感受。笔者回到居住地后，迅速记录观察到的现象和个人感悟，并对访谈内容进行整理。

资料的搜集可谓多种多样，既有现场观察获得的资料和信息，也有通过访谈得到的记录，还有一些随笔式的感想和日记，以及在现场得到的其他相关资料。这就需要对其进行分类、归纳、比较、整理，并尽量按原话单独整理出来，建立档案，以备质性分析之用。整理之后，对于诸多案例，需要将其分别拆分成不同的部分，根据研究设计的需要形成概念，进行编码，进而发现它们的内在联系性，并总结出相应的规律性问题。

第三节　研究伦理的深层考量

在国际上，对社会调查中研究伦理的关注是从 20 世纪中期开始，以"塔斯克基梅毒实验"①为一个关键性的事件。从 1932 年起，美国政府资助的塔斯克基梅毒实验在持续 40 余年的连续研究中，对黑人进行梅毒试验、检验却不给予治疗。这一实验使得美国政府臭名昭著，也成为医学伦理史上的一个负面例子。这之后，国际上开始了对研究伦理问题的关注，其中尊重、受益、公平被规定为三个基本的研究伦理准则。

对于艾滋病的研究更是如此。且不论社会大众对艾滋病的"谈艾色变"与"避而远之"，单就感染者自身而言，艾滋病的污名化和传染性使得感染者往往隐匿自己的真实身份。许多感染者也因此处于社会的底层或是边缘，其所处的边缘地位以及道德上的受歧视不仅使他们处于社会意义上的弱势地位，而且在研究者与被研究者的权势关系中也处于明显的弱势地位。因此，为了"自我保护"，他们对于任何"调查"的抵触与敷衍心态也就显而易见了。这种情况，促使笔者在做研究的时候不得不随时注意和反思研究方法和研究伦理的相关问题。

本书关注于被研究者在感染之后的生病历程与情感呈现，往往会涉及感染者的诸多个人信息，尽管在本书写作中可以隐去感染者姓名等特征，但感染者圈内的人往往有可能根据其生病历程及个人表现进行推断与猜测，反而会引起感染者对真实陈述的担忧。这也促使笔者在与感染者交谈的过程中要时时思考如何让感染者开口，如何取得比较真实的信息，如何让感染者减轻心理负担，如何落实保密准则，以及如何努力化解社会学调查过程中的"隐私屏障"。

这些独特的原因，促使笔者不得不靠自己的力量，通过平等的互动和

---

① Tuskegee Syphilis Study，美国卫生教育福利部：《贝尔蒙报告》，1991 年。www.bjmu. edu. cn/extra/col91/1194868356. doc，2008 年 11 月 20 日。

交换与被感染者打交道。通过关键人的带领进入感染者组织，在同吃同住同劳动中获得感染者的信任，在平等互换基础之上，运用同理心去感受、去理解感染者的生存境遇与情感变化，最终完成了对访谈资料的收集、整理与分析呈现。

一、 以知情同意为前提

知情同意是指在以人为研究对象的任何科研领域，研究者必须获得研究对象或参与者的同意。具体来说就是：在潜在研究对象或参与者获得了关于该项研究的所有必要信息，并充分理解了这些信息后，在没有强迫、不正当压力和引诱的情况下，自愿做出是否参与科研，以及在科研过程中是否退出的决定。

在本书中，笔者在调查开始时即向参与生病叙说的感染者详细告知本研究的主要目的和研究方法，让感染者清楚访谈相关资料在研究报告中的呈现形式，以及感染者拥有要求改变研究方式以及退出研究的权利。然后，笔者还向感染者陈述自己所开展过的研究以及接受过的伦理教育和对研究伦理的遵从，以获得感染者的信任与重视，从而保证资料的真实性与后续可能的回访。因为涉及感染者的个人隐私，本研究没有与感染者签署正式的知情同意书，而是采取口头知情同意的形式，且强调感染者可以随时中断访谈。

二、 严格遵守先无害后受益的准则

因为本书涉及感染者的个人经历与情感变化，不仅会占用感染者大量时间和精力，而且还可能引发感染者对于暴露身份的担心。因此对于本书来说，首要的和根本的"无伤害"就是保密，即不泄漏被访者的信息，包括文字描述和录音资料。在文字性方面，笔者不会询问感染者的名字，仅以 DCYJ×× （××代表感染者访谈顺序）的形式出现，在资料中不出现能够辨认出被访者的个人信息。因为访谈需要录音，笔者在感染者许可的情况下进行录音，同时说明且承诺录音资料只供研究者使用并且在使用后会及时销毁（目前已销毁）。

再进一步，因为访谈涉及感染者的个人生活与情感表达，并且耽误了感染者一定的时间，所以，本书更体现着让感染者在调查中受益的原则。笔者在访谈过程中，一方面运用同理心去理解感染者的情感体验，使感染者体会到笔者的支持与关怀；另一方面，尽可能地做到与感染者在信息与情感上的交换，不仅谈"他们的世界"，也要谈"我们的世界"，这是最基本的人际互动准则，而不是一味地要求感染者合作。在访谈结束之后，给予感染者一定的礼物以示感谢。基于上述先无害后受益的原则，从而使得感染者能够真切地感受到笔者对他们生活的关心、对他们生命价值的尊重，并为他们带来一定程度的回报。

三、 时刻铭记调查的严谨性

社会科学的调查研究不仅要向接受调查的研究参与者负责，也需要向其他社会科学研究者负责。本书在访谈调研过程中高度重视这一原则，对于有出入的信息，努力通过多方渠道相互验证资料的准确性；在资料调查与分析阶段也严格遵守相关规范，在文中尽量模糊感染者的个人信息，以防他人"对号入座"，对于一些不得不引用的访谈内容和材料做了必要的技术处理；在研究内容的呈现方面，更努力将最为完整和精确的信息呈现在研究同行面前。在笔者看来，准确真实地呈现调查资料不仅是研究者专业训练水平的体现，而且是对学术规范和研究道德的遵守，更是向感染者表达最诚挚的感谢。

第二章

文献综述与理论视角

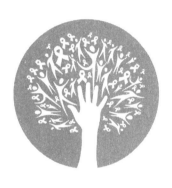

第一节　情感社会学研究

如果说社会学有一个长长的过去，短短的现在，以及一个不确定的未来，那么对于情感社会学而言，也同样具有一个长长的过去，短短的现在，和一个不确定的未来。

情感社会学的发展几乎贯穿于整个社会学研究的历程之中。社会学自创立到现在的一百多年，社会学的经典创始人都曾对情感有过一定的涉及，只是没有就情感的细节做出进一步的说明（杜尔克姆，2011；韦伯，2000；马克思，1885；帕累托，2007；库利，1989；米德，1992；等等）。情感也没有贯穿于社会学研究的整个历史之中；任何有关人类互动的组织理论，也没有把情感作为核心的内容来思考。对情感的研究一直处于隐性状态（特纳，2007）。

而情感社会学的兴起，也是在最近三十多年来才有所体现，特别是自20世纪70年代末才有社会学家开始系统地研究情感（海斯，1979；霍赫希尔德，1975，1979，1983；肯珀，1978a，1987b；舍夫，1979；肖特，1979）。目前情感研究已经成为一门新兴的学科，每十年都会有诸多的理论研究者和实证研究者加入到早期情感社会学的研究之中。到21世纪第一个十年的中期，情感社会学已经成为微观社会学研究领域的前沿，为情感研究带来了新的见解（特纳，2007）。然而，现存的研究主要集中于微观社会学方面，少有研究者将情感看作社会设置在微观层面与宏观层面之间的关键联系，几乎没有多少人从社会学的视角注意到情感的宏观动力机制。据此，我们可以说，虽然情感社会学现在还处于蓬勃发展时期，但如果仅仅关注微观层面，就难免同样会有一个不确定的未来。

一、情感社会学的发展历史

情感的生物特征和非理性特征，使得对情感的研究最早是从医学与心理学起步的，医学关注情感产生的生理机制，心理学则关注情感产生的个体过程，对情感的研究主要集中于从个体本身出发，将情感看作个体的心理特质，进而分析情感产生的动力、情感需求、情感类型及测量维度等。可实际上，情感不仅是个体的心理特征，也是个体与个体间进行互动与选择所产生的结果。当个体将情感映射到相应的社会系统之中，情感就成为一种建构性因素，对于系统的建立与维系都有着不可忽视的影响力，如宗教组织、民族凝聚力和社会感召力等。情感在建构与维系的同时，也不断促使能够让情感力量得以发挥的社会条件的形成。而心理学在情感研究上存在着个体主义倾向，使得其在对情感与社会系统相互作用的研究中显得气力不足、鞭长莫及。社会学则习惯把人置于一定的背景中，考察的是社会结构和文化如何影响个体情感的唤起与变化，在此基础上逐渐形成了独特的社会学视角下的情感理论与情感研究（特纳，2007）。

如果我们回顾一下社会学的研究历史就会发现，对于情感的研究一直处于隐性状态。国外社会学界对情感理论的研究最早可以追溯到 19 世纪，在社会学学科经典的创始人之中，较少有人专门研究情感的任何细节，只是在一些理论框架之下，我们可以窥见对于情感研究的零星点点。比如作为社会学创始人的孔德，在解决"社会秩序如何可能"的问题中，强调了情感的作用，用情感来论证自己的实证主义原则，认为一切科学都是由人来掌握，因此必然要受到情感等主观因素的支配影响，而想要实现良好的社会秩序，情感作为人性重要的构成部分，其作用不可忽视（雷蒙·阿隆，2013）。

杜尔克姆对仪式和正性情感唤醒的分析是情感理论构建的开端。他在对集体团结的研究中首次提出了唤起集体情感的概念，为后来的多种情感理论提供了启示。他还在对澳大利亚土著人宗教信念和仪式的研究中，提出了一套关键机制，即仪式引导着所有人及其行为，其本身也受到一系列信念的指导，情感因此与文化价值观念、信念和规范等有着密切的联系。他进一步认为，共同在场、相互察觉、注意力的共同集中、节奏性同步、共同心境和群体的符号化将唤醒情感，而当情感被唤醒，仪式的成分被赋予了重要的价值，由此又会逐步增强情感。这样，情感就扩张成了一种集体情感，这种集体情感在集体团结的仪式中被唤醒，同时也是社会团结的基础和纽带，成为社会分类的来源（杜尔克姆，2011）。可以说，杜尔克姆对情感研究的最大贡献，是构建了社会秩序的集体情感基础（郭景萍，2007）。

滕尼斯则更看重初级群体基础上形成的"共同体"情感，对前现代社会即传统社会的情感维系作用。他将人们的共同意志分为本质意志和选择意志，本质意志基于情感动机，选择意志基于思想动机。一种良好的社会集团的建立，不是由个人按其意志建立起来的，而是源于个人及其之前便存在的唇齿相依的情感，也就是基于情感动机建立的（贾春增，2000；滕尼斯，2010）。

相比之下，齐美尔对情感的解读则透露出一种浓厚的悲观主义色彩。他在《货币哲学》的论述中，认为货币的使用改进了人与人之间的关系，促进了社会团结，使个人有了更多的选择自由，能够通过货币参加各种交往以获得不同的人际关系。可是货币的使用虽然有助于人们接触各种各样的他人，但也使得个人更加封闭，更加孤独。原因就在于货币的出现，使人们倾向于数量的计算，抛弃了交易过程这种特殊的互动过程中对情感因素的考虑（齐美尔，2009）。在此基础上，齐美尔展现给我们一个被货币控制的情感枯萎的冷淡世界。

韦伯在对合法性、地位、传统与理性的探讨中，把感情活动纳入社会学之中，认为理性的铁笼禁锢了情感，标识了情感的所属范畴（韦伯，2000）。但是韦伯并没有对这其中动力机制的细节进行说明。

在马克思关于阶层意识与冲突动员的思想中明确指出：个人的情感归属被资本主义非个人的力量强行地撕裂了。马克思把情感看作是受经济结构决定的主观现象，不过马克思是把情感世界理想化了，认为理想的社会不仅仅是生产力高度发展的社会，而且也应该是一个情感得到解放以及回归到美好人性的社会（马克思，1885）。虽然马克思的异化观念隐含了（消极的）情感理论，却少有对情感细节的进一步研究。

此外，帕累托的情操概念为情感社会学的研究提供了有益的开端，但未得到充分的发展。库利比其他任何经典社会学的创始人都更早地提出了自豪和羞愧是人际行为中重要的动力机制的理论（库利，1989），并对现代社会学理论产生了深远的影响。

值得注意的是，情感主题在乔治·米德的理论中几乎完全缺席，但米德却提出了当代理论家研究人际行为都普通采纳的理论模型（米德，1992），这是其他任何经典社会学研究者都不能做到的。因为米德对情感几乎没有任何讨论，所以，学者们多年来试图完善米德的综合理论框架遗漏情感的主题也就不奇怪了。但是，当情感研究最终出现时，符号互动论者——米德社会心理学派的继承者们领导了该研究的方向。

随着社会学研究的进一步发展，戈夫曼（1989）关于日常生活中的自我呈现的思想，帕森斯（2012）的结构功能主义，卢曼（1995）的系统理论均指出情感与社会系统的结构需要是相一致的，都对情感进行了研究并提出了相关的思想。总体来说，社会学的经典作家们虽然没有对情感进行系统的研究，但却为后续情感社会学的研究开辟了道路。

二、 情感社会学的研究现状

在 20 世纪 70 年代末，情感研究成为社会学领域内的一个研究方向，经过三十余年的发展，情感社会学逐渐成为社会学的一个系统研究领域。在这期间，情感社会学的理论与实证研究均取得了丰硕的成果，并发展壮大为社会学研究的前沿领域之一。

虽然这方面的研究活动开展得如火如荼，但是还有许多概念和方法论问题没有得到解决。比如在情感理论中，情操、感受、感情和情感这些术语的使用相当松散，有些研究者还在探究过程中具体限定了这些术语的含义。可见，情感社会学作为一个研究领域的发展虽然日渐成熟，但一些基本的概念问题依然处于争论状态，这些概念的定义问题不仅是术语学上的精致化，更通过术语使用的多样性反映着情感的概括、理解与诠释，特别是对情感本质的讨论，往往见仁见智。除此之外，情感社会学有限的研究方法和单一的理论视角也限制了研究资料的积累。因此，有必要对情感社会学的研究现状与争论议题进行梳理。

第一，情感概念主题下的第一个争论便是情感是固置于大脑神经结构之中的生物属性［亚里山德拉·马里安斯基（Alexandra Maryanski），1986，1987；特纳，1992］，还是由社会文化所建构。关于情感的本质论和建构论的争论还会一直存在下去，在近期不可能完全解决，但了解争论的现状终究是有益的。多数社会学家赞同生理的变化导致情感的产生，但社会建构主义者认为情感的唤醒是文化条件作用的结果，在这个过程中人们习得了文化的情感词汇、情感逻辑、感受规则以及感受的意识形态（肯珀，1981）。此外，建构主义者还指出，情感唤醒在生理基础上的激活呈现出弥散和抽象的状态，不能产生某种具体的情感，人们必须通过文化提供的标签和行为期望描述这些方式进行生理激活［约瑟夫·伯杰（Joseph Berger），1988］。虽然有些建构主义者也认可一些以固置的神经结构为基础的基本情感，比如恐惧、愤怒、高兴、悲伤和厌恶的存在，但他们会迅速指出，这些情感什么时候产生，以及怎样体验与表达都高度受到文化的调节［巴伯莱特（Barbalet），1998］。进化和生物理论家把人类情感能力解释为生物适应性增加的结果，因此，他们认为对人类互动和社会组织有实质意义的许多情感有可能以模块化的单元固置在人类的大脑之中（Wentworth, Yardly, 1994）。

此外，不可否认的是，情感的唤醒依靠身体系统的激活，但这个唤醒的过程更受到社会结构和文化的许多限制，在融合的意义上，上述两种观点都具有合理性。此外，固定情感的体验和表达是学习的产物（Thamm, 2004），当人们掌握了许多的情感文化后，就能够理解在不同的情境中，哪种情感是恰当的，应该如何体验和表达这种情感。然而，即使是这种摇摆不定的折中观点也无法忽视这样一个核心问题：身体系统可控制多少情感的唤醒？是只有少数几种以生物为基础的基本情感，如恐惧、愤怒、悲伤、高兴，还是这些基本情感的变化形式或者更复杂的情感，如羞愧、内疚、同情、嫉妒、自豪，这些都固置在人类的神经结构之中吗？特纳认为，对情感是生物固置还是社会文化建构的争论，比较适当的解决方法是取中法，既承认这些情感的生物属性，比如情感的发生有其神经系统的生理结构，但是，这些情感的唤醒、表达以及对情感的使用，往往受对社会文化的限制，并且个体所处的社会情境也将对人们情感的唤醒与表达产生影响（特纳，2007）。

第二，在情感与体验方面，大多数社会学理论家和研究者都把体验定义为对情感状态的有意识觉察（戈夫曼，1961；戈登，1981；霍赫希尔德，1979）。然而，精神分析研究者的研究成果说明了一个事实，许多情感并不是通过人们有意识的确认，并因此不能产生特定的体验（舍夫，1988；特纳，2000）。相应地，这些情感处于意识觉察的水平之下。其他人或许有可能通过身体和声音发现这种情感唤醒，但是这个人依然不能觉察到自己的情感唤醒。因此，如果社会学理论和研究仅仅关注有意识的体验，将会给研究带来很多的局限。因为许多情感处于意识的觉察水平之下，并且这些情感对个体如何行动，以及他人如何对其做出反应是有影响的。因此，无意识的情感具有社会学意义上的重要性，需要把无意识的情感融合到理论和实证程序之中（特纳，2007）。

然而，大多数的社会学理论和实证研究往往关注体验，而非情感。比如我们熟知的拟剧理论（戈夫曼，1961）、文化理论（霍赫希尔德，1979）、仪式理论（柯林斯，1975，1981）、互动理论（米德，1992）、交换理论（霍曼斯，1974）和结构理论（肯珀，1989）都以分析人们有意识的体验和表达为基础。只有精神分析色彩较强的进化理论（特纳，2002）对阈下意识的情感较为关注。有时，因为情感处于无意识的记忆系统之中，虽然可以被表达，但却没有被体验到；有时，仅仅是个体没有意识到自己被某种情感激活了，这种情形一直持续到个体意识到他人对自己的无意识情感表达的反应为止。另外，在压抑情感的过程中，防御机制被激活。情感被压抑到一定程度，将转换为新的情感形式。例如，在托马斯·舍夫的理论中，被压抑的羞愧会导致愤怒的突然爆发（舍夫，1988）。

社会学家一直以来非常不愿意研究防御机制，因为对防御机制在理论和实施研究中的操作化都非常困难。某种被压抑的情感，转换为个体觉察或者没有觉察到的其他类型的情感，研究者应如何对这个过程给予概念化？人们经常为如何解释自己为什么感到愤怒、内疚、悲伤或者其他的情感而困惑，这些情感或者是被压抑的，或者是突然从被压抑的情感中以高强度的方式转换而来的。虽然在社会学研究中面临这种方法论的问题，但是社会学家不能忽略对这种现象的研究，首要的原因是无意识对人们之间的互动进程，以及文化和社会结构的有效性发挥着关键作用。

同时，社会学还需要拓展理论和实证研究程序，使其能够测量到人们全部的情感唤醒而不仅仅是访谈内容和问卷调查。社会学家一直以来不愿意把精神分析的研究传统融合进来，主要是因为精神分析对动力机制的评估不容易用社会学的传统方法测量，而新的测量方法仍在发展之中。尤其是，在发展这种测量方法时，应该采用更具有活力的理论来指导，这种理论要能够解释什么时候和为什么情感保持在无意识状态，或者进入个体的意识系统而被觉察为体验，这些问题仍然没有得到解决。这其中论述分析法可以说是一种有效的方法，通过考察分析师与被分析师的互动，说明了我们怎样看待情感的压抑以及被压抑的情感对人们的认知和行为有多大的影响（韦斯雷尔，波特，1992）。

第三，在情感的唤醒与情感动机的呈现方面，尽管社会学的所有情感理论都把情感视为激励和指导行为的动机力量，但社会学的研究最终形成一种以各自为中心的割据局面。交换理论认为，人们在追求奖赏的同时，也希望在获得奖赏时所必须付出的成本最小（霍曼斯，1961）。所追求的目标能够产生奖赏效应或者导致处罚的价值，是由这种目标所唤醒的正性情感或负性情感所决定的。

符号互动论在一定程度上区分了情感和动机的不同效应。这些理论通常把情感视为与环境有关的不均衡状态（伯克，海斯，1979）。对符号互动论者来说，与身份相联结的期望是最重要的期望，因为人们追求在环境中确认自己的身份，并从他人那里获得身份的支持。当个体把他人的反应解释为对自我身份的确认和支持时，这个人将体验到正性情感（伯克，1991；海斯，1979；斯特赖克，2004）。反之，人们将会体验到由此带来的负性情感。所以，人们首先可能通过调整自己的行为，并观察他人是否做出确认反应。另外，还可以通过调节对他人行为的解释，来证明这种不一致事实上可能不存在。如果身份持续得不到确认，人们将迫使自己采用一种被他人确认的身份，或者是离开这个环境来寻求能够证实自己身份的新情境（斯特赖克，2004）。

尽管与身份相联系的期望非常重要，但期望还有许多其他的来源。例如，期望状态理论者重点强调权力和权威者是地位和特权与期望的联系以及与情感之间关系的体现（Houser，Lovaglia，2002；Ridgeway，Johnson，1990）。除此之外，期望还可能源于情境中的文化（规则、价值、意识形态、知识储备）、情境的结构（网络、模式、权力-地位分化）、人口统计学变量（什么人在场、有多少人）、情境的生态资源（可使用的时空）以及对过去互动的记忆等（特纳，2002）。可以说，对环境的任何一种认可几乎都可以建立期望：如果期望得到实现，则产生积极的情感，个体将继续朝着这个方向行动；若期望没有实现，则产生消极的情感，迫使个体改变行为、期望或者在环境中的融入程度。而期望状态理论者强调与他们（权力和特权）相联结的期望，强调与权力和地位的预期得失有关的期望对情感的影响，并且认为人们努力保持期望与行为一致（伯杰，1988）。

然而，让人感到惊讶的是，这些研究取向一直保持着对有限领域问题的关注，却极少试图跨越领域的边界来探讨理论之间的汇聚之处。特纳认为，探讨这些理论汇聚的方式之一，就是对期望的影响源进行定义和分类：自我和身份、文化规范、价值和信念、社会结构的成分（职位的分化、权力、特权、网络的形式、情境的人口统计学和生态学变量的状况）以及交换盈利（关系到成本、投资和公平规则）。然后在这个基础上，可对这些资源生成的期望的属性给予定义，以考察人们体验到的特殊情感。例如，当期望不能实现时所产生的包括恐惧、愤怒、羞愧、内疚、抑郁、焦虑等诸如此类的负性情感，以及当期望实现时所产生的满意、高兴之类的正性情感形式（特纳，2007）。通过这种方式，才有可能形成更具有整体平衡性的理论，而不是四到五个相互分散、各自有自己的术语的中心点理论。

第四，在情感和文化方面，不仅文化可以影响情感，而且情感是文化承诺的推动力量。文化通过设置什么是应该发生的、什么是能够发生的期望来影响情感。情感则赋予文化符号以意义和力量，这种意义和力量是可以调节的、可以引导人们的行为，可以整合社会组织的模式。拟剧理论最先强调了情感是文化规则与行为之间的关键联系。社会的情感文化（包含感受规则和表达规则，反映在较广阔的情感意识形态之中）限制了人们应该感受和表达的情感（霍赫希尔德，1979，1983）。此时，情感文化把人们嵌入了这样一种情境：若人们体验到的情感与期望相冲突时，人们将在此时此刻体验到新的疏离感。当情感受到一种慢性的应激时，人们体验到的情感或者期望人们体验的情感与人们必须表达的情感有时会产生高度的背离。正如文化力量迫使人们从事情感工作一样，情感工作的操作过程也是一种强制的力量，因为情感工作迫使人们在策略性行为中遵从情感工作的规则。若在一定程度上，人们持续地体验到某种情感，并且这种情感与情境中的感受和表达规则相对抗，那么就会产生改变规则或改变社会结构的压力，负性情感的激活也因此是建构性文化改变的一种重要力量。

然而，并不是所有的自我情感表达都与情感文化相背离。拟剧理论（戈夫曼，1959）、文化理论（霍赫希尔德，1983）和仪式理论（柯林斯，2009）都强调微观互动水平上的正性情感激活，形成了人们对社会文化结构的承诺。文化在一定程度上具有激活人们相互间的情感反应的意义。人们参与面对面的互动时，情感被激活，从而形成有节奏的同步化、对情境的共同定义以及集体性的愉悦（柯林斯，2009）。如果文化符号能够被其他的符号形式所表征（无论是客观事物还是信号或词语），则这种文化符号将富含更多的意义，能够更好地唤醒它们在文化中所指的情感和意义。文化表征符号能够在群体成员之间流传，并能够在个体独自内省时激活，其唤醒的情感强化了群体的文化。因此，情感使文化成为有意义的并赋予文化调节以行动的力量。

虽然只有相对较少的几个理论讨论了情感的生物基础与文化之间的联系，但哈蒙德曾指出，情感的生物基础与文化之间的联系是文化保持的关键（哈蒙德，2004）。象征符号（representational symbols）则具有激活身体情感系统的力量。从本质上讲，象征符号是身体感受的标记，因为符号激活了大脑的情感系统，使得文化具有超越个人的力量。如果没有文化符号与情感唤醒的生物基础之间的联系，文化符号调节行为的力量将会减弱。因此，没有身体的激活，文化将仅仅是被认知的，不具备推动人们根据文化编码而行动的力量。

文化社会学长期以来，已经认识到仪式、情感、符号系统的意义三者之间的联系。在这个联系体系中，情感是枢纽，这是因为仪式受唤醒情感反应的象征符号的指引。可是情感唤醒的过程是一系列的生理过程的激活，是文化社会学家隐而未言之语。作为生物系统的身体不是一个能够从文化社会学分析中排除的黑匣子。文化符号影响产生情感的身体系统，身体反应所导致的情感生成了对象征符号的承诺。符号成为可以激活对文化编码产生承诺的情感的身体标记。人们根据能够标记的身体系统激活完整情况，情感反应的性质将发生变化，并且情感反应与文化符号相联系的意义也将发生变化。因此，虽然文化的生物学是一个被忽视的领域，却是社会学研究的一个非常重要的领域。

最后，在情感与社会结构方面，虽然情感的动作能够维持或改变社会的结构化排列，但是社会结构也同样限制情感唤醒的性质。可惜，目前对于社会结构与情感唤醒之间的交互关系仅仅进行了试探性的研究。网络理论学家强调网络的密度是社会结构的一个重要特征（Markovsky，Lawler，1994）。而交换网络理论者进一步证明了互惠的交换关系如何生成积极的情感（Lawler，Yoon，1993，1996，1998）。

如果我们以更广阔的视野看待交换，自我意义的确认也是交换性的，在这个意义上，身份理论也同样把正性情感的稳定与社会结构的发展联系起来。例如，伯杰和斯黛兹的研究表明，当配偶双方在婚姻关系中彼此认可对方时，将激活积极的自我感受、彼此的信任、对配偶积极的依恋和承诺。这种认可保持了互动的持续，甚至在认为中断这种关系是有益的时候也是如此。因此，我们可以从微观层面的婚姻互动中发现保持社会结构稳定元素的特征（伯杰，斯黛兹，1999）。

从一般意义来讲，任何形式的互惠都有产生正性情感的趋势。当情感被唤醒时，人们对交换伙伴、对整体的网络以及网络文化的承诺程度将增加。人们的确经常对不是最佳交换选择的关系做出承诺，因为承诺降低了不确定性所引发的成本消耗，并且强化了在交换之中的权力，为交换关系增加了额外的资源，而情感的生成与呈现也对社会的结构产生了承诺。

权力的不平等、特权或地位同样对情感有重要的作用。权力大和地位高的人们将享受到伴随服从和尊重而来的积极的奖赏；那些遭受到权力的压迫和必须做出服从行为的人们则很少体验到积极的情感（Houser，Lovaglia，2002）。获得权力和特权将生成积极的情感，而失去权力或特权将导致人们体验到消极的情感，比如羞愧、悲哀、恐惧和愤怒（肯珀，1990，Thamm，2004）。因此，在很大程度上，结构的不平等性将对应于正性和负性情感的分配，职位高的人们比职位低的人们体验到更多的正性情感唤醒，而这种状态也进一步导致了情感成为一种不平等分配的资源。

可是如果职位高的人过分地使用自己的权力，使权力较小的人消耗太多的成本，则下属因此产生负性情感，导致他们减少对结构的依恋，或者引发与上级的冲突（Molm，1997）。有多种复杂的干扰变量可以减弱或是激化下属的负性情感，其中之一是公平的文化标准。如果结构中的资源分配与投资和贡献相比，被定义为公平的时候，冲突将较少发生；因为下属将认为这种不平等是公平的，从而接受这种不平等。

另外一个干扰变量是归因。如果人们把他们在结构中的位置和资源的分配归因于自己的行动时，这种地位现状将更有可能被保持（Houser，Lovaglia，2002）。然而，在对积极后果的近距离偏好和消极后果的远距离偏好的影响之下，人们往往会把例如个人的成功与收获等积极的结果认为是自我所导致，而把可能带来负面影响的消极的后果归于互动中的他者或是中观与宏观的社会结构（Lawler，2001），这就导致了地位较低者比地位较高者更倾向于进行外部归因。当人们进行外部归因时，他们更倾向于把资源分配视为不公平的，从而引发冲突。这种动机在愤怒感受的强烈形式，如复仇的推波助澜下，将演变为冲突，这种冲突将不仅是恢复资源分配的平等，而且要推翻那些剥削者。

有些有趣的理论和研究探讨了情感如何激励人们形成对社会结构和文化的承诺，或者相反的情形，即情感如何导致人们从社会结构和文化的合法性中退缩。所有的研究都赞同人们追求正性情感、避免负性情感的观点，但是对社会学家来说，研究的目标总是要解释情感唤醒如何影响社会结构和文化，以及这些元素如何影响情感。

虽然各种各样的理论和实证研究在未来有汇聚的倾向，但是社会学家习惯于在具体的理论或实证研究的传统框架之下开展研究，如交换理论、期望状态理论、权力地位理论和身份理论，却没有进一步拓展这些理论的研究视野。理论和实证研究成果的汇聚，意味着在未来的研究中，对情感、动机、文化和社会结构之间的关系有可能形成一种原理。对社会学家来说，现在是超越具体理论框架的束缚，把研究的多样源泉汇聚起来的时刻。

三、 情感社会学的未来趋势

综上所述，在社会学框架下的情感研究主要以微观层面为中心，社会学家的大多数理论都关注人际互动，关注文化通过情感意识形态、感受规则和表达规则等限制人际互动（霍赫希尔德，1983），此外，逻辑的、一般的或特殊的文化资源、象征符号等也限制了人际互动（柯林斯，2009）。同时，社会结构也通过网络和网络中的权力和地位的分布影响人际互动过程，互惠的人际互动既能够强化已有的文化模式和结构，又可能生成导致变革的压力。情感一方面是文化和社会结构动力的关键，另一方面是人际互动的关键。这个事实意味着研究设计在方法学上倾向于社会心理学。虽然这种研究设计也是适当的，但是对情感的这种研究偏见导致了一些重要问题的产生，反而忽视了中观乃至更为宏观层面的社会力量。

相当多的中观和宏观研究，以集体行为、社会运动、革命、种族主义、恐怖主义，以及其他唤醒较强烈的情感的社会现象为中心，但在实际的研究中，情感的社会心理学研究与情感的中观和宏观层面上的社会学研究交叉很少。有些社会学家，比如柯林斯、舍夫、乔纳森·特纳和巴比莱特曾建立微观层面和宏观层面之间的联系，但是除舍夫外，这些理论家都没有积极地收集资料论证这种联系。

社会心理学家做了大量的情感研究工作，这不足以让人惊讶，因为情感从根本上来讲，是人们对社会和文化情境的反应。情感的社会心理学研究已经认识到这一点：情感是人们与宏观结构之间建立联结的力量，或者是破坏人们与宏观结构之间联结的力量。所以对这些较宏观过程的研究，不应该采用社会心理学框架下较微观定向的研究思想，反之亦然。举一个明显的例子来说明这个观点，如詹姆斯·戴维（James C. Davies，1962）的革命理论采用了期望状态的动力机制。无论这个理论实际的优点或缺点是什么，戴维认为革命发生于当期望与实际条件之间的差距突然增大时，类似的所有对骚乱的研究实际上都强调情感的突然唤醒。不过这些宏观的研究方法和这些社会心理学框架下的研究都好像夜间航船，摸索着前行。因此对社会心理学家来说，采用多种多样的研究方法，包括历史分析法、观察研究法和民族志法等质性研究方法，来研究情感将是非常有益的，也应该成为情感社会学未来的发展方向。

同时，人们能够在不经常面对面的互动情意中（有时仅仅通过计算机进行互动）产生或强或弱的情感反应，能够在阅读自己不知道的他人故事时产生情感反应，情感唤醒与呈现从根本上来说是显著的。这些事实清晰地说明了这些研究正在接近某些重要的机理。然而这样的研究计划一般不允许高强度的情感唤醒，因此如防御机制之类的这种新生力量较少的被激活。这就造成多数的情感社会学研究是对较弱情感状态的精确化和可控制的测量。当然，唤醒高强度情感的实验方案难以通过伦理委员会的审查，但是这种困难不能排除多数社会学家进行的研究仅仅是情感光谱的一端。研究强度较高情感的一种方法就是在自然环境中使用观察法与访谈法进行研究，尽管从方法学的角度来看，观察法与访谈法的控制性较差，但是这将帮助我们打开情感理论的大门，把强度较高的情感包容进来。

此外，以往的社会学研究往往关心有意识的情感，却忽略了情感的无意识状态。一般认为，对于无意识情感的研究适用于心理学特别是精神分析方面，特纳认为，社会学对于情感的研究不应该仅仅关注有意识的情感，也应该对无意识的情感加以研究（特纳，2007），只是特纳并没有就如何研究无意识情感提出操作性的方法。在笔者看来，我们可以借用精神分析对于无意识研究的理念，将无意识的情感表露通过其他载体（诸如关系）呈现出来。特别是对于中国社会，中国人的情感具有"非表代性"（Kipnis，1997），往往需要借助于一定的关系或是仪式化的礼节，而且情感的仪式化也更多地来自于对社会关系的维持而非情感的真挚性（Kipnis，1997）。通过对关系的分析，研究人们关系的维持与建构策略，可以体现人们对于情感有意识与无意识的运用，虽然还无法达到对无意识情感的直接研究，但也在一定程度上丰富了对包括无意识情感在内的情感探索。

四、 情感社会学的本土化与土生化

作为"舶来品"的情感社会学，在中国社会这样的情境中，应该存在着巨大的讨论空间。但目前我国本土社会学研究中，情感理论的相关研究可谓身处冷宫，十分低调，现有的研究成果不但稀少，而且缺乏一定的系统性，更缺少结合中国社会文化特征及关系特点而本土化与土生化的情感社会学研究。

造成这种局面有两个原因。其一，由于情感的心理学特征对于严格恪守学科分工传统的社会学而言是一种暧昧的存在，而且情感研究的非理性特征也使其在当前理性社会学占主流地位的环境中十分不利。其二，由于国外相关研究本身的起步就比较晚，在国内所受到的关注程度也并不高。

纵观国内学者中对情感社会学的研究，主要体现在郭景萍（2007a，2007b，2008，2010，2013）、潘泽泉（2005）、王宁（2000）、王鹏（2013，2014）和成伯清（2013）等人的研究成果中。

郭景萍主要将情感理论纳入情感社会学的学科领域中去进行研究，通过梳理西方情感社会学的理论脉络来呈现情感理论的发展历程，对主要代表人物的情感理论进行了分析和阐述，同时在微观层面，将情感理论研究与具体社会现象结合起来，以一种特殊的视角设定命题假设从而分析具体社会现象（郭景萍 2007a，2007b，2008）。

王宁在《略论情感的社会方式——情感社会学研究笔记》一文中，认为当前情感社会学主要集中于对情感的符号方式和社会方式的研究，并就情感的社会接受方式、社会沟通方式及社会支持方式进行了主要分析和探讨，强调了情感从社会学层面进行解读的重要性与必要性（王宁，2004）。

潘泽泉在《理论范式和现代性议题：一个情感社会学的分析框架》中，从微观层面和宏观层面分析情感社会学理论范式的社会学建构，即在微观层面上体现为社会行为和符号方式的建构；而在宏观层面上，则是将情感介入社会结构的生产和再生产中去，强调情感的社会类属。在此基础上，提出了情感社会学的几种现代性议题，如情感的社会实践、情感的制度化烙印、社会互动中情感过程及情感意义等（潘泽泉，2005）。

王鹏从微观与宏观角度分析情感对社会秩序的双重作用，认为情感资源在不同社会阶层中的自我生产，会维持与强化现有的社会分层体系，造成社会不平等关系的再生产，可能促进社会变迁的发生。

成伯清则对情感的社会学意义进行分析，探讨了现代性背景下影响情感现象的关键方面和机制，最后尝试着从社会学的角度来探讨中国社会目前的情感问题以及情感维度在社会建设中的意义。

此外，近些年，随着西方情感人类学的发展，国内不少人类学学者也开始了对情感的研究。正如阎云翔曾指出的："人情既指感情，在实践中又有多重含义，在个人层面上，人情涵盖了人际交往中道德行为的基本原则。人情还普遍被用来指对他人的情感理解"（阎云翔，2003：46）。阎云翔（2003）、杨美惠（2009）等人在对中国"人情"关系的研究中指出，人情关系中的感情，是情感的一个方面。张慧认为，国内外学者在中国研究中对情感的关注更是处于非常边缘的地位，指出情感人类学在中国研究方面逐渐增加的重要性及相关分析对理解中国社会可能产生的贡献（张慧，2013）。宋红娟在回顾情感人类学发展脉络的基础上提出"定向性情感"、"显性情感类型"与"隐性情感类型"等概念，并提倡在有关中国社会的经验研究中加入情感人类学的方法和视角，关注普通人的情感世界及其日常生活体验。

综上所述，社会学视角对情感理论的研究主要从两个层面铺展开来，即微观层面和宏观层面。微观层面关注具体的情感类型、互动中的情感过程等，强调的是情感运作、情感的自我控制以及在控制过程中人的主动性。宏观层面的研究则主要把情感放置在更为宏大的社会历史背景中，强调情感作为一种建构性因素和力量对社会系统的影响。当然，两个层面在具体的研究中并非截然分开，因为微观层面的个体情感运作也会或多或少地映射到宏观层面的社会系统建构过程中去，而社会系统建构中形成的特定的文化、观念、氛围也会对置身其中的个体产生深刻的影响，从而又影响了个体情感的运作与控制。总之，近30年来社会学家在情感研究方面已做了大量的理论铺垫工作，足以促使丰富命题和假设的产生。但总览现有的情感研究，往往表现出从微观或宏观等单一层面开展研究，或是对实验室触发的轻微情感进行分析，或是采用量化研究方法对情感进行统计分析，或是将情感的研究集中于正性情感方面。而本书则在分析梳理国内外情感理论的基础上，通过分析感染者的生病历程与情感变化，从主体建构的视角探究强烈负性情感的存有与呈现，实现从微观到中观再到宏观层次对较强负性情感的动力机制的探索。

第二节　社会学视野下的艾滋病研究

一、 艾滋病研究的国际化

纵观国际社会学界近 30 年来对艾滋病的相关研究，笔者发现，自 20 世纪 80 年代中期起，Judith Auerbach（1994）、Benjamin Bowser（1989）、Samuel Friedman（1984）、Martin Levine（1989）、Beth Schneider（1988）、Rose Weitz（1987，1991）等先驱开始了在重要的社会科学期刊如《社会问题》（*Social Problems*）刊登对艾滋病的研究，并在大学和学院开设了艾滋病相关课程，组织了关于艾滋病各种各样的社会学年会，同时也在美国社会学会创办社会学家艾滋病网络等分支机构。可以说，这些先驱推动了艾滋病的社会学研究。但是关于艾滋病的研究文章很难发表在社会学的旗舰期刊上也是既存的事实。好在这一现象在 20 世纪的最后 10 年里有所改善。

现如今，社会学家促成了在全球范围内对艾滋病开展广泛的研究调查（Mojala，2011；Swidle Watkins，2007），并且在针对艾滋病政策、支持和社区响应方面做出了巨大的贡献。随着艾滋病跨学科研究的深入，社会学家在医药卫生期刊上就艾滋病的研究有许多突出的声音，许多文章发表在像《社会科学和医学》（*Social Science and Medicine*）、《AIDS 关怀》（*AIDS Care*）、《艾滋病健康与社会行为》（*AIDS Journal of Health and Social Behavior*）、《健康与疾病社会学》（the *Sociology of Health and Illness*）等期刊上，并在诸多公共卫生期刊上频繁发表，其中就包括《美国公共卫生期刊》（*American Journal of Public Health*）。此外，越来越多的社会学家投入到对艾滋病的研究之中，并广泛地在社会学和社会科学期刊如《社会问题》（*Social Problems*）、《社会力量》（*Social Forces*）等期刊发表学术研究文章。但是，社会学对艾滋病的研究仍然处于"主流社会学"的边缘。

社会学家关于艾滋病的研究主要关注于艾滋病传染过程中的不平等性（Schneider，1992）。其不平等的变化形式在种族主义、性别歧视、阶层归属、异性恋主义者及其他形式的相互作用下延伸，创造了如柯林斯所论述的连锁系统压迫。它要求我们不仅关注个体的类别、差异及主体性，还要考虑规模与统治地位的产生，以及组织与维持这种不平等的动力学机制（Choo，Ferree，2010；Collins，1990；Glenn，2000；McCall，2005）。

为什么 HIV 病毒的流行在种族、性别、阶层和性取向等方面相差巨大呢？事实上，大部分的流行病学研究强调个体的风险行为，而社会学研究的关键是将这些行为置于更大的社会情境中。后者考虑在 HIV 病毒传播中风险环境的作用，以及对个体可能被感染的外在因素进行分析。有研究表明，在身体和社会设置产生的微观层面、在社区和文化结构等宏观层面与感染的风险之间具有明确的关系。这些关系主要被形成一个复杂的公共政策系列，包括宏观经济改变、组织化与性别化的组织规则、性行为与毒品网络的动力，以及社区和个人行为的影响（Rhodes，et al.，2005）。

然而，社会组织的认同并不是预防感染 HIV 病毒的防火墙，正如 Treichler 等人认为，感染 HIV 病毒的风险和行为并非同个体与生俱来的人口学特征相联系（Treichler，1999）。目前，HIV 病毒最主要的传播方式依然是通过不安全的性行为和共用针具，但是这些风险行为的发生却与个体的脆弱性和资源不平等分布的情境有关（Watkins-Hayes，2008：41-42）。

另有学者使用结构化来解释感染 HIV 病毒的风险。Diaz 等人鼓励学者们去思考把感染 HIV 病毒的风险作为一种社会压力的结果，表明社会歧视的经历和男同性恋者的财务困难与遭遇性情境的危险紧密关联。这种情境是指传播 HIV 病毒的风险，比如使用毒品和酒精后的性行为，或是拒绝使用安全套的性行为（Diaz，et al.，2004；Mizuno，et al.，2012）。与社会压迫的框架相一致，Ayala 和同事发现，对同性恋的恐惧、种族主义、财务困难与缺少社会支持与无保护的性交有关（Ayala，et al.，2012）。Ghaziani 和 Cook 发明了一个基本框架去解释男同性恋或双性恋男性的自我认同与新发现的 HIV 病毒感染者之间的虚拟联系，通过提高对艾滋病的认知并鼓励男同性恋在社区建立并提升文化认同（Ghaziani，Cook 2005：42-43）。

并不是所有的社会学家都强调艾滋病的文化和结构维度，Fontdevila 和 San Diego 对墨西哥男同性恋者和双性恋男性的性行为的叙说研究中，聚焦于微观层面的相互作用，认为这种相互作用促进了 HIV 病毒的传播，作者强调，在性行为中采取保护措施是与信任框架的对抗。具有防护性的合作框架促进了自我保护，如安全套的使用，然而，这种合作框架依赖于信任、确实性和性伴侣之间对 HIV 病毒状态信任的相互作用。个体常常在"一夜情"等情境中对是否使用安全套犹豫不定（Fontdevila，2009）。

在异性恋的性行为与 HIV 病毒传播的研究方面，最近的趋势显示，HIV 病毒的传播在男男性行为传播和使用毒品传播方面均有所减少，然而，异性恋传播的情况却出现显著增长（Espinoza，et al.，2007），且女性感染者的数量剧增（Espinoza，et al.，2007；Hader，et al.，2001）。HIV 病毒在男女性交方面很容易传播，这是因为女性相较于男性更长时间地受到感染液体或组织损害的影响（Bolan，et al.，1999；Nicolosi，et al.，1994）。该研究无可辩驳地指出，社会层面的性别角色和阶层也同样是 HIV 病毒在女性中广泛流行的重要因素。Farmer 和他的同事的研究表明，这种伤害大部分是通过性别不平等、种族主义和世界范围内的污名化开展的（Farmer，et al.，1996）。因为女性可能更容易被迫进行一些性交易，或是在保护、雇佣等其他因生存需要而用性行为开展的交易。比如因为与年长男性在权力方面的不平衡关系，以及在其他关系中女性并不能要求对方使用安全套，做到一夫一妻和 HIV 检测（Farmer，et al，1996；Gupta，2004）。此外，同样有证据表明性暴力也是女性被感染的一个因素（Bensley，et al.，2000；Wyatt，et al.，2002）。

此外，Sobo 发现了在选择不安全的性行为时女性行为的复杂性，

Sobo 认为加强对异性恋人的期望和理解鼓励了她们不安全性行为的发生，女性可能变得更易受攻击，由于"期望使得女性对于她们关系的希望和她们渴望去保持特定的身份和自尊"，对这些风险的否认离不开与信任的联系，这种信任是与组织相联系的期望，她们希望可以应对风险，并且希望男人可以生活在一夫一妻的世界里（Sobo，1995：1）。

在静脉注射毒品与 HIV 病毒的传播方面，社会学的研究方法还被静脉注射毒品导致 HIV 病毒传染的风险研究所采纳，在 2013 年美国 CDC 的报告中，感染者中有 16％ 的人是经这种方式感染 HIV 病毒的（CDC，2012，2013f）。2005 年，许多学者领袖，包括 Tim Rhodes，Philippe Bourgois 和 Samuel Friedman，就曾发表评论，论述感染 HIV 病毒风险的社会结构与静脉注射毒品产生的关联性（Rhodes, et al., 2005）。在艾滋病流行的其他方面，性工作者在某种程度上面临着被感染的较高概率，因为不一致的安全套使用、高数量的性伴侣、毒品的使用，以及许多可能阻止他们获得预防资源的情况，比如污名化、心理健康问题、健康照顾和其他社会服务的缺失、贫穷等（Campbell，1999；McMahon, et al., 2006；CDC，2013g）。

而歧视和社会污名更有可能在跨性别女性（男变女）中导致 HIV 病毒的高感染率。一项来自纽约的研究报告表明，从 2007 年到 2011 年间，被确诊的跨性别女性感染者中，有 51％ 的跨性别女性感染者有过使用毒品、进行商业性性行为、同性恋、入狱，或是性虐待等行为，相比较而言，其他非跨性别感染者人群中只有 31％ 的人有这些行为（CDC，2013d）。

艾滋病人群的年轻化问题也是一个研究的热点。以美国为例，在美国总人口中，13 岁到 24 岁的青少年占艾滋病人群的 16％，但他们占新感染人数的 26％（CDC，2013f）。这些数字表明，社会学对青少年感染 HIV 病毒的研究是迫切需要的，Mojola 和 Everett 对青少年健康研究的纵向数据表明，在发生风险性性行为方面，年轻女性在与同种族同文化个体发生风险性行为的比例比异性恋的一夫一妻制要高，而年轻的男男性行为者

（MSM）在与同种族同文化个体之间发生风险性性行为的比例与异性恋白人男性相比更具有显著的特点（Mojola，Everett，2012）。

作为社会学研究趋力作用的结果，越来越多的研究者倡导预防 HIV 感染的结构性因素，不仅包括"将干预的目标定为改变个体的行为，而且干预要创建一种当地的环境，以便有利于支持个体和社区层面的行为改变"（Rhodes，et al.，2005：1027）。有研究表明，那些已经处在社会和经济边缘的个体，特别容易受到 HIV 病毒的攻击。研究毋庸置疑地表明，人们依据他们社会地位的区别暴露其感染 HIV 病毒的情况及可能性，并以这种方式反映出暴露和易损性对不平等社会结构的损害（Ciccarone，Bourgois，2003）。

最近几年，各种抗病毒的治疗方法均有所改进，包括有效的药物治疗和通过 T 细胞和病毒载量更好地实现疫情监控，艾滋病人群的日常生活和延长期望寿命方面均有所改进。但是感染者抗病毒药物的使用挑战着他们的身体和精神健康，包括社会的污名化和因此而来的各种获得性资源普遍缺乏的社会情境（Adam，et al.，2003）。

除此之外，社会学家们更敏锐地注意到对感染者进行社会管理与社会支持的重要性。Ciambrone 曾指出，污名、隐私揭露与缺乏社会支持影响感染者的生存状态并加剧了艾滋病的流行（Ciambrone，2003）。对感染者的社会管理常常意味着同时要管理他们生理需求和社会需求以及与此相连接的现存的资源与社会地位（Derlega，Barbee，1998）。感染者个体更是常常试图去开拓一个安全的道德认同，并从中寻找社会意义或是在揭露他们的状态时控制那种沉重的反映（Stanley，1999）。

最后，经济问题可能成为感染者个体最重大的问题之一（Ezzy，et al.，1999；Massagli，et al.，1994；Yelin，et al.，1991）。随着抗病毒治疗的发展，虽然有许多人明确表达了重返工作的需求（Ghaziani，2004），但这可能会受到一系列因素的影响。比如抗病毒药物副作用的不可预测性及潜在影响，非医疗保险覆盖范围内的事故再次发生的可能性等。这些困难最终可能演变为：对整个社会而言长期缺乏劳动力；对企业而言雇佣关系变得不稳定；对感染者个体而言，则包括机会性感染的相关症状、长时间工作与工作压力对健康的影响、潜在的非健康的工作环境、药品预约管理系统的困境、精心设计的服药方案与工作时间的冲突、对因暴露被感染而失去工作的担心等（Brooks, et al., 2004；Ferrier, Laws, 2003；Nixon, Renwick, 2003；Timmons, Fesko, 2004）。因此，对艾滋病人群而言，他们经济上的稳定性实际上取决于 HIV 病毒的诊断。被感染严重削弱了他们受雇佣的能力和追求财富的能力。而因此所形成的制度链使得感染者变成了经济边缘化群体。这些状况可能更进一步威胁他们的健康，比如变得无家可归、出现药物滥用或风险性行为（Collins, et al., 2008；Crane, et al., 2002；Dickson-Gomez, et al., 2011；Watkins-Hayes, 2013）。

二、 艾滋病防治的本土发展

尽管现代医学证实了 HIV 病毒的传播方式仅限于母婴传播、血液传播和性行为传播这三种极其有限的形式，尽管"四免一关怀"等政策也为感染者提供了药物保障，但药物并不能解决感染者的所有问题。正如当今流行的生理-心理-社会三位一体的视角所示，药物仅能解决感染者自身的病毒性问题，却无法解决由药物所带来的副作用、因被感染所面临的死亡和无助等心理问题，以及在国家主流价值观的影响下一直存在的艾滋病"妖魔化"倾向。这其实是与中国几千年来人们的思想观念和伦理道德分不开的。艾滋病在中国的传播往往与儒家传统和社会主流价值观相悖，因而感染者也被认为是有违主流价值的社会边缘人群或弱势群体。因此艾滋病问题也由最初的纯医学问题，演变成影响社会安全的重大公共问题。它涵盖医学、流行病学、公共卫生学、生物学、心理学、社会学等各个领域。

就我国社会学界对艾滋病防治的研究而言，其发展历程与前文所述的艾滋病研究的国际化大致相同，同样处于主流社会学的边缘。不过进入

21世纪之后，随着国家对艾滋病问题的重视和众多社会学家的参与，中国社会学界对艾滋病防治的研究有了长足的进展。概括来讲，对艾滋病的研究可以分为预防和治理两个部分。在艾滋病的预防部分，大致可以为分以下几个方面：潘绥铭和黄盈盈对艾滋病与性工作者的研究；张北川等人对男同性恋的研究；景军等人对艾滋病与血液等问题的研究；翁乃群对艾滋病的社会文化建构的研究；张玉萍、夏国美等人对少数民族和女性感染者的艾滋病研究。总的来说，国内学者对艾滋防治的社会学研究，亦可从两个方面着手：一是艾滋病的社会文化根源；二是弱势群体的易感性。

在艾滋病的社会文化根源方面，翁乃群、潘绥铭和景军的研究颇具代表性。翁乃群不仅利用既有文本考察了艾滋病的社会文化建构，还在自己田野研究的基础上进一步分析了艾滋病传播的社会文化动力。他认为，我们对艾滋病的研究不能不涉及发生于其中的各种社会文化背景（翁乃群，2001），并认为艾滋病的传播与政治经济结构和社会文化制度有着极为密切的关系（翁乃群，2003）。并在此基础上提出，艾滋病的蔓延暗示了社会的不平等以及社会变迁与社会文化制度的不协调（翁乃群，等，2004）。如果说翁乃群等人是从人类学的角度考察了艾滋病的社会文化根源，那么，潘绥铭和黄盈盈的论文则更多地从社会学的角度去解析中国的艾滋病问题。在他们看来，中国的艾滋病"问题"并不是一个简单的疾病流行问题，而是具有中国特色的社会问题：它是后于某些社会问题而出现的，因而具有相当鲜明的社会选择倾向。他们总结说："中国之所以会出现艾滋病流行的现状，更多的是由于各种社会因素造成的，而不是艾滋病病毒'自然地'传播的结果。"（潘绥铭，等，2006）与此同时，景军关于中国艾滋病风险的分析进一步论证了艾滋病的政治经济学。他用"泰坦尼克定律"来说明社会等级、风险差异与伤害程度之间密切关联。也就是说，社会地位越低下的人，受到伤害的风险越大，同时，风险意识中的错误知识和恐惧成分也越来越多。他相信："我国弱势群体在客观层次所面临的艾滋病风险与这些群体的风险认知、恐惧心理，以及带有歧视成分的态度和行为处于一种孪生状态。"（景军，2006）这意味着，同富人相比，穷人更容易受到艾滋病的攻击。

在弱势群体的易感性方面，张玉萍从"文化生存"的角度探索了少数民族在艾滋病流行时面临的风险和易受伤害性。张玉萍认为，少数民族成为高危群体的根源是复杂的，贫困、失业、教育程度的低下、社会歧视、信息缺乏等都是重要原因（张玉萍，2005）。而对女性感染者的研究表明，艾滋病的传播是一个与社会性别密切相关的问题。夏国美等人指出，从社会性别的视角来看，妇女所处的不利的文化和社会地位使其更容易陷入艾滋病的风险之中，而艾滋病的难以遏制将导致更为严重的社会性别不平等（夏国美，杨秀石，2006）。张开宁等人更是大力呼吁在艾滋病项目中有意识地融入社会性别的视角（张开宁，朱兆芳，2005）。

在艾滋病的治理方面，我国先后出台了包括"四免一关怀"在内的一系列艾滋病防治政策，并借鉴国际上成功的治理方法，比如推广安全套的使用、推广美沙酮替代和脱瘾疗法、开展针具交换和市场营销以及效仿台湾地区引入的"爱（艾）滋个案管理师计划"，在艾滋病的治理与感染者的行为改变方面取得了良好的效果。

我国政府于2003年制定并出台了一系列新的决策和重大措施，包括"四免一关怀"政策和"艾滋病综合防治示范区"，被国际社会视为降低艾滋病危害的有效策略。此外，安全套的推广使用、针具交换和美沙酮替代疗法也开始得到国家支持。总的来说，我国对于艾滋病的治理，主要体现在以下两个方面。

首先是针对高风险人群的预防措施。目前性传播逐渐成为中国HIV病毒传播的主要途径，特别是娱乐场所中的性工作者存在着感染和传播性病艾滋病的许多高危行为：多个性伴侣、频繁更换性伴侣、安全套使用率低、经期性交以及群交等，都增加了自身感染和传播他人的危险（赵鹏虹，2001）。同性恋间的艾滋病传播与感染问题也越来越引起人们的重视。由于男同性恋者多采用男男性行为的方式导致剧烈摩擦后的皮肤破损，使HIV病毒极易随之侵入。调查显示：男同性恋人群中多个性伴侣、安全套使用率极低等现象较为普遍（Cai，W. D.，Feng，T. J.，Tan，J.

G.，2005），因此男同性恋者在许多国家已成为 HIV 病毒感染的高危人群（Shao，C. G.，Cao，N. G.，2005）。在针对静脉注射毒品人群方面，我国主要进行检测咨询、外展服务和针具交换三方面的工作（张建恩，张建梅，白雪琼，等，2008）。

在针对艾滋病人群的预防措施方面，潘绥铭教授引进了"桥梁人群"的核心概念，认为他们是传播艾滋病的主要危险人群。依据"性的社会网络"理论，"桥梁人群"已不再是所谓的商业性工作者，而是在性的关系网络中的普通男性（潘绥铭，2007）。随着艾滋病由高风险人群向普通人群的扩展，开展针对普通人群特别是桥梁人群的健康教育、行为改变就显得更为重要。

目前中国艾滋病的流行已进入快速增长期，疫情开始从高危人群向一般人群扩展。这其中，虽然血液传播只是艾滋病传播的途径之一，但不容忽视的是，血液是感染概率最高的途径。因此，保证血液产品安全的制度体系也是降低社会易感性的途径之一。经由血液传播 HIV 病毒的方式，也是目前使艾滋病成为中国"国难"的最具威胁的途径（王德平，叶海辉，叶恒波，2007）。

除此之外，艾滋病防治的非政府组织（NGO）在中国的长足发展，也为中国的艾滋治理发挥了巨大的作用。艾滋治理领域中的非政府组织主要是在 2002 年之后快速增加，这一趋势与 21 世纪初华北艾滋问题的爆发及我国政府在 2003 年关于艾滋治理政策的改变有关。这些非政府组织的组织形式主要包括：有政府背景的注册成立的非政府组织，包括全国范围的如中国性病艾滋病协会，以及在各地方成立、由各级政府主导，但不受中央层级同类型组织管辖的组织，如 B 市性病艾滋病协会，等等。除了在政府部门注册成立由国家法律认可的非政府组织外，还有众多的无法在政府部门登记注册成立的三类草根组织①（感染者组织、民间组织、基金

---

① 清华大学 NGO 研究所的王名，还有公共管理学院的牛彩霞等人，在研究中都发现艾滋病防治领域中有超过一半的非政府组织处于未注册的状态。

会），据《中国艾滋病名录2012》所收录的资料，非政府组织占80％以上。其中包含近65％的由各地感染群体组成、以改善群体生存困境为目标的"感染者支持组织"。

目前这些民间组织所开展的主要项目集中在宣传教育、行为干预、关怀救助三个方面。其中宣传教育方面主要是致力于推动艾滋病防治知识的普及和相关的调研、培训、推广等活动（任学锋，姜亚伟，邵安娜，等，2005；张宁，武沐，2012）。行为干预方面主要是针对青少年、妇女、流动人口、吸毒者、同性恋者、娱乐场所服务人员等，展开有针对性的行为干预行动（都佳，申泰华，黄磊，等，2012；刘玲，梁阳，周志强，2010）。关怀救助方面主要包括减少歧视培训、对感染者提供心理关怀、帮助感染者自助自救、收养艾滋孤儿等（李宁，2010；王瑞，董丽芳，李恒新，等，2013）。根据清华大学NGO研究所2005年开展的一项调查，在云南、新疆、河南等24个省、市、自治区的157家致力于艾滋病防治工作的NGO中，以宣传、教育、倡导和培训为主要活动的NGO数量最多，共有61家，占38.9％；致力于感染者医疗、护理、关怀、救助、咨询、孤儿寄养，以及感染者互助等活动的组织共有32家，占20.4％；从事行为干预的组织共有8家，占5.1％；从事法律援助的组织共有5家，占3.2％；从事资金募集和资助的组织共有8家，占5.1％；进行综合性防治工作的组织共有43家，占27.4％（王名，刘求实，2006；王名，刘求实，陈旭清，等，2006）。然而，没有一家专门从事感染者心理疏导与情感支持的NGO组织，并且缺少相关的专业工作人员与工作模式。

三、 艾滋病人群的情感研究

如果说心理学在艾滋病的预防领域只能冷眼旁观的话，那么在感染者的情感研究方面，恰好是心理学发挥作用的主要场域。因为虽然通过药物能够使感染者长时间保持"健康"状态，血液中的病毒载量也能达到医学检测基本为0的情况，但是抗病毒药物始终无法彻底消灭HIV病毒。因此，与 HIV 病毒的斗争是一项长期的任务，而这其中对艾滋病人群提供一定的心理关怀与情感支持也是必不可少的，其"情感疗法"的作用更不可忽视（武英，张福杰，闪雷华，2002）。

可是，学术界对艾滋病人群的情感探索以量化研究为主，主要集中在心理学领域；社会学对于情感的研究本来就十分有限，针对艾滋病人群的就更是少之又少。纵观学术界对艾滋病人群的情感研究，可以概括为以下几点。

首先是基于艾滋病的传染性与污名化，感染者往往会受到疏远、躲避与歧视，从而被社会不容，因此极易产生各种负性情感（于欣，2000）。其次是由于抗病毒药物本身的副作用所带来的影响，许多抗病毒药物都会给服药者造成精神上的负担，如果在服务过程中还伴随着酒精、毒品的使用，那么将加重感染者的心理精神障碍及情感负担（马丹英，张碧蓉，2013）。再次是感染者的情感问题还与其既往高危行为有密切关系。武俊青等人的研究表明，感染途径的争论往往会导致感染者出现不一样的情感反应，其中静脉注射毒品者发生自杀行为的比例较高，而经性传播的感染者羞愧感最为强烈。（武俊青，杨瑛，李文英，等，2004）

综上所述，以往的这些研究普遍缺少对感染者情感的整体把握，特别是从情感社会学的角度对感染者的情感进行分析却处于一种"集体失声"的状态。对感染者的支持也就因此陷入了一种大家都能做，但往往"其实你不懂我的恐惧"这样的非专业化、非操作化模式之中，从而唤醒感染者存有的负性情感。因此，有必要从情感社会学的角度，从微观、中观到宏观三个层次对感染者的情感进行整体分析与把握。这将丰富情感社会学的研究视域，更为感染者的情感调适提供指导。

总的来说，中国在艾滋病的防治方面虽然取得了丰硕的成果，也在一定程度上减缓了艾滋病的流行与蔓延，艾滋病人群的生存状态更有所改善。但现存的防治理念与防治行动，往往存在着一定的执行偏差和未被认知与运用的力量，主要体现在以下几个方面。

首先，片面强调对艾滋病的预防，将艾滋病视作洪水猛兽，一方面强调对艾滋病治理要"御敌于国门之外",另一方面将治理的重点转向高危人群,一度出现走向人人自危局面的趋势。这种思维路线把公共卫生具体工作中对于行为的划分标准和操作方法,故意扩大为社会分层意义上对于个人和群体的归类和定性,客观上为艾滋病歧视的泛滥成灾提供了理论依据,构成了对艾滋病防治不力的主要原因之一。

其次,艾滋病被构建为一个社会问题,虽然"社会问题应该由全社会来共同解决"这样一个基本共识已经传播多年,但具体在执行层面,却存在着偏差。从20世纪90年代初期开始,艾滋病防治的"多部门合作"主张就一直被作为政府的主导思想。这种所谓的"灵丹妙药",实则不过是以往计划经济时期"全能政府"的思想残余,违背了当时已经开始的社会管理分工化与专业化的潮流,反而造成了多部门之间"既然不能合,也就无法作"的尴尬局面。尤其是这种主张主要停留在公权力的层面上,客观上严重束缚了其他社会力量的参与,更阻碍着全社会共同解决艾滋病问题的发展进程。

再次,21世纪以来,虽然各种非政府组织如雨后春笋般涌现出来,在艾滋病防治的实际工作中取得日渐显著的成效,但迄今为止,"社群主体"的思想并没有在艾滋病领域得以扩展。从学理上来说,社会治理与社群主体这两种思维路线之间依然存在某种张力,在实践中也确实发生过社群的抗争与冲突。因此,以社群为主体的思想虽然有可能把中国艾滋病防治事业推向更加美好的新阶段,但在实际的防治方面往往缺少足够的重视和充分运用,更缺少一种新的整合力量可以引领社会其他方面的发展。

最后,艾滋NGO在对感染者的支持与关怀方面,虽然发挥着不可替代的作用。但由于感染者遍布我国各个省、市、自治区,针对感染者服务的草根组织也各不相同,即使取得了一定的成绩,但各个组织的工作方式往往因人而异,因地制宜。此外,虽然各个组织都会关注感染者的心理状态,但往往会出现"其实你不懂我的恐惧"这样的感受。总的来说,在对艾滋病人群提供支持与关怀方面,心理动力的支持与帮助并没有得到应有的关注,大家首先想到的依然是对于艾滋病的"治疗"(医疗)。诚然,关注健康是首要的也是必要的，对社会资源的争取，"解决艾滋病人群的生存和生活问题"，这一点更是无可厚非，且在帮助艾滋病人群走出困境方面发挥着极大的作用。然而，在艾滋病人群的心理层面，相应的干预和支持却显得力不从心和重视不足，特别是从精神分析与精神治疗方面开展的心理动力与支持治疗，成为众多草根组织心有余而力不足之处。

第三节 本书的理论视角

一、 情感社会学理论

回观整个社会学的发展历史，情感主题一直零星地落散着，却始终没有完全贯穿其中。即使在后期情感社会学的飞速发展过程中，依然存在着社会建构主义者和实证主义者之间的激烈争论。在这场争论偃旗息鼓之后，研究者们开始确立各自关注的问题域，但由于他们常常专注于如性别效应、群体过程、社会生物学等具体领域，反而忽略了对情感社会学全貌的审视，有些悲观主义者甚至认为情感社会学已经分裂为互不相干的知识体系了。其实，情感既可以是人际关系的维持者，又可以是宏观社会结构及其文化生成的承担者。当然，情感也有可能成为一种分裂社会的力量。因为从本质上来讲，人类的独特之处在于，个体对情感的依赖产生于形成社会纽带和建构复杂社会结构之时。把经验、行为、互动、组织与情感的运动和表达联系起来，使得情感不仅有助于形成社会结构与文化，也可能产生疏离感，从而打破社会结构与文化。可见，情感作为社会设置逐渐成为微观层面与宏观层面之间联系的关键。

（一）情感社会学的分析框架

特纳提出一个研究社会问题的整体分析框架。他把社会整体分为微观、中观和宏观三个层次并进一步指出，微观层次的社会组织镶嵌于中观层次的社会结构之中，由此进一步融入宏观结构之中，每一个层次的社会组织都具有自身的力量，推动可区分的社会结构的形成和运作（特纳，2009），如图 2-1 所示。本书所进行的对情感的分析，也正是基于这样一种认识而开展的。

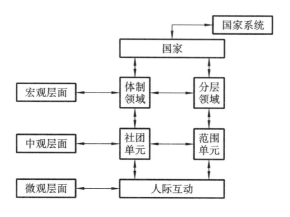

图 2-1　社会结构的水平（特纳，2009）

在微观层面，情感是推动人际互动的重要力量之一。特纳指出，人类的普遍需要推动着所有的互动，而这些需要包括证明自我的需要、获利交换的需要、群体卷入的需要、信任的需要和确定性需要。而这些普遍需要也称作交易需要（transactional needs）。当交易需要被满足、超出，或者没有得到满足时，情感就出现了。作为一般准则，当人们的需要没有实现时，他们就会体验到愤怒、恐惧和悲伤这样的负性情感，或者是这些负性情感的混合物。与此相反，当个体的需要得到实现时，他们会经历不同程度的满足和欢欣等一般的正性情感。特纳认为，情感越是被激起，个体行为中人际能量的卷入就会越明显（特纳，2007，2009）。

正是人类的这些交易需要为互动对象预设了一套期望，这些期望受到互动双方所镶嵌于其中的中观和宏观结构的影响。虽然互动的双方通常能够形成他们互动的、独特的文化和结构，但是中观和宏观的结构与文化定义了在与人互动时应如何满足交易需要的程度。在中观层面更存在两种结构类型，一是通过劳动来区分的受到规范、意识形态和价值调节的社团单元（corporate units），二是范畴单元（categoric units），它通过种族、性别、年级等诸如此类的社会范畴来区分，并负载着文化评价以及这些范畴中的人们应如何行动的规范（特纳，2007）。特纳认为，作为一个普遍的规则，互动双方越是镶嵌于明晰的社团单元和清晰的范畴单元之中时，应如何满足交易需要的期望也就越清楚，期望的边界越清晰，需要就越有可能实现。

这些中观结构更进一步镶嵌于如血亲关系、经济、政治、宗教、教育、科学、医疗等组织系统，这些组织系统都受到其独特的包括价值、意识形态和一般化符号媒介（generalized symbolic media）等文化的限制，这种限制是由互动双方所属的社团单元和范畴单元的文化所规定的。特纳主张必须从较综合性的结构和文化背景中分析互动中的情感变化。在中观层面上，互动双方镶嵌于社团单元和社会范畴之中，通过拓展，进入到宏观层面的组织领域。当人们持续地获得积极的奖励、满足互动对象所处的中观和宏观结构的期望和奖惩时，人们将会形成对他人以及中观和宏观社会结构与文化的承诺。与之相反，当个体在互动中没有满足交易需要或是受到了惩罚时，人们将体验到唤醒的负性情感，并将降低或取消相应的承诺（特纳，2007）。如果有足够多的人体验到这种负性情感，并且这种负性情感的产生受到中观结构的影响，那么，其所嵌套的宏观社会与文化可能也会发生改变。因此，正如舍夫的研究取向一样，特纳试图建立一种情感社会学的理论，将社会统一体的微观、中观和宏观领域联系起来。

情感的唤醒塑造了人际互动与人际关系的此消彼长，由此强化了人们对社会结构和文化的承诺。同时，两个人在互动发展过程受到中观和宏观以及这些结构和文化的限制。此外，如果负性情感被唤醒，那么这些承诺即使不被打破，也将被削弱，并可能导致中观和宏观层面的社会变化。

特纳将人们唤醒负性情感时对防御机制的激活引入情感社会学的理论之中，从而与精神分析结下了不解之缘。特纳认为，当个体经历负性情感所带来痛苦时，将会激活防御机制以避免这种痛苦的经历。特纳认为，存在两种防卫策略，如果个体的期望与他们的反应不一致不是很严重时，个体会通过有选择的理解与解释，或者通过唤起过去的积极记忆，来减轻这种不一致所带来的痛苦。但是，如果不能够通过这种方式得以解决，那么，个体就会激活更加有力的防御机制（特纳，2009）。

特纳认为，抑制与归因是最为重要的两种防御机制，抑制是指将不一致所带来的负性情感排斥在意识之外，从而降低其情感能量的层次。但是，抑制往往会导致情感的再次爆发，而且是以更为激烈的形式爆发出来，而这又将导致新一轮的抑制以及下一次愈加强烈的情感爆发。总之，抑制这种按下葫芦浮起瓢的循环，将使个体陷入一种情感困境之中（特纳，2007）。

归因是另一种重要的防御机制，归因可以分为内部归因与外部归因。内部归因具有近距离偏好，往往会将个体的成就归于个人努力的结果，从而唤醒正性情感。而外部归因则具有远距离偏好，个体会把失利的原因指向外部他人，或是更远的中观结构乃至宏观的社会文化，从而唤醒负性情感并指向这些中观和宏观结构（特纳，2007，2009）。

一般而言，对每一个从事具体研究工作的研究者来说，能够高屋建瓴地把握同一领域内其他研究者的工作是非常有用的，有时还可以发现怎样使各自的理论相互融合。特纳注意到，多数社会学者对情感的研究是微观的，很少把注意力集中在中观和宏观层面的力量之上。然而，中观和宏观层面上的力量决定了权力和地位的分配，控制了小群体之中的人们相遇时所使用情感的词汇、意识形态和规则等。因此，特纳把自己描述为"扶手椅"的理论家，他一直在试图寻找一种新的情感理论，使其把符号互动论、期望状态理论和精神分析传统整合为较普遍的一般社会学理论。但他从来没有收集过可以用来证明自己理论思想的资料，而总是努力从多个理论研究中抽取自己研究的理论成分，并且这些已有理论多数具有能够证明其正确性的研究资料，进而提出比较综合的和具有活力的理论，并试图以正式的形式呈现理论的综合。也就是说，特纳更关注的是理论本身，而不是检验理论。

因此，本书试图延续特纳理论整合的思想，以他提出的具有精神分析成分的符号互动理论为基础，结合主体建构的视角和当代精神分析的新发展，对特纳的理论进行检验与补充。正如特纳指出，把现有理论的成分融合为更具综合性的理论也是非常重要的。当这种理论合成工作付诸实践时，对区分理论研究者和实证研究者的工作是有益的（特纳，2007）。

（二）情感存有与情感呈现的概念界定

从前文对于情感研究的文献综述可以看出，现在有多种研究视角关注情感，因此定义的问题就被凸显出来：什么是情感？以及我们在研究情感时所使用的情操、心境、感情、情感体验以及其他有关的词汇的含义是什么？（戈登，1981；海斯，1979；霍赫希尔德，1983）

令人惊讶的是，对这些问题几乎没有任何定义性的回答（Van Brakel，1994）。可以说对于情感的理解是仁者见仁，智者见智。有多少种研究取向，也许就有多少种对这一问题的回答，很难总结出一个能够涵盖彼此的统一概念。

在此，本书不再试图去对情感（emotion）进行定义，而是采用分类学的方法，从情感的构成成分或包括什么的角度来涵盖情感。

首先，从动机力量的角度来看，情感是一种动机力量，它不仅使人们产生主观的体验感，而且赋予人们力量，以指导行动的方向。柯林斯使用情感能量（emotional energy）这个术语来讨论情感如何发动行为，并将情感作为动机力量从效果上划分为正性情感（positive emotions）和负性情感（negative emotions）（柯林斯，1990）。

其次，特纳进一步从情感的生物性与社会性角度出发，认为情感在表达与理解方面既具有普遍性，也存在文化差异性。学术界一般将高兴、恐惧、愤怒和悲伤这四种具有普遍性的情感称之为人类的基本情感（primary emotions）（Izard，1977；Kemper，1987；特纳，2000），而且每一种基本情感都具有高、中、低三个强度（特纳，2000）。这些情感往往可以很容易地通过面部表情识别，或是其他一些资源可以用来作为表达和解释基本情感的线索，如身体姿势、声音等（Ekman，Friesen，1975）。

除了这四种基本情感外，还有许多其他的情感，比如羞愧、内疚、自豪与怀恨等情感的表达，还受到文化规范和多种多样的社会结构与位置的影响，学术界将这些情感称之为次级情感（secondary emotions），次级情感产生于基本情感的一次与两次混合，并受到社会文化的影响（特纳，2000）。因此，本书沿用上述所讨论的情感分类方式，将情感分为基本正性情感、基本负性情感、次级正性情感和次级负性情感四种类型，并用这个术语包括理论家和研究者所使用的其他一些词汇（如情操、感情、情感体验等）所显示的现象。

鉴于感染者向死而生的生病历程中主要体验着多种负性情感及其负性情感的综合，以及前文所表述的海德格尔认为研究负性情感对生命意义重要性的认同，本书主要分析基本负性情感（恐惧、愤怒和悲伤）和次级负性情感（如内疚、羞愧和疏离等）的激活、唤醒与表达，以及在此基础上对正负情感进行推论，并据此发展出本书的核心概念。

而对于情感的成分，历来存在着社会建构论与生物本质论之争。迈尔斯认为，情感由生理唤醒、外显行为和意识体验三个部分所组成（迈尔斯，2006b：249）。生理唤醒就像恐惧的时候心跳加速，加快步伐逃跑则是外显行为，而意识体验则包括了思维过程。而大多数社会学家认为，情感是由社会文化所建构的，人们的感受是由文化社会化以及参与社会结构所导致的条件化的结果。当文化意识形态、信念、规范和社会结构紧密联系时，它们就界定了什么被体验为情感，以及这些被文化定义的情感应如何表达，从这个意义上来说，情感是社会建构的。戈登指出，情感的起源不是生物的，而是文化的。社会成员从他人那里学会了词汇（语言标签）、表达行为、自主反应，以及不同的人际关系类型相联系的每一种情感的共享的意义（戈登，1990）。情感产生于社会具有密切关系的往来情境之中，个体在这种情境中学会了恰当的情感，以及如何在不同的人际关系中运用（特纳，2007）。

然而，建构主义者却忽略了情感活动、体验和表达与身体的密切联系（Wentworth，Yardly，1994）。尽管情感几乎总是被社会文化情境所限制和引导，但情感的属性和强度依然受生物过程的影响。即使这种情感的激活是在典型的社会文化情境中发生的。这些情感的身体系统一旦激活，它们就不完全受文化所独有的词汇和规范的限制和引导。因此，在我们理解情感是如何发生的过程中，必须始终考虑情感的生物成分。特别是随着脑神经科学的发展证明，情感产生于大脑激活的四种身体系统的交互作用之下（LeDoux，1996；特纳，2000）。

通过上述分析我们可以发现，虽然社会建构主义者的论证不完全是错的，但他们的观点却具有片面性，没有认识到文化和社会结构的力量不能完全取代神经配置对情感产生的作用。同样地，神经科学家因为没有理解社会文化选择对人类进化施加的力量，经常不能解释许多与情感反应有关的不同的神经模块单元配置在大脑中的成因。近年来，许多社会学家在努力理解情感的生物特性的过程中，认识到了生物和社会文化过程之间的交互关系（肯珀，1990b；Ten Houten，1999；特纳，1999a，2000）。

因此，对于情感，本书采用特纳的划分，即从社会学的角度，情感包括以下成分：第一，情感是关键的身体系统的生理激活；第二，情感是由社会建构的文化所定义和限制的，它规定了在具体情境中情感应如何体验和表达；第三，情感是由文化提供的语言标签被应用于内部的感受；第四，情感是外显的面部表情、声音和副语言的表达；第五，情感是对情境中客体或事件的知觉与评价（特纳，2007）。在此基础上，笔者认为，情感更是主体体验与意识的一种有意识或无意识的表达，因此，情感可以被情感主体再建构，使其体现出各异的存在形式与表达状态。

基于上述五点，笔者进一步提出情感存有与呈现的概念。"存有"（being）[①] 在西方哲学传统中，一直被视为是现象背后永世不变的本质，与时间不相干。以笛卡尔的学说为主流的西方哲学，将人看作主体，把自然看作客体，以一种"主、客"二元对立的态度，进行对自然的度量，并以操纵自然和征服自然作为最高目的（赵敦华，2014）。海德格尔则认为这种思考方式蕴含对"存有"的误解：它把"存有"看作是一种永恒的现存状态，一种处于身体之外、呈现在眼前、可被观察的客观实体。海德格

---

① 在国内学界，特别是哲学界，另一种译法将 being 译作存在。在本书中，为了使其有别于普通话所说的存在，更为体现时间性和与人的相关性，故将 being 统一使用存有。而文中的存在，仅指一般普通话意义上存在。

尔认为，存有是有时间性的，是一个过程，这种过程具有一种控制和聚集的力量。作为动词的存有（being）则更象征着事物的"将在"（海德格尔，1987）。海德格尔以"存有本体论"来回答存有问题：要破解存有的意义，必须从一种特殊的存有者"人"着手。也就是说，存有必须是一种与人相关的存有（赵敦华，2014）。

本书并不是去探讨海德格尔关于存有与存有本体论等哲学层面的思考，而是借用存有的时间性及与人的相关性，引出"情感存有"的概念，来体现日常生活中各种情感的变化。首先，情感是不能脱离人的生物性而存在的。其次，在人际互动中，情感的唤醒更受自我、他人和社会文化环境的影响，唤醒的情感可以分为正性情感和负性情感，也可以分为有意识的情感和无意识的情感，但这些情感均有其特定的形式。最后，情感变化的过程往往是具有时间性的，有其过去、现在和将来，以及过去-现在-将来的历时变化状态。综上所述，本书将情感存有置于这样三个维度进行考察，在生物固置与社会文化情境下加入主体的再建构而唤醒的所有情感体验与感受。

"呈现"一词虽然在海德格尔的论述中没有直接使用，但他将胡塞尔现象学中的"显现"概念进行了存在论的改造，强调显现对于主体、本体的领先地位。呈现就是显现本身，既无主体，也不是任何事物的显现。呈现始终是在场者在场的基本特征，在呈现中的存有超越了主、客体的对立。因此，本书所述的情感呈现，指的是在情感存有的基础上主体对情感的建构、表达与爆发，情感的呈现应处在生物本质与社会建构的两极之间呈光谱式弥散，不应该成为彼此的黑匣子而拒绝进入，是一种超越对立的弥散式呈现，是一种在不同关系状态下的动态显现。情感的呈现是有主体性的，并非一系列的生理过程的激活，更不是文化社会学家隐而未言之语，而是体现情感行动的一种活的"现实性"，通过各种具体的自我感受，情感经验遍及人的内在和所处的经验流中。

情感的呈现不仅左右着个体，而且当它失去控制时，它能使个体产生暴力行动。在这个世界中，日常生活的规则、习俗被打破并搁在一边，在情感世界中，大发脾气、采取暴力行动、昏厥的发作、哭泣、眼泪汪汪的表白、倾盆大雨般的慷慨陈词、急速的逃避运动、过分亵渎的言语、摔打贵重物品以及冒险行为，都可能是情感的呈现形式。情感的呈现既不完全是理性的、决定论的，也不完全是表里如一的世界。它是由无数有细微差别的事物、奇特的符号和内在的间接内容所充满的世界。它产生于具体的社会情境中，产生于一个人对另一个人采取的情感态度的过程中。情感的呈现更体现着主体对其中情感能量的表达与情感的转化，从而形成一种对情感的唤醒、表达、转化再表达的循环过程。

二、　主体建构的研究视角

潘绥铭和黄盈盈于 2007 年首次提出"主体建构"的视角，旨在从被研究者的主体出发，与科学视角和社会建构视角进行对话。主体建构视角指出，在以往的研究中，研究对象往往仅被作为一个被凝视的客体，一个研究对象，他们的主诉和经验被长久地压抑。而主体建构视角主张将被研究者作为能动性的主体，"把现象作为主体自己建构的结果，以主体的感受和体验，而非研究者的认知为基础，更加侧重去研究主体自己的建构过程的诸方面"（潘绥铭，黄盈盈，2007：180），并把被研究者的体验与理解放在突出位置。主体建构视角的引入实现了从关注客观性的实在或社会文化建构，转向对被研究者的主观倾向与表述的关注，将赋予意义的主动权交给了"被表述"状态的被研究者，将他们作为"主体"，让他们发声，来言说自己的体验与叙事（鲍雨，潘绥铭，2015）。

然而，主体建构并不仅仅意味着研究视角的转换，更可以作为一种理解与解释社会现象的理论工具，本书将主体建构的视角用于感染者的情感研究，有如下几层含义。

首先，主体建构提供了一种全新的研究视角。对于情感的研究，长久以来一直处于生物固置与社会建构的争论之中，而主体建构视角的引入，恰好脱离了感染者情感被研究的困境，转向感染者在生病叙说的过程中主动对其情感的建构与呈现过程。

其次，主体建构的视角为感染者情感的存有与呈现提供了一种理解与解释性的工具，感染者既可以在自然状态下对过去时间内存有负性情感的原因进行探究，又可以对曾经压抑或转换的负性情感做出归因与解释。因为存有情感的唤醒与呈现是不尽相同的，在同样的情境下，不同感染者所存有与呈现的情感是因人而异的，即使情感的类型可能相同，但其强度与转换方式也可能各不相同。因此我们可以说，主体建构是一种基于生物固置与社会建构的再建构。

最后，主体建构更体现的是一种互为主体性（主体间性）的过程，从精神分析的角度看，互为主体性就是聚焦于被分析者与分析师这两个被不同构造的主观世界的相互作用（Shane，M.，Shane，E.，1993）。

本书作为受其影响的质性研究，笔者的访谈与参加的观察立场始终坚持在所谓的互为主体性场域之中而不是之外。运用主体建构的视角的意在高度聚焦并专门集中于笔者与感染者交互作用的效果，更相信采取这一视角能够以一种决定性方式影响感染者对情感的再建构。也就是说，在感染者生病叙说中，对存有与呈现情感的表述，本身就应被理解为一种二人事件，即由感染者与笔者双方共同作用的结果。因此，感染者的每一次的情感表述，都只是在一个场域中被理解，该场域由两个彼此相互作用的个体主观内心世界构成，它们由互为主体性的同理心连接在一起。在访谈过程中，感染者最深刻的情感状态和需要表达可以得到笔者同理心的理解。反过来，笔者还会鼓励感染者拓展他们自我反思的能力。

总之，作为方法论的主体建构不再将研究的过程视为用客观的方式反映主观的意义，而是承认研究者的理论背景、价值预设、主观经验渗透到研究中，并强调研究成果是主体间互相建构的产物（鲍雨，潘绥铭，2015）。

第三章

获得性『需要缺陷』综合征

目前，普遍需要状态的思想在社会学研究中并不流行。然而对已有社会学理论快速回顾后就可以发现，这些理论大多数认为某种需要状态是激励人们行动的根本力量。对符号互动主义者来说，是证明自我的需要（米德，1992）；对交换理论家来说，是利益交换中获利的需要（霍曼斯，1974）；对期望状态理论者来说，是满足期望的需要（伯杰，1988）；对仪式理论者来说，是获得正性情感能量的需要（柯林斯，2004）；对民族志方法学研究者来说，是保持共同现实的需要（Wolcott，1997）。这些情况几乎在所有的微观理论中都是如此，而对于较为宏观的理论来说，基本上也是同样的情形。例如：杜尔克姆曾指出，人们有属于群体和接受文化规范调节的需要，以相应地避免自由主义和社会失范所带来的痛苦（杜尔克姆，2011）；马克思认为人类具有避免孤立的需要，这个需要决定了人们生产什么、怎样生产，以及和谁在一起分配他们的劳动成果（马克思，2001）；尼克拉斯·卢曼暗示心理需要可以有效减少社会学的复杂性（卢曼，1988）；而安东尼·吉登斯认为这个需要是本体论的安全需要（ontological security）（吉登斯，1984）。由此，我们可以很轻易地从中发现社会学家所讨论的需要状态，在一定程度上，这些需要推动人们以某种方式行动，并因此为面对面的人际互动输入能量。通过这种方式输送的人际能量进而对文化和社会结构的形成产生效应，反之亦然。

在所有的微观人际互动中普遍存在着人类需要，而"需要状态"这样的力量往往会影响情感的存有与呈现。当需要得到满足时，人们将体验满意、高兴之类的正性情感；而当需要没有得到满足时，人们将体验到负性情感及其多种组合形式，包括基本负性情感、次级负性情感以及这些负性情感的复合形式。特纳在总结前人研究的基础之上，提出人类的五种普遍需要，分别是证明自我的需要、获益交换的需要、群体归属的需要、信任需要和确定性需要，并把这些普遍的需要称之为交易需要（transactional needs），这是因为在每时每刻面对面的人际互动中，这些需要状态都有其存有形式，并随着时间的发展变化而呈现出来，进而指引互动的进程。当这些需要实现时，将带来正性情感体验，相反地，若这些需要没有得到实现，将会唤醒存有的负性情感。在特纳看来，人类的普遍需要推动着所有的互动。如果把这五种需要按照它们的力量等级进行排序，第一种需要（证明自我的需要）对人际互动的影响力最大，其他需要的影响力按照它们的等级逐渐下降（特纳，Boyns，2001；特纳，2002，2007）。

艾滋病人群作为社会上一个独特的弱势群体，他们的生存、生活面临着诸多的困难和挑战，相较于普通大众或是其他群体，他们的交易需要往往更加迫切且不易被人理解，并难以获得满足。面对 HIV 病毒的入侵，他们被赋予了"艾滋病人群"这样一种异样的身份或是标签，不仅带有自身行为的污名化，更被认为是 HIV 病毒的传播媒介与传染源。每一个感染者都希望开展有效的人际互动，不仅可以满足普遍的交易需要，实现对于自我的重新认识与定位，更能够获得一个可以实现的未来。然而一旦公开自己感染者的身份，他们往往会面临着社会大众的"怕而远之"。更有甚者，感染者会沦落为一种只有病毒没有朋友的境地，在微观层面实现其人际互动的需要可谓困难重重。伴随着被感染这一事实在人际互动中的传播（而非 HIV 病毒的传播），他们的人际关系逐渐断裂。社会大众对他们普遍缺少信任，既不相信日常接触不会导致感染 HIV 病毒的科学依据，从而造成制度信任的缺失，又缺乏彼此间的互动与满足需要的人际信任，使得感染者只好戴着面具生存与生活，不敢以真实的身份开展人际互动，更不能以患者或是弱势群体的身份获得大众的同情与关爱，向社会大众展示一个真实的自我。造成感染者不仅在生物医学领域患有获得性免疫缺陷综合征，更在微观人际互动方面，承受着获得性"需要缺陷"综合征[1]。因此，在本章中，笔者试图借用特纳对微观互动的五个基本需要的分类，分析感染者交易需要的满足情况及其情感存有的变化过程，探索这其中的存有情感的唤醒过程。

---

[1]　有感于获得性免疫缺陷综合征，笔者借此提出获得性"需要缺陷"综合征，以概括感染者在微观人际互动方面的交易需要普遍无法满足。

第一节　证明自我需要的缺失

最早明确提出"自我"概念的是心理学家詹姆斯，之后，库利提出的"镜中我"和米德的自我理论先后将自我引入社会学的研究范畴，拉尔夫·特纳等人论证了自我处于人类事务中心位置的传统，并且这个传统被当时的符号互动主义者（拉尔夫·特纳，1962；麦考尔，西蒙斯，1978；斯特赖克，1980）和拟剧论研究取向者（戈夫曼，2009）进一步发展。

特纳在此基础上进一步认为，自我在互动中具有认知和情感两个方面的力量，并在人际互动的过程中得以展现。因为人际互动受到双方表现和接收姿势的调节，所以在人际互动过程中包含大量的协商。在这些协商过程中，人们彼此间交互沟通，其沟通的内容不仅包括他们自己是谁，而且包括他们接受别人自我呈现的意愿。因为自我始终伴随互动过程，人们总是希望他们对于自我的观念能够得到证明。事实上，互动过程是由互动双方自我的交互呈现和作为观众时证实这种自我呈现的意愿共同主导的。人类对自我的认知总是具有感情色彩的，并且因为这些认知是由情感控制的，所以在互动过程中，这些认知将更加显著并且更有可能诱发新的情感反应（特纳，2009）。因此在大多数人际互动中，人们呈现分化的自我并且根据所呈现自我的不同，个体的情感反应也会发生变化。

特纳通过总结符号互动主义者对自我进行的大量研究文献，特别是布克（Booker，1991）、盖克斯（Gecas，1991）、麦考尔和西蒙斯（McCall，Simmons，1978）、斯特赖克（Stryker，1980）的理论和实证研究，以及与自我有关的心理学研究（Higgins，1987，1989），并在此基础上提出了自我的三个层次，分别是核心自我感受、潜在身份（sub-identities）和角色身份（role-identity），以便证明自我的呈现，如图 3-1 所示。一般来讲，核心自我感受所生成的情感反应最高，特别是在证明自我呈现失败时，个体所产生的情感反应更为强烈。自我呈现的另外一端是角色身份，它生成的情感反应的强度是最低的，而潜在身份生成的情感反应较角色身份强，较核心自我感受弱，居于两者之间。

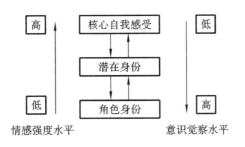

图 3-1　自我的呈现（特纳，2009）

在现实生活中，感染者的人际互动经历着巨大的变更，也因此带来了情感的跌宕起伏。特别是在确诊阳性之后，感染者往往体会到一种"我要*支离破碎了的感觉*"。从自身心理学的角度看，感染者的自身可能面临着崩解的危险（侯荣庭，2015）。因而有着更加强烈的证明自我的需要。感染者试图通过与他人的互动逐步实现自我身份的认定，即一种对"*我是谁，我是一个怎样的人？*"的认知过程。因为在被感染前后，其人际互动的模式发生了巨变，对自我的认知也随之改变，这种变化一方面缘于感染者自身对自我认知的矛盾与恐惧，另一方面则因为当前存在着对艾滋病"污名化"的社会情境，使感染者主动或被动地将污名与恐惧内化，认为"*我就是这么一个艾滋病人*"[①]，从而唤醒恐惧、悲伤与内疚等较强烈的负性情感，以及负性情感的鸡尾酒形式。

一、核心自我的崩解

核心自我感受在证明自我的需要中是最为重要的，是指人们在所有情境中对"我是谁"的核心体验，以及别人所知觉到的"他或她的自我"。这个核心自我感受通常是人们在互动之外思考和反思自我的基础上，产生

---

①　由于社会媒体的宣传，特别是配有部分艾滋病感染者瘦骨嶙峋、浑身溃烂的照片，使得大众对感染者产生了此类刻板印象，认为艾滋病人最终都将是这个样子。

的强烈情感反应。每一个感染者都有着不尽相同的"艾滋初体验",在他们确诊感染之前,对于自我,都有着各自的体会与感悟。然而,就在确诊感染的瞬间,他们在对自我的认同空间中,凭空多了一个HIV病毒感染者或艾滋病病人的维度,同时迅速解构了他们之前对"我是谁"的种种感悟,产生了"我就是一个烂人"的自我否定与从此认命的绝望。

> 你知道吗,从小到大,我在大家的眼里都是非常优秀的,我的父母都是高级知识分子,我也一直是周围大家眼中的名人,他们都以我为荣。而且确诊前,我几乎一年有一半的时间是在国内外飞来飞去,那个时候坐飞机还是很贵的,一般人是坐不起飞机的。包括我在住院期间,护士们来看我,跟我说,虽然你是同性恋,但我们依然爱你。可是,这一切突然就变了,我感觉像天崩地裂一般。我没有想过我会感染。那个时候,我一个人,病得很重,我知道我完了,我就是一个烂人了,生活没有了任何希望,我就给我的一个朋友发信息说,我是同性恋,我得了艾滋病,我快要死了。(DCYJ18)

> 我是在医院抽血时查出来的,当时还没有确诊,医生说,要一星期后才有结果,那是我生命中最难熬的七天,我不断地祈求上天,让我渡过这一难关,我发誓只要这次平安无事,我从此一定洁身自好。但第三天我就忍不住去了医院,医生只是淡淡地说结果还没有出来。后来,我一个人去了麓神寺(发音),我买了一捆香走到菩萨面前,跪了足足一个多小时,直到寺庙要关门了才离开。后来,还是阳性,我当时脑子里一片空白,无力地坐在医生办公室外的长椅上,精神恍惚,两腿发虚,脑子里只有一个念头:我即将死去,我即将死去。我会全身溃烂而死,而且死得很难看。(DCYJ19)

> 其实来人做普查的时候,我就知道完了,因为已经有好多人都因为这个死了。只是当时还没有定性,大家也都不说,后来结果出来了,我和孩子他爸都是,他爸查出来不久就没了。我也知

道，我们就那样儿了，也没什么期待了。以前还想着挣钱什么的，现在也知道，挣了钱也没命花了，认命了。如果说当年卖血交钱（交计划生育罚款）还有些功劳的话，那染上这个就是最大的罪过，什么都没有了。(DCYJ20)

因为感染者自身的免疫机能遭到 HIV 病毒的破坏，很容易引起感染者周身皮肤发炎与溃烂以及一些普通人不易患有的疾病，这些病症统称作机会性感染。这些病症结合新闻媒体对"艾滋病病人"的报道，形成了"我会全身溃烂而死，而且死得很难看"这样的刻板印象，加之社会对艾滋病人群的污名与道德批判，比如"那染上这个就是最大的罪过，什么都没有了"，使得感染者在确诊之后，自我瞬间遭受到极大的打击、摧毁直至精神崩溃，恐惧与悲伤等负性情感由此得到唤醒。

此外，核心自我感受的形成往往通过对他人的角色选择以及库利提出的镜像自我过程来实现，知晓他人对自己自我呈现的反应。当人们观看自我镜像时，同样产生自我感受，库利认为这种自我感受以羞愧和自豪为中心，即人们在根据他人的反应评估自我时，总是处于某种较低水平的羞愧或是自豪状态之中。当人们获得别人的认可与羡慕时，自我会感受到自豪；反之，当遭到别人的否定与质疑时，自我将感受到轻微的羞愧（库利，1989）。然而，特纳认为，人们通过角色选择评价自我时，其情感反应不仅局限于自豪和羞愧，而且表现为多种基本负性情感状态的综合（特纳，2009）。

但是在我健康的时候，我还是更倾向于去工作的，因为我也要体现我的价值，好歹我也在学校里学了那么长时间。可换句话说，我在家里天天不去工作，还花着钱，我就觉得变成了废物，还活着干吗呢？还不如不吃药，趁早死了，当时我妈也给我说过这样的话，我妈说既然这样了也就无所谓了，该干嘛干嘛，能干嘛干嘛吧。(DCYJ01)

其实，一说自己感染了那个，人们立马离你八丈远，好像我们浑身上下都是病毒一般，而且还是长满了刺儿的那种。有一次去防疫站（市 CDC）拿确诊报告，因为要签字，可我没有笔，就只好借那个女大夫的，签完之后，那个女的，当着我的面用一张白纸把笔一裹就扔进垃圾筒了，就当着我的面，我当时也没说什么，谁叫自己得的是这个病。人们对我们的歧视太多了，到最后，就连我们自己都看不上自己了，有时想想，能做一个正常人该有多好。（DCYJ02）

一般而言，成人会逐渐形成一个比较稳定的、跨情境的自我概念。核心自我更是其中最为稳定的，它代表着人们在人际互动中认为什么是值得拥有的最基本认知，更是指导个体行为的首要调节器。此外，正如图 3-1 中箭头所表示的情感强度和意识觉察的变化，核心自我感受是自我最具情感效应的，也是人们最难以用词汇来描述表达的。然而，许多感染者在获知自己是阳性之后，他们一方面体验着恐惧与羞愧等负性情感，另一方面，还经历着周遭人们的轻视、害怕与污名，使得他们相对稳定的自身面临崩解，难以表达的核心自我体会着羞愧与否定所带来的强烈的情感拼图，冲击着核心自我。

二、 潜在身份的失能

特纳把第二个水平的自我称之为潜在身份（sub-identities）。人们在体制领域和社会分层系统中对自我总有许多富有感情色彩的身份概念（特纳，2002）。例如，某人可能是一个父亲、丈夫、儿子、消费者和企业管理者。人们会依据对他们来说显著的宏观结构领域和社会系统的位置来评价他们的这些自我概念，比如说这个人也许会把自己看作一个失职的父亲，但与此同时，他又是一个敬业的管理者，能给家庭带来收入，保证家庭在整个社会系统中处于较高的阶层。这些富有情感色彩的每一种认知，比如父亲、管理者、在社会中所处的阶层等，构成了个体潜在的身份，这些身份一起共同引导人们如何看待和评价特定的自我。相对核心自我感受来说，人们对潜在身份有比较清楚的概念，事实上，如果我们询问某人如何看待自己作为一名父亲或者丈夫时，通常能够拥有比较准确的信息。

然而，这一清晰准确的潜在身份由于被感染而变得复杂与模糊，结果艾滋病不仅仅是一种疾病，更成为一种污名化的符号，代表着同性恋、吸毒、生活不检点和 HIV 病毒传染源等标签，在社会中，更有"看一眼都有可能感染艾滋病"的社会深层次的歧视与恐惧。正因为如此，对许多感染者而言，想要保持他们对潜在身份的愿望已变得不再可能，潜在身份随着周遭关系的断裂而变得模糊，并由此引发悲伤、愤怒与悔恨等负性情感的出现。

> 宣传了大家也还是不信，我就是很后悔说了感染的事，其实当时确实憋在心里特别难受，就和家里人说了，希望得到家人的理解。可刚好我姐姐怀孕，听了之后，连饭都没吃完就跑了，还不让我回家里住，怕传染，更怕传染给自己肚里的孩子。我妈虽然没说什么，可我常常看到她一个人流泪，我干脆也不回去住了，就当我妈没生过我吧。我都没办法为她养老了，就更不能加重她的负担。（DCYJ03）

> 我丈夫是因为这个病而去世的，我也被感染，因为我们家在一个小城镇，所以，大家很快就都知道了我们的情况，并开始疏远我们。我丈夫去世后没有多久，女儿就要开学了。但没想到女儿同学的家长去学校、教育局联名告状，不让我女儿和他们的孩子一起上学，因为是义务教育，那时候她才念二年级，学校当时就让我女儿单独成班，就给我女儿单独设计了一个班，这个班叫二四班，等于说这个班只有我女儿一个学生，也就只有一个老师。说起我女儿，其实那段时间是比较难的。上了一个月之后，我女儿不愿意上学，她说："妈妈，他们都说了，这个小孩子怎么这么奇怪？"因为不准她到学校里吃饭，等于说限制了她，她说："妈妈，我不愿意去学校。"后来没办法了，我爸爸妈妈就带着我女儿到另外的地方去念书。其实也就这样子了。我自己等于说没上班了，就一个人待在家里。那段时间很难，丈夫一下子死

掉了，小孩子也带走了，自己也突然失去工作了。现在想起来，这叫什么事情？自己单位里的人或者自己同事，这都是大人，都是成年人，毕竟有这个能力应对，小孩子是很可怜的，是要受保护的。她那么小，她又不明白发生了什么事情，所以说把她带到外地去。别人看我女儿就这样说：你女儿怎么跟小老鼠一样的？眼睛小小的，很胆怯，不敢说话，也不敢怎么样，到了外面好像也是（这样）。老师也是说这小孩子不说话，也不跟别人交流这样子。如果说阳了是自作自受吧，可是孩子是无辜的，我的爸妈也是无辜的，他们不应该受到牵连，我不是一个好妈妈，好女儿。（DCYJ04）

DCYJ04 是我接触到的为数不多的女性之一，现在为某个感染者组织工作，给我的感觉是说话办事很有魄力，在谈及他们感染者组织的工作时滔滔不绝，可以说是一名优秀的组织工作人员，可讲到自己的家人或是孩子时，默默地数次落泪。我能够深深地感受到她流露出的难过情感与无助，更是一种失败感，觉得很对不起自己的女儿，根本没有尽到一个做母亲的责任。更对不住自己的父母，让他们还为此辛苦劳累，背井离乡。作为好母亲、好女儿、好妻子等潜在身份的愿望因此破灭，其存有的如悔恨与悲伤等负性情感也被激发了出来。除了社会大众对艾滋病的恐惧以外，作为感染者自身，他们也存在着对疾病的焦虑与恐惧，特别是对于这样一个既影响自身免疫系统，又存在传染可能性的疑难疾病，感染者主动或被动地切断了承担其他潜在身份的可能性，以实现对自我和他人的保护。

虽然说服药是可以抑制艾滋病病毒的，可你总是要注意身体吧，不能太劳累吧，不能吃这不能吃那什么什么的，最开始的时候，我还坚持上班，可后来发现，大家说一起吃个饭吧，一起唱个歌什么的，我就担心自己身体，不敢去，可总是推脱也不是办法，加上工作也经常要熬夜，吃不消，就把工作辞了，当然，他们是不知道我感染的事，但一直就闲在家里，总是觉得自己特别的没用。（DCYJ21）

我就是觉得，特别对不起孩子，最担心把孩子给传染上，没办法，小孩从四岁就在他爷爷奶奶家，让他们带着，十多年了，平时寄点钱回去，一年也见不着几次。自己每次回去都是偷偷摸摸的，不敢让他们（村里人）知道，也只是在寒假或是暑假的时候，可以把孩子接过来住些天，孩子跟爷爷奶奶久了，也不爱来。(DCYJ20)

我是刚确诊不到一个月，我还没有告诉他们，不知道怎么办，我老公也还没有查，自从查出来阳性，我几乎整夜整夜地睡不着觉，不知道该怎么告诉家人，不知道这样会不会传染。前些日子姑娘（女儿）放假回来了，说是要抱抱我，被我一把给推开了，把孩子吓了一跳，当时只好说是腰疼，不敢让抱。可能，我不是个好母亲、好妻子吧，这个，谁知道呢。(DCYJ05)

通常来讲，相较于核心自我感受，个体更加注重潜在身份的认同，它是整体自我概念中最积极表达的身份，显著地证明了潜在身份被视为是在"我是谁"以及"个体内在感觉自我"方面的成功体现。这就导致蕴含于较为一般自我概念之中的潜在身份所伴随的情感反应将增强。相反，如果潜在身份不能够很好地证明或是变得模糊，诚如感染者，他们因为被感染所带来的恐惧、悲伤与自我否定，以及被夸大的传染性、致死性和不道德性，使得社会大众否定了感染者的身份和角色，断裂了他们周遭各种关系与情感的联系，同时也影响着感染者对自我潜在身份的认同，不但使艾滋病人群的家庭关系出现紧张，失去了工作机会、工作条件和工作能力，也使感染者对自身产生了否定与自责，从而引发无能与无用感，使得感染者不知道在家庭、工作和社会中又该充当一个什么样的"自我"，更无法给自己一种肯定的身份，于是个体的自我认知受到极大的打击，并因此引发自我否定和羞愧，陷入了迷茫与困惑之中。

三、 角色身份的污名

角色身份（role-identity）是指个体在某个特定的社会结构情境中，扮演某个具体角色时的自我（特纳，2002）。在一定程度上，角色身份会融入潜在身份之中，但是角色身份较为情境化。比如说，在学校里面，我是什么类型的教师；回到家中，我又是一个怎样的丈夫；在照顾孩子的时候，我又是怎样的父亲。事实上，人们在发生多次的人际互动过程中，逐步形成了对具体角色相对清楚的自我认知和评价。

而戈夫曼在对"污名化"的研究中提出"受损的身份"这一概念（戈夫曼，2009），戈夫曼将污名定义为个体在人际关系中具有的某种令人"丢脸"的特征，这种特征使其拥有者具有一种"受损的身份"，这些人因而在地位上被严重贬低。感染者就是其中之一，在感染者的潜在身份变得模糊之后，基于互动的需要，他们一方面期望原有关系的维护，另一方面也努力拓展新的潜在身份。然而，社会大众的污名化，导致感染者身份的维护与建立异常艰难，存在的角色身份相对单一，特别是一旦感染者的身份曝光，这一受损的污名化身份将成为他们主要甚至唯一的标识身份。

> 我对自己的定位就是，我会选择一个人默默地死去，比如找个什么大山里，现在我的家人都不知道我得了这个，不能说，说了他们会伤心的，前段时间住院，我爸我妈知道我住院了，非要来看我，我说是感染了肺结核，要隔离，怕传染，不让他们来。其实这样一个人也挺好的，起码你不用整天担心暴露，对别人的一丝猜想就疑神疑鬼的。一人吃饱，全家不饿啊。（DCYJ06）

> 但身边的人你是瞒不住的。而且，慢慢地就都传开了。但这个病也是个试金石吧，以前有好多人跟我关系特别铁，也包括我的一些亲戚朋友，现在都开始疏远我，我每次和家人一起吃饭，我用的都是一次性碗筷，后来我干脆就不去了，心里难受。（DCYJ07）

我父母的家在原来单位的家属院，一下子就传开了，都炸了，大家都知道，也总有人背后指指点点的，我也曾因为这个和他们打过架，不过现在想开了，能说话就说几句，不能说话也无所谓，我也不强求，也用不着再和他们交往了。（DCYJ18）

到现在为止，包括我这个手机号码，包括我的 QQ 和微信，我以前的同事同学，我几乎都是屏蔽的，我现在联系的都是我这个圈子里的人，全部是感染者圈子的，也有官方组织的，政府方面的，医院方面的，其他的我全部没有联系，很多以前玩得很好的朋友都在打听我现在在哪里，因为我也没有想跟他们多联系，为什么呢？加上我现在做这方面的工作，也有太多的不便，我这样想。（DCYJ08）

一些潜在身份和角色身份对个人来说非常重要时，也将激活较强烈的情感反应。例如，如果某人认为自己只是一个普通工人，工人身份与看待自我的观点之间没有附带非常强烈的情感，那么，证明或者没有证明这种自我，所生成的情感反应相对较低。但是，如果这个人对父亲的角色认同度非常高，当父亲角色没有得到证明时，所产生的情感反应将会十分强烈。然而，对于感染者来说，真正能够让他们在实现中呈现与证明的，恰恰是他们并不甘愿又无可奈何的感染者身份。

现在是有家不能回，工作也没了，也就这儿（感染者组织）算个家吧，因为原先的朋友都没什么联系了，来这认识的大多数是感染者。我们有些心里的话没有地方说。就只能在这里，我们一起聚聚，谈谈心。我在外面是与别人合租的房子，当然，他是不知道我是做什么的，其实我们都会把自己包得很严实的，就比如说吃药吧，药是随身带（有一个专门装药的小瓶），这个是有一次做活动发的，用来装药的，其他的包装都没有了，早扔了。这个不能让别人看到。慢慢地，我们就形成了一种自我保护吧。因为人们一旦知道你的情况，你的生活就完了。所以，除了来这，我在哪儿都不会承认自己的身份，去医院也不承认，当然，

上药是有记录的。(DCYJ09)

一般来说，如果一个人认为自己的某个具体的角色对证明自己的身份、证明自我非常重要，那么在人际互动的过程中，人们就会含蓄地决定哪种水平的自我感受或潜在的身份表现在具体的角色中，当个体对他人呈现这种角色身份时，所携带的情感色彩将增加。感染者对于角色身份的期望非但不能够被证明，反而其最不想被证实的污名化的感染者身份却总被人提及，且发展为个体在任何情境中唯一的角色身份，妨碍着感染者人际互动需求的满足，并使感染者体验着愤怒、羞愧等强烈的负性情感。

自我在这三种水平上的显著性可以在不同的互动事件中变化，但是因为自我在每一种水平都有情感负荷，所以所有的互动都具有唤醒存有情感的潜力。与符号互动主义者的倾向一致，特纳认为自我证明的需要是最重要的需要。当他人的反应证明了自我时，个体将体验到积极的正性情感（特纳，2002）。反之，个体将唤醒一种或是多种负性情感及其综合。

就感染者而言，证明自我需要的期望非但无法实现，反而面临着核心自我感受的崩解化、潜在身份的失能化和角色身份污名化的困境。感染者认识到他们不仅没有满足与自我有关的需要，反而直接或间接地受到了相应的人际互动的限制，他们体验到恐惧、羞愧、悲伤等负性情感及其复合形式。因为感染 HIV 病毒，他们自发地体验到了恐惧；在对自我评价中，受到社会道德规则的影响，他们又体验到羞愧。因为在人际互动中反复地体验到这些情感，他们又会从互动中感受到一种悲伤，并自发地选择从人际互动中退出以实现对自我的保护。

第二节 获益交换需要的缺乏

所有的互动都包括资源交换，一个人给予互动对象某种资源，是为了从互动对象那里获得另外一种资源。虽然资源的特征以及对个体来说具有的价值差异较大，但关键的是，互动总是要以资源的交换为中心。特纳认为，人们总是具有从交换中获得"效益"的需要（特纳，2009：97）。虽然"效益评价"是一个复杂的认知和情感反应的过程，但是人们总是追求获得超出他们投资和代价的资源。代价是指为了获得某种资源，必须放弃的以及必须花费的资源，投资是个体为了获得资源持续付出的代价。人们在交换过程中获得了收益将体验到正性情感，当不能获得收益时将唤醒存有的负性情感及其综合体。

感染者的日常生活与我们并无差异，只是他们往往担心在微观互动中暴露自己感染者的身份，从而带来不必要的麻烦。然而在有些微观互动中，他们必须承认、坦露自己的感染者身份，进而谋求更好的互动或是利益交换。比如感染者的上药问题，国家自 2004 年起全面实施了"四免一关怀"的艾滋病防治政策，部分城市也出台了相应的补充规定，目前感染者确诊后可以去定点医疗机构获得免费的抗病毒治疗药物，也可以部分享受医保和社会保险的便利，更有着众多的感染者组织为他们提供检测、上药、就医、关怀等一条龙服务。可是当感染者暴露自己的身份以期望从互动交往中获益时，却发现自己无法在这种互动中获得应有的资源交换，反而成为别人获利的工具与利用的目标，更引发其存有负性情感的最终爆发。

一、 公平就医被拒绝

有大量的文献讨论了互动中的公平问题，如乔治·霍曼斯（George

C. Homans）在"分配公平"中首次将这个方面的思考引入社会学。霍曼斯认为，分配公平以自我付出为代价，投资和获得的回报以他人付出的为代价，以投资和获得的回报之间的比较为核心。当人们知觉到自己获得的资源与其代价、投资成比例时，并且如果他人获得的资源与代价、投资也成比例时，将体验到公平的盛行（霍曼斯，1961）。霍曼斯后来提出了"认同—攻击"的观点，强调期望与情感反应的关系：当个体没有获得期望的回报时，将产生愤怒等负性情感；当获得了期望的回报时，将体验到高兴等正性情感（霍曼斯，1974）。后续的社会学理论进一步解释了霍曼斯提出的理论。古勒米纳·嘉斯奥（Guillermena Jasso）用正式的术语提出了一个公平的理论，这个理论认为个体将比较他们获得的资源，与他们所认为的公平分配之间的差异，公平是个体实际获得与公平分配的对数函数。嘉斯奥还把期望的观点引入他的理论中，认为人们将评价实际的奖励、惩罚与期望的奖励、惩罚之间的关系，因期望状态的不同，较少量的惩罚可能产生与较多量的惩罚一样多的不公平感。个体的公平建立在与他人的比较之间，当自己的回报超出他们的投入时，个体将体验到正性情感，当回报低于他们的投入时，个体将呈现负性的情感反应（嘉斯奥，1993，2001，2006；马科夫斯基，1985，1998）。

嘉斯奥以及其他研究者的分析使我们认识到个体"公平"概念与其形成的公平分配，以及什么是公平的意识形态和规则与使用的对照点有关。特纳在总结前人研究的基础上认为，当实际获得的分配对应于个体的公平分配概念时，将体验到正性情感。在一定程度上，实际获得与公平分配概念之间不一致时，将体验到负性情感。当实际获得远高于公平获得的标准时，个体才可能产生内疚，但是，只要实际获得略低于公平概念的标准，个体就可能产生愤怒（特纳，2007）。

对于感染者而言，彻底实现对艾滋病的治愈，就目前来说，只能算是一个愿景。因为到目前为止，尚没有可以完全治愈艾滋病的有效方法，也没有可以避免感染 HIV 病毒的相关疫苗的成功研发。国家大力倡导推行的"四免一关怀"政策，特别是其中免费服用抗病毒药物的政策，让众多的感染者心中有了希望，希望艾滋病的治疗可以像高血压、糖尿病一样，通过持续服用抗病毒药物而实现对 HIV 病毒的控制，最为重要的是，这个药物的使用还是免费的。然而，当感染者满怀希望地去医院拿药时才发现，去定点医院拿药上药并没有期望的那么顺利，相较于免费取药这一参照点，在医疗机构内医生的过度检测与大处方、药物的副作用及耐受性等反而成了感染者拒绝上药、拒绝治疗的理由以及负性情感产生的源头。

药物是免费的，但基本情况是这样的，上药前是要先体检的，而且这个是必需的，也是合理的，大夫需要查看你身体状态是怎样的，然后再开出相应的药物，因为有几种药来配比。问题就来了，除了第一次上药的体检费用比较贵一些，大概要 800 元，其他的都应该很低的，但是医院为了创收，他们开大处方，检查大肝功，其实有小肝功就可以了。刚开始我们也不知道，也不敢说什么，就是让查什么就查什么，一次检测下来，1 000 多元就花去了。后来听社区（感染者组织）的人一说，根本就用不着查这些。我当时就特别恼火，但是我们又有什么办法呢，就只好忍了，实在不行就试着换个大夫，因为倒不是所有的大夫都这样。我们这里一般有两个大夫出诊，其中那个 S 大夫比较为感染者着想，大家也愿意找她去拿药，所以，一到周四，找 S 大夫的人就满满的。可那个 L 大夫，人品特别差，我们不是特殊情况，根本就不去找他。找他就是多花钱，还可能泄露我的信息。(DCYJ01)

你说国家免费给我们吃抗病毒的药，我们也想好好的，坚持吃药，可是比如 Y 医院有好多的蘑菇大夫（就是给感染者开一种辅助提升免疫力的保健类药品，叫香菇多糖，在感染者的圈子内，对这样的大夫戏称为蘑菇大夫），特别是 R（医生的代称），别看平时笑眯眯的，感觉对感染者特别好，其实是一个笑里藏刀的人，笑着给你开了香菇多糖，完了之后，你还得欣然接受。你要是说这个不开，不吃，他就给你开些别的检测，反正钱是没少

花，这些药又不治病。（DCYJ07）

你必须在我这儿检查，这是非常明显的。他们说："我们不认，负责不了。你在我这儿查我敢负责，他们外面查得准不准我不敢给你确定。"或者有的医生一看你这个药是自费的，就给你开满一个月的药，你说开一盒就行了。（大夫说，学女声）"你得坚持吃一个月呢。"你说去外面药店买。（大夫说，学女声）"外面能吃么？外面都是假药！"再比如治疗梅毒、尖锐湿疣等，这种性病最有效的药是长效青霉素。这是控制梅毒最有效的药物。但是医院为了追求经济效益，很少有卖青霉素的，药房就不进青霉素。青霉素能卖多少钱？那就用头孢，一个月下来，三千五千元。如果用青霉素，60元钱搞定，解决问题。（DCYJ10）

感染者一般只能去定点治疗医院设立的性病艾滋病门诊或是皮肤病性病门诊免费领取抗病毒药物。当感染者冒着身份被曝光的风险去医院拿药时，却又要承担医生开的大处方、过度医疗等不公正的待遇，这更与他们的愿景是背道而驰的。此外，因为担心身份被曝光，许多感染者在就医时，尽管有些疾病的治疗与有些药品的使用是可以享受医保报销的，但他们根本不敢使用医疗保险。再加上因为抗病毒药物的数量有限，感染者一旦出现耐药性，可更换的药物就十分有限，而二、三线药物多数要完全自费，因此多数感染者根本无法承受这样高昂的费用。

说实话，有些是可以走医保的，但是很多很多的人都不敢用，我也不敢用，因为我家亲戚就在社保局，虽然说他没事不可能去调我的档案，但是，我还是有这个顾虑，万一被发现怎么办，所以，我基本都是自费，担心因为这点小事把自己感染的隐私曝光。（DCYJ06）

我现在参加了医保。但是，不知道将来医保能否涵盖艾滋病方面的治疗费用，而且，我肯定不希望单位知道我得了这种病。但是假如发生了机会性感染，如果想让医保涵盖相关的治疗费用，我又不得不公开自己的病情，这就有个矛盾。我不知道将来

国家能不能解决这方面的问题。(DCYJ19)

除了医疗保险以外，许多贫困的感染者和健康的民众一样，是可以申请最低生活保障（简称低保）的，但是由于低保制度必须与户籍制度挂钩，办理低保的程序复杂，又容易暴露感染者的身份，所以这样的优惠反而给感染者带来不便和忧虑。

> 我们去办低保要做劳动鉴定，需要去许多部门，你到这儿跑一下，问你什么病，艾滋病；到那儿跑一下，问什么病，艾滋病。一个低保弄下来，我的信息就泄露出去了。我在我们的地方上我敢透露吗？怎么敢去啊，像我这么大勇气都不敢去。(DCYJ08)

> 办医保的居委会主任是我以前的同事，他很厉害，他已经知道了。他当时逼着我说，你是什么病？后来我就说了，我说：你要给我保密的啊，后来我就说了，你要是不说的话，那你就没法申请。(DCYJ03)

> 我办的时候不顺利，我跟他说我是艾滋病感染者，然后我把我的确认报告给他。因为那个时候我的确认报告是匿名的，我们社区的人不承认。我没有办法，我又跑到疾控中心重新抽血，叫人家又给我做了一次检测，然后在下面的备注栏给我备注上我的名字和身份证号码。后来又把我的几个报告——我有乙肝、丙肝的这些报告全部给他们才办下来的。(DCYJ02)

即使办理成功也是要公示的，这对感染者来讲更是致命的。现实中很多感染者由于自身条件或者歧视丧失了工作机会，生活处于贫困状态，面对住院看病等问题，他们极力想抓住这最后一根救命稻草，但是又极度担心身份的曝光，所以他们宁愿潦倒贫困，没钱看病也不愿意回到户籍地让家乡的人指手画脚。

在互动过程中，最直接的参照点是互动对象或互动单元中的他人。他人的特征通常被个体用于确定什么是公平的最佳参照点。在期望-状态理论研究的范式中，有大量的文献论证了他人的特征在确定个体期望状态中的效应。需要说明的是，这里的期望状态包括应该获得资源的类型和数量。

就目前看来，虽然 HIV 病毒永远地存在于感染者的身体与生命之中，但大多数感染者对于艾滋病的控制与治疗都是心怀希望的，或者说，虽然对彻底治疗不抱太大的希望，但还是有一个比较清晰的期望，那就是通过长期服用抗病毒药物、对抗 HIV 病毒，并且"*活到抗病毒药物的研发成功*"。他们更期望自己可以像宣传的那样，可以免费获得抗病毒药物的治疗，可以与糖尿病、高血压患者一样，将艾滋病当作一种慢性病来治疗，可以像普通患者一样，正常地使用医疗保险，可以像所有的弱势群体那样，申请相关的政府救助。

可是当他们把这些当作参照点后，却发现必须面对就医过程中的大处方、过度检测，体验着一线药物副作用的反噬与伤害，更经历着有病无处就医、有医保不敢用、有药吃不到、有社会福利不能领等困境，这与原本对公平就医治疗的期望完全相反。因此，我们可以说，确定什么因素作为感染者的公平认知是十分重要且有用的，因为对于感染者来说，他们存有的负性情感与他们的期望是有着极大的差异，在感染者就医的互动过程中，感染者以自己感染者的身份作为交换的条件，以期望获得对艾滋病的治疗，并期望从中获益，可是现实情况恰好与获益的交易需要相反，他们所期望的公平正义的道德标准因为艾滋病感染者这一身份而发生了变化，使得感染者在这些互动中体验到负性情感，这些负性情感主要以中等程度的愤怒为主，尽管有时悲伤也可能出现。

二、 身份信息被利用

在艾滋病防治领域，非政府组织在感染者的检测、关怀与救治方面发挥着巨大的作用，随着"全球基金"和"中盖艾滋病项目"等国外艾滋病防治领域资金的大量涌入，国内如雨后春笋般形成了许多民间感染者组织，其中有许多是由感染者自发形成的，他们在为感染者提供检测、关怀与照顾方面发挥了积极的作用。然而由于感染者组织的产生伴随着国外资金的大量涌入，资金的设置却片面追求数据和执行性，造成许多组织在感染者检测与关怀方面"为了项目而项目"，将感染者的期待与认可当作是他们执行项目的工具和资本，极大地伤害了感染者的热情与获益评价，使感染者体会到一种"关怀就是利用，干预就是交换"的负面认识，更激发了感染者的不满和怨恨。

什么样的草根组织都有，有些组织确实做得很好，要不是 L 的帮助，我可能都没命活到今天了。但是，后来形成的一些组织，把我们当成他们完成项目的工具，他们把事情都做烂了。现在一提艾滋病项目，除了几个熟悉的组织外，我们都不去，他们就是利用我们，把我们叫去，说是培训讲座，实则是抽血，说是给大家分享一些用药经验，实则是为了拍照完成任务。我们就是他们的工具，所以现在除了这儿，其他的地方都很少去。（DCYJ08）

现在许多的组织就是，一到 12 月 1 日（世界艾滋病日）的时候，都出来给你打电话，叫你去吃饭，送礼物，有的更是发钱，就是叫你参加活动，让你去填表，填问卷，抽血，照相，当然，也有你这样的做研究，写报告的，反正都给钱。我之前是很反感的，觉得我就是他们挣钱的工具，你别听他们说得头头是道，好像什么事都是他们干成的，其实，他们就是把我们给忽悠了，把政府也给忽悠了，把老外也给忽悠了。起初大家对这个很有热情，捐钱捐物，没日没夜，但后来，无利不起早，不发钱不给东西，谁没事来啊。有一年，什么项目不知道了，反正只要你来了就有礼品，我一天的时间，去了五个组织，领了五件不一样的东西，反正都用得上，比如什么电水壶，什么芦荟膏，还有的地方直接发钱。现在我们也都明白了，说什么我为你好，讲什么同伴教育，在我看来，谁接受谁完蛋。（DCYJ22）

组织和我们的期望完全不一样，他们是靠我们完成项目的，卖我们的血。出卖我们的信息，就是这样。我当初打电话过去的时候，刚好是12月1日的前几天，他们特别热情，跟我说了很多，要我去参加活动，说是还报销路费。于是我就去了，结果发现，要我们写身份证号，留电话号码和姓名，还要照相，说脸部会打码处理的。结果，其他的什么也没收获，光忙乎这些了。（DCYJ11）

别说其他人，就是社区的人对我们一点也不真诚，都是在利用你，为他们的工作做成绩。许多小组做得很不正规，一看有钱了，几个人就可以组成一个小组，然后上艾协申报项目。他们也没什么工作基础，就是把同志骗过来，说是发礼品什么的，有的更是直接发钱，花钱买血，抽一份血给38元。根本就不是关怀，就是利用。（DCYJ03）

感染者之所以愿意抛头露面地参加一系列活动，是因为他们之前对感染者组织是有所期望的，觉得自己加入组织可以获得组织更多的支持和帮助，可以提供心理支持、应对被感染的各种事宜。正如某感染者组织成员说，我们帮忙解决感染者的生命、生存和生活的一切问题。正是怀抱着这样一个获益需要，正是希望在这样的交往互动中获利获益，感染者才不惜为此主动暴露自己的身份、公开自己感染的途径等与HIV病毒有关的隐私。然而，在实际参与中，他们不仅没有获得期望的关怀与照顾，反而体会到了被利用，这更加激发了感染者愤怒等负性情感。

获益交换的需要一旦在人际互动中被他人的行动所满足，人们将感觉到比较多的舒适。由此看来，获益交换的需要是互动中一个基本的作用过程。从实质上来看，获益交换的需要存在于所有的微观人际互动之中。以感染者为例，如果他们在与感染者组织的交换过程中获益，如果他们在就医拿药的过程中体会到其中的公平公正，这样不仅可以获得支持、帮助与关爱，还可以坚定应对艾滋病的信心。从情感社会学的角度，他们还能体验到中等强度的正性情感。更进一步说，因为感染者普遍都存在着应对艾滋病的担心恐惧，如果感染者组织的支持关怀能够很好实施的话，如果国家针对感染者的医疗救治可以很好贯彻的话，感染者将体验到强度更高的正性情感，甚至是感恩。然而，不幸的是，当感染者满怀期望地进行抗病毒治疗时，当感染者不惜以牺牲个人隐私为代价进行交换的时候，他们在交换过程中获益的期望非但没有实现，反而面临着医生的大处方、过度医疗等境况，成为他们完成工作任务的工具，久而久之，感染者往往会体验到愤怒、悲伤等强烈的负性情感，更有甚者会激发冲突与失范等社会过激行为。

第三节　群体归属需要的缺陷

人们在微观的人际互动中形成了对自我的认同和对社会的认知，正如我们常说人在情境（environment）中一样，处于不同情境中的人们，彼此之间的互动方式也不尽相同。互动论认为，情感与情感控制形成于微观的社会互动之中（肖特，1979），特纳在此基础上进一步指出，人们总是在互动过程中寻求群体归属的需要，当人们感受到群体归属感或称之为群体融入时，将会体验到积极的情感，反之，如果当人们感受到被群体排斥或是群体隔离时，则体验到一种或多种消极的情感（特纳，2009）。

群体归属的程度往往与人们和群体关系的亲疏远近相关，不同的关系类型与亲密程度，往往决定群体融入的程度。黄光国从社会交换的观点出发，提出资源支配者会先衡量与对方的关系，再决定以何种交换法则与对方互动及融入（黄光国，2010）。在这个模式中，资源支配者所考量的人际关系，都必然包含工具性成分，而依据其间情感型成分的多寡分为情感型关系、混合型关系和工具型关系（黄光国，2006）。据此，我们可以将人际互动间的群体融入分为：情感型的群体融入，主要包括以婚姻、家庭和性关系为主的初级生活圈的融入（潘绥铭，2013）；工具型的群体融入，主要以工作单位与社区的融入为基础；混合型的群体融入，主要指融入自己的亲朋好友圈子。

对于感染者而言，不论其身份是否暴露，被感染的事实犹如投入平静水面的石子，带来了关系由内向外的断裂与重组，以及身边各种圈子的隔离。这其中，首先遭到冲击的便是以初级生活圈为代表的情感型融入，其直面着被感染所带来的各种"危险"，也更容易带来情感的激荡。随着感染者身份的逐渐暴露，在社会大众的污名与恐惧之下，以单位和社区为主的工具型群体的融入存在困难，感染者面临着被迫离职、主动逃避、远离社区，更有甚者背井离乡，孤身一人漂泊在外。混合型群体融入的困境，则介于工具型融入和情感型融入之间。正如一名感染者所言："艾滋病成为我亲朋好友的试金石，有的是我从小长到大的兄弟，有的是我特别铁的哥们儿，从此不再联系，但我不怪他们。"

一、 初级生活圈的变迁

潘绥铭教授认为，爱情、婚姻、性可以分别作为社会学的研究对象，但是作为个人生活与社会运行的中介，三者实际上又是一种系统的、整体的存在。引申社会学关于社会群体的基本概念，可以把它们视为"人类初级生活圈"（潘绥铭，2013），如图 3-2 所示。这其中情感的联系最为紧密，包括先赋型的如父子之情和后致性的如夫妻之爱，这也是人类最为坚固的情感联系。

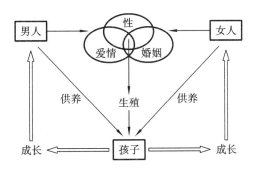

图 3-2　初级生活圈示意图（潘绥铭，2013）

"初级生活圈"是最深刻、最直接、最重要的人类关系。人类活动中生物的、心理的和社会的三种最基本因素及其相互作用，在这一关系中反映得最充分、最集中。所以人们常说"家庭小世界，世界大家庭"。各民族的农业社会都有"先成家后立业"的说法，都把成家当作一个人整体成熟的必经阶段和主要标志。直到如今，中国人依然非常关心如何处理好事业与家庭的关系，发达国家政府则常有各种家庭政策。这些都表明，人类确实在这个"初级生活圈"中获得更丰富、更有价值的体验，是"事业"等其他社会生活所无法替代的。

而艾滋病的出现，对于初级生活圈的影响是严重且致命的。首先，被感染的事实使得婚姻与家庭为之承担恐惧，承受污名。不仅感染者遭到世人的隔离，其家庭成员也因此而被"疏远"。

其次，性关系也因此亮起了红灯，因为 HIV 病毒经性行为传播的特性，许多感染者在确诊之后，首先面临的便是性行为的存续以及伴侣的告知与检测。因为艾滋病的传染性与不可治愈性，他们也往往面临着性关系的终结，乃至怨恨的产生。

再次，关于爱情，从理想状态上说，感染者同样存在着对生活、生存与爱情的渴望，这才是他们活下去的根本动力。然而，在现实生活中，如果恋爱双方中的一方确诊为 HIV 病毒阳性反应的话，爱情基本上也因此而走到了尽头。

最后，也就是生育，一方面是因为 HIV 病毒经性传播，性行为的发生会带来被感染的风险；另一方面，因为 HIV 病毒垂直的母婴传播，虽然可以通过母婴阻断技术减少婴儿垂直感染的可能性，但这种技术并没有百分之百的成功率，万一生下的婴儿 HIV 病毒检测呈阳性反应该怎么办？或者，虽然孩子没有感染 HIV 病毒，但母婴阻断的药物是否有副作用？更包括接下来孩子的养育。这些孩子是否会成为艾滋病孤儿？他们的生存与生活是否会因为父母的感染而变为另类？这些问题接踵而至，也同样造成了艾滋病人群做出不要孩子的决定，而不管其是否怀孕。

总之，艾滋病对初级生活圈的影响和冲击是巨大的，单单其中一个因素的不良状态就会造成初级生活圈的残缺，甚至造成整个初级生活圈的崩溃或瓦解。被感染这件事不仅仅是单一地影响家庭，而是从整体上对"初级生活圈"的融入产生影响，又系统地促使个体存有各种负性情感。

因为 HIV 病毒比较独特的传播方式，特别是其中经由性行为的传播，往往破坏着人类最原始的夫妻之爱和家庭关系，再加之社会大众对艾滋病的污名与恐惧，以及对于日常接触会被感染的担心，更为家庭的融入埋下险情。

本来是想瞒着家人的，不敢让他们知道，我原来是每天要接

送外孙上学放学，每天把孩子送到学校，我就来这里了（感染者组织办公室），我的药也是放在这里的，不能拿回家里。到这我可以吃药、看些和同性恋有关的文学，我比较喜欢这个。但是，好景不长，孩子不是天天上学，我却要天天吃药，慢慢地就被发现了，家里人对我很冷淡，特别是姑娘（女儿）和女婿的态度就很激烈，一般都不会理我，也不让我再接送孩子了，我觉得在家很难受，也抬不起头来，觉得亲情也没有了，有好多次都想过自杀。后来 XL（人名）说这不是能住吗？我就干脆住在这里了，还可以当个志愿者，帮他们管管账什么的。（DCYJ23）

这是一个好难、好难的问题，有的地方有搞这个联姻的。现在有好多个征婚群，就是有艾滋病的 QQ 群，好多征婚的。但是我也问了好多女士，你是怎么看待那个东西的，咱们自己的感觉就是，破罐子破摔，过一天算一天。很难再碰到情投意合共同走下去的人了，好像不能再找到那种感觉，就是那种搭伙过日子还行。（DCYJ24）

我是 2007 年 10 月住院的，住院后，在医生的劝说下，我把感染的事告诉了我妻子，结果就如我担心的那样，她的反应特别强烈，要求马上离婚，并从此不再来医院。后来我出院回去，我们两个人就形同陌路，每天生活在同一所房子里，几乎不说话，几天后就办理了离婚手续。（DCYJ12）

我先检测出来，他（丈夫）后检测出来，他们家的人就整个不见了，特可笑。但我想人家接受不接受没有关系，不怪别人，怪自己的命不好。他们父母现在都还在，可就是不认，五年来没有给过一分钱的帮助。人家不认我，家里的东西你爱卖掉就卖掉，你爱送掉就送掉，你爱怎样就怎样，那是你的事情，他们不要，觉得脏。我还说呢，我们学习过，不会传染。我现在肝功能还很好，没有肝炎什么的。孩子是正常的，可是，人家就是不接受，还骂，骂我和孩子，天天骂。刚开始几天我吃饭睡觉都在一

个屋子里面,我一看反正不接受,我赶紧回来了。(DCYJ13)

查出来之前我都准备结婚了,孩子都怀了快两月了,只好打掉了,婚也没结成,男友也吓跑了(说到这里,她苦笑了一下),不过还好他没感染上,心里的愧疚也就少些。现在每天要吃药,朋友也没了。(DCYJ14)

检测出阳性以后我更加没有结婚的打算了,更加坚定了不结婚的念头。其实现在来看,我不知道我的这个想法对不对,就是用阳性来换取不结婚的自由,我觉得也可以。(DCYJ21)

一般而言,人们都有趋利避害的本能冲动,特别是当人们遇到危及生命的事件时,往往希望能够从他人那里获得支持、关怀与安慰,寻找到一个可以喘息的避风港。然而,感染者在获知自己感染之后,往往不敢也不能寻找到这样一个心灵的港湾。为了减少冲突,更为了保护自己,众多感染者默默地选择了主动隔离,用自我逃离与自我封闭来保护自己,虽独自承受着那份孤独感,但却是相对安全的,更不会将初级生活圈这一港湾变成冲突与恐惧的海湾。

自从确诊之后,我就再也没有回过家,我母亲去世得早,我父亲一个人在家,我说我出国做生意,平时用网络打个电话什么的,从来没回去过,五年过去了,心里一直觉得特别对不起他。也许有一天,我死了,他还以为我在国外呢,这样也好,免得他为我担惊受怕。(DCYJ22)

他们什么都不知道。我从小就很独立的,我高中还没有毕业就离开家了,很少让他们(担心)。他们知道了也不能怎么样,平白无故地让他们担心,他们也没有任何办法,(反而)增加他们的心理负担。家里有兄弟姐妹。他们都结婚了,也不知情,我是不会告诉他们的。我平时回家也很少,基本上一年一次。(DCYJ06)

没有必要,离这么远,他们也没有这个能力来帮助我。他们对我的人生大事也特别关心,天天催着我找女朋友、结婚。后来我就想了一个办法，在圈里找了一个感染者。她刚好有收养的一个孩子，我们就去领了结婚证，还回了趟家。五一劳动节，我妈妈还过来了，两边的家长还见面了，都挺高兴的。这事就糊弄过去了，他们是觉得我一个人在北京飘着、荡着，有个家他们就放心一些了。（DCYJ09）

潘绥铭教授认为，应该从较整体的角度看待初级生活圈（潘绥铭，2013）。对于感染者而言，他们所承受的影响，并不是分离的婚姻、爱情和性，而是这三者乃至更多的集合体。在这其中，感染者主动或是被动地与初级生活圈隔离，独自经历且承受着情感的那份失落与无助，进而导致他们产生愤怒、绝望等负性情感。

DCYJ25 就是这样的一名感染者。他是早几年大学毕业后就回到老家考取了公务员，家里在当地颇有名气。他是由于一段不同寻常的感情而被感染的。当身体出现症状时，他开始在网上搜集各种信息。

真是，开始恐惧。那时开始了焦躁不安的痛苦，真的非常痛苦。后来我在网上找到这种试纸，我觉得还是比较安全，比较隐蔽的。我就邮寄了一份，但是地址我只写了到 L 市，然后东西到 L 市后他（快递员）给我打电话。我当时是开着车去取的。我当时就把车停在路边，在车上做了一次检查。它需要十分钟的时间，我血滴完以后就继续开车，十分钟后我一看是阳性。

我开着车，就在车里大哭啊。我首先想到的第一个人就是我女朋友，我当时想的就是她肯定也被感染了。当时良心受到莫大的谴责，我想，错已经犯下了，我一定要告诉她。车没有拐弯我就直接去找她了。

结果我女朋友那天表现得非常的冷静。她说："没事。有这病咱俩一起挨。"后来我用了两天的时间又买了 6 个试纸，让她检查。检查第一个是阴性，就是没有。那时我的心里啊，就是说最轻松的时候。那一刻我忘记了自己，我只想到她。想起来很可笑的，在房间里我一下子就跪在地上了。我仰天大喊："老天爷，你给我机会，让她没有感染。"

　　我女友那一刻哭了，她说："我不相信你是阳性！你要再检查一次，让我亲眼看见我才相信！"我又检查了一遍，确实是阳性。那天我就跟她说："现在什么都结束了，你要开始自己的生活。我呢，我就只能陪你这么长时间了。你赶快走，我已经耽误你这么长时间了。"她不愿意，当时她不愿意。然后我就着手准备往这边来了。当时我们已经订婚了，可是我跟家里人说我们分手了。（DCYJ25）

瞒着父母，他一个人来到陌生的城市，开始寻找艾滋病相关的治疗信息。在Y医院他检测了自己的血液，拿到了确诊报告，也接受了病友的咨询。随后他回家并决定一个人来此生活，避免给家人造成麻烦。

　　那次以后，我就跟我家里人说要来这里。当然家里人不同意。我的家境是比较好的，上学的时候我就是那种冒尖的人，后来又考上名牌大学。再后来又考上了公务员，是我们单位最年轻的后备干部，是提拔最早的，前途可以说是一片光明。父母可以说是我们那里的高干，家庭地位比较显赫。在我的环境里没有什么瑕疵，所以没有人能理解我为什么要来这里，为什么要中断自己的前途。你知道，公务员这个行业一旦离开就很难再回去，其实就是放弃了。

　　我家里都反对，我妈也很伤心，但我也没有办法解释。我所有的解释就是我不想干了，我不喜欢公务员这个职位。后来还是我爸比较开明，表态说：你要是真想通了也可以，但是不能辞职。后来我就来到这里，租了个房子住着，半年时间什么也没干，一直到奥运会结束。为什么会到奥运会结束呢？因为奥运会那几天我很高兴，每天都有体育比赛可以看，电视都看不完，根本就不想别的事情。奥运会一结束，没什么可看了，又觉得空虚无聊。（DCYJ25）

本来他跟女朋友已经订婚了，两家都十分满意，周围的人也都认为他们是门当户对。虽然现在已经分手，但是他们的情谊还在；虽然可以让自己隐蔽起来，但是和前女友的联系也没有中断；虽然他自己也很爱她，但还是忍痛与家人说他们已经分手。

> 怎么解释？就是感情不和，用最大众化的理由解释。来这里就是想来闯荡，把这两件事情连起来，就说我跟她分手，心情不好，就想来这里闯荡，就是这样。我们那儿现在还是风言风语说什么的都有。有的说我在这儿有人了，反正就是什么都有。我女朋友的家庭也非常好，用别人的话说我们是最门当户对，最郎才女貌的一对，简直就是所有人羡慕的对象。这个病就是毁了我的一切！我和我女朋友现在是地下状态，因为有感情了，所以还有联系，但是没有性关系了。（DCYJ25）

讲到生活上的落差变化，他以前也算是小领导，家庭背景也不错，生活和工作也算是让人满意。但是一个人来到一个陌生的城市，朋友都没有了，剩下的只有恐惧和寂寞。每天下了班都不知道要去哪，不知道要做什么。

> 其实拿我的经历跟别人比起来没有什么，不是很拿得出手，多么轰轰烈烈的。我跟别人最大的区别可能是生活落差。这个病给我的生活带来彻底的颠覆。可能他们推荐我做这个访谈也是出于这一点。

> 我以前工作不错，朋友也多，经济条件也可以，交往的范围很广，可以说走到哪儿都很威风，真的（那种无法表达的表情）。但是我也不后悔。我在辉煌的时候也没有太张扬，我从来没有张扬过。只不过我的工作、我的条件到了那个地步，别人虚伪也罢真诚也罢，都很尊重我。包括以前的一些经历，现在想想也挺好的。可以说，我在单位混到小领导了，就是动嘴不用动手的状态。在同龄人中像我这样职位的，最少也比我大七八岁，就没有和我同龄同职位的，应该是别人都非常嫉妒的。（DCYJ25）

我不禁问道：为什么这么大的落差，还是愿意吃这么多的苦，一个人来到这里，原来的社会关系现在有变化吗？

> 原来我们那儿的朋友，基本上联系很少很少了。我希望他们能干出自己的事业，我想到临死的时候也不想让他们知道我感染的事。（DCYJ25）

他继而说到自己害怕暴露的原因：

> 为了保护我的家人！因为我的家人还在当地生活，你想，如果让外人知道的话，我的家人还有什么脸面在当地生活？他们走在街上都会有人指指点点的。这件事，在我们当地传开的话，绝对是爆炸性的新闻。

> 对于我老家的人来讲，这个病太遥远了。自己要是身份被暴露了，那事件的爆炸性程度比我被判了死刑都还要轰动。接着我们家就会被歧视包围。他们不会有什么评价，他们会到处传："谁谁家的孩子得艾滋病了。""不可能吧？""离他远点，离他们全家远点！"

> 不仅担心家人的生活受到影响，更是担心在当地颇有名气的父母将会颜面无存。首先一个问题：脸面！我刚才给你讲了，一是我们那地方小，我父母也是有头有脸的人，他们的脸面何在？首先是脸面。谁都知道艾滋病是怎么感染的。我们那小地方的人一提到艾滋病就不会有什么好印象。

> 因为这种病都是和肮脏的东西联系在一起的。他们就会觉得你不干净，你非常非常的肮脏，肮脏得简直是不堪的。你的家人也是脏的，整天和你在一块，身上也带着艾滋病病毒。那他们以后怎么生活？我已经对不起父母给我的这个肉体了，我怎么能再带给他们更大的痛苦？所以我一直扛着，家里人现在也不知道。（DCYJ25）

直到笔者的约访，他都没把自己感染的情况告诉过第二个 HIV 阴性的朋友。他很庆幸自己没有被暴露。

> 在健康人里面你是第一个。相比感染者朋友，我是幸运的，

我是有准备地检查出来的。所有的事情也没有暴露出来。
（DCYJ25）

虽然没有被暴露，也没有遇到歧视，但是他出于对疾病和暴露的恐惧，仍然存在着自我歧视。

"歧视对我来讲，主要是自我的歧视。比如说，前两天，跟我父亲很好的朋友，他很热心，觉得我个子挺高的，长得也挺好的，就给我介绍对象。介绍的人也挺好的，父亲是高干，家境很好。我当时是没办法推，但我又不能说，我心里很难受。
（DCYJ25）

在感染者组织中，很多感染者对病友是不存戒心的，病情交流成为他们相互安慰的纽带。DCYJ25却代表了一部分不愿意参与组织活动、不愿意接触病友的感染者。

我觉得多认识一个人就多一份危险吧。还是怕暴露，应该说非常非常怕暴露。（DCYJ25）

DCYJ25的隔离与融入困难，不仅仅局限在初级生活圈，最令他的情感发生跌宕的，是家庭、爱情以及性所构成的初级生活圈这一整体。而他是在感染者中个人能力比较强的，虽然存在主动与被动地融入初级生活圈的困难，却可以在一定程度上有所把握。而对于大多数感染者，初级生活圈的断裂引发着更多的情感变化，特别是悲伤与怨恨等负性情感的产生。

二、 单位和社区的排斥

除了初级生活圈，对个人影响最为重要的莫过于单位和社区。特别是对于许多中国人，还没有摆脱计划经济体制时代所遗留下来的单位体制和社区的影响，一旦感染者的身份暴露，主动与被动的失业就在所难免，而且因为感染者自觉理亏，更无力去争取和维护自己的权益。

这个病传开了，我们是一个系统的，YJ（地名）有一个公路系统，我们这里也有一个公路系统。一传开的话就讲到他们耳

朵里面，那个时候连我的亲人都很怕我。（DCYJ15）

没有，我什么都没有说，有什么可说的呢，怕越闹越凶。我只说了："我不想这个事情就这么传出去了，这样的话你就把我的生活圈子完全破坏了，我过不好谁也过不好。"我就把这句话撂在这里了。他也挺好的，发了我整月的工资，办了（离职）手续。他可能也做了一些工作，告诉其他人不要传出去，所以到现在也没有听到有什么风声。（DCYJ09）

假如单位知道了我感染的情况，失业是肯定的。即使单位不主动辞退我，我也会面临来自周围同事的压力，没法生活下去，所以只能选择离开，而这又将迫使我面临新的生存选择。（DCYJ08）

我还在上班，工作的压力也特别大。每天都还不得不躲着大家去吃药。另外，每月还不得不请假去医院拿药。再者，我还是同性恋。同性恋圈本来就有很多隐私，不像其他人聊天时可以谈论自己的孩子、家庭什么的。我们的很多事情都是藏着的，都是不能与大家分享的。现在，又有了这个病。很多时候都不被大家所理解，尤其是工作压力大的时候。大家就会有很多想法。（DCYJ17）

那会儿我也没用，因为我也不懂，而且那会儿跟这里的医院也没有接上轨，没有建立联系，我只能依靠 X 主任，但我又不敢去医院。当时，说实话，那会儿刚暴露（确诊）一年多，风声紧，一直在外面逃着漂着。后来终于算是走出这个阴影，自己调节。但是我还是不敢去医院，因为毕竟我也是卫生系统的，怕暴露。我心里害怕去医院碰到个熟人就传开了，所以说当时我还是悄悄找 X 主任看。（DCYJ12）

社区是指在一定的地理范围内，通过特定的制度和关系组织起来的具有共同人口特征和地域关系的生活共同体（邓志伟，2009）。在社区中，居民通过正式或非正式的交流与社会交往活动，巩固着共同的意识和利益，并发展着彼此之间的认同感。

当我们当时租住了一个三居室，我们刚刚搬过去的时候，大家都特别地高兴，因为终于有一个我们自己的家了，有了这个家，我们当时格外兴奋，还对每一个人进行了工作分配，安排了值日表，大家凑了些钱，还置办了一些生活用品。我们是第一天下午搬过去的，到了后半夜，就被一阵砸门声吵醒了，是小区物业和保安的人，他们一伙人闯了进来。要求我们搬走，说是小区的业主纷纷反映，不能让艾滋病人住在这个小区里。

当时我们就和他们争吵什么的，后来把 YQ（人名，一名感染者）给惹急了，拿起一啤酒瓶说，他们再不走，他就打完自己再打他们，让他们也尝尝什么是艾滋病的滋味。结果虽然把他们赶走了，但第二天一早房东就打来电话，说让我们搬家。他说他也没办法，他虽然理解我们的处境，但是几乎整个小区的人都在找他，指责他为什么将房子租给艾滋病人。他说他也很无奈，他来找人给我们搬家，但三天之内必须搬走。（DCYJ22）

其实，有许多为感染者提供临时住宿的组织都经历过类似的情形，只不过他们的经历相对温和，是业主以各种理由收回了房子。这次是选择了一个比较高档的小区，是一个朋友闲置的房子，便低价交由他们打理。没想到，就在他们入住当晚，差点被保安和物业的人扫地出门。而对于普通的感染者，他们的情况或多或少是迫于压力与羞愧，自行搬离社区的。

我父母住的是单位的大院，我的短信发出去了以后，小区就像炸了锅一样，熟悉的不熟悉的都知道了，我根本就没法待下去，连我的父母都受到了排挤。你会感觉到，总有人对你指指点点，或是远远地看到你就避开了，也总能听到各种议论的声音，尤其那是一个老小区，大家都是一个单位的，消息传得很快，有一次，我刚回到家里，防疫站的人就来了，说是有人举报，说我们家有艾滋病人如何如何，后来，我们就都不在那儿住了。（DCYJ18）

工作多年的我偶然一次体检，去 D 医院检测 HIV 抗体，被告知阳性。随即疾控就通知了我们家乡的疾控。随后，让人无法理解的事情发生了：我们家乡的疾控带着大批人冲到我们村的家疯狂"消毒"！可是，需要强调的是：我已经在这儿工作生活多年了啊！即便是需要消毒也应该是在我的居住地，为什么却是距我千里之外的老家呢？在家乡 CDC 这种举措下，全村人都知道我得了这个"可怕的病"。在心理上还未来得及接受"艾滋病"这三个字的时候，我和我的家人又要立即面对全村人的歧视、白眼甚至辱骂，生活一下子崩溃了！妻子闹离婚，儿子的不理解，同村人的排斥把我逼到了绝望的境地。同年，机会性感染使得我住进了 D 医院。心理压力加上那个病痛的折磨，我三次自杀未遂。(DCYJ19)

当时我光知道哭。我们住的是生活区，我们家天天人可多了，来玩牌什么的。一知道这个事就没人了，都不来了。你想，单位在前面，我们就住在后面，上楼下楼都是单位的人。(DCYJ01)

我是在电视上公开了自己的身份，然而，我还没回家呢，我的病情已在全村传开，回家后，邻居堵着门口骂，甚至集体到政府请愿不准我回家。人们更是不买我家的农产品，不吸我给的香烟；连孩子也受到牵连，没人和他玩，课桌被隔离开；妻子被迫离我而去。(DCYJ16)

应该说，这个病害得我是背井离乡，妻离子散，我得了病之后，又传给了我老婆，结果，她发病比我早，当时也想不到会得这个，再后来，就病死了，因为我们是县里第一个得这个病的，很快县里的人就都知道了，大家也都不能接受我。我又怕待下去会毁了孩子的前程，就一个人出来了。孩子送到爷爷奶奶家了。(DCYJ19)

虽然日常接触不会造成感染 HIV 病毒是不争的事实，但以工具型交

艾滋病人群情感调适的社会学研究

换为主的单位与社区，还是不能接纳其间有感染者的存在，感染者只好默默地隐瞒着自己的身份，一旦暴露，则面临着工作的丢失与社区的不相容。在承受 HIV 病毒的折磨与抗病毒药物副作用的影响之外，更经历着由于无法容身的排斥及其所带来的担忧、焦虑、伤心和愤怒等负性情感及其综合。

在大多数情况下，感染者只需要感到自己融入人际互动之中，成为其中的一部分就可以了。当感染者没有这种归属感时，将体验到负性情感并感到悲伤、愤怒，甚至害怕这种被排除在外的感受从而产生羞愧感。当群体归属以道德规则来界定时，感染者还会体验到内疚感。在随后的生活中，如果感染者继续体验到所有这些负性情感，并且不能从这种他们认为自己并没有真正融入的互动中退出，这些负性情感将转换为对互动的疏离。

三、 亲朋与好友的疏离

混合型的群体融入是指在亲朋好友之间，既包括一定的情感成分，也包括一定的工具性成分，是两者的融合。因而，相较于家庭等群体，其工具性的因素更多一些，相较于同事、邻居，其情感性因素更强一些。在面对艾滋病方面，一旦亲朋好友间出现了感染者，他们对感染者的排斥与隔离，更多地让感染者自行望而却步，默默离开。

> 亲戚自我家出这事后就主动不跟我们联系了，我也没有心情和他们联系，从此关系就断了，一直到现在……我有一个嫂子，我跟她解释过多次。我说：我的孩子从小和我们一起长大也都没有传染，一起吃饭怎么就会传染呢？可不管怎么跟她解释，她就是不听。上她家去吃饭，我记得第一次吃的那个碗是青花的带豁口的，第二次还是那个碗。我一看两次都是那个碗我就怀疑了，结果等吃完饭走了我折回来一看，我的筷子在锅底下烧着呢。我就不能再去她家了。（DCYJ17）

感染之后我表妹和我连个招呼都不打，我也不跟她打招呼，她害怕我，这是肯定的，那我还跟她打什么招呼……我就这样被孤立了两年多，偶尔有人来家里，但是他们连一口水都没有喝过，进屋站站就走。（DCYJ16）

除了血缘关系的亲属之外，对个体发展影响深远的莫过于朋辈群体。朋辈群体属于小群体，却有着共同的目标，它对个体的影响也符合"一加一大于二"的原则，对于个体的认知、行为、感情及追求都有着深远的影响。因此，由于担心朋辈群体的歧视和疏远，艾滋病人群往往选择自行与同辈群体隔离，使得其交往群体变为一种只有感染者而没有别人的单一状态。

现在如果有人叫我去喝茶啊，我根本就不想去，我自己已经把自己封闭起来了。我觉得很没意思了。原来的朋友叫我出去玩我也不想出去玩，我买了很多新衣服我也不穿了，全部寄回家里了，爱给谁穿就给谁穿了。我现在就是过了今天不知道有没有明天了。上不上药只是一个时间问题。（DCYJ02）

那应该人很多吧。就是所有认识我的人都知道了。所以我没法回到原来的单位，就是我还没有去面对我（过去的）朋友。现在身边的朋友都是感染者，就没有不是感染者的。同以前的朋友基本上都没有来往了，嗯，自己可能把自己给封闭了，有的人很愿意去说什么，但我自己就不愿意把我自己的情况跟别人说了。（DCYJ02）

如果群体归属需要得不到满足，在这种情况下，关于互动过程将发生什么样的需求常常是模糊的。因为在互动中，人们首先关注的是证明自我并从交换中获得利益，如果忽略群体归属的需要或是这些需要没有得到满足，那么将会导致一些人离开人际互动的进程。如果自我在某个互动中非常突出，并且感觉到自己被人际互动所抛弃，存有的较高强度的负性情感将被唤醒。如果存在某种标识群体归属的确定资源，但自我证明没有获得这种资源，这种失败与个体无能获得公正的分配相混合，那么这个人将感受到悲伤或者恐惧。如果这种被排斥是以道德规则来定义的，那么个体又将体验到羞愧和内疚。

　　与此同时，如果个体总是不能获得群体归属感，总有一种被排斥在外的感觉，那么往往会因此而做出调整，比如从这个群体中逃离，最起码也是慢慢地从这个群体中淡出。当然，也有的人会去寻找可以替代的群体，但对于艾滋病人群而言，似乎只有感染者组织在一定程度上对他们的融入有所帮助。在这种状态下，人们往往会因此而唤醒羞愧与痛苦等负性情感，这种负性情感通常会影响微观的人际互动，或是因此而降低对互动所属群体的承诺，并选择从中退出。

第四节　信任需要的缺场

　　古语云：信者，人言也。作为仁义礼智信的五常之一，主要讲诚实守信。直到 20 世纪 50 年代，学术界自《囚徒困境》开始出现对信任的研究，20 世纪 70 年代，卢曼将信任分为制度信任与人际信任，其中制度信任产生于人们对理性和普遍制度的正面预期（卢曼，1979）。例如，我们在过马路时，我们相信红灯一方不会有车辆冲出而将我们撞伤，这便是我们对制度的正面预期。人际信任则产生于人与人之间的熟悉程度和情感联系，是在人与人的交往中建立起来的，一般被认为是委托-代理关系的前提（卢曼，1979）。

　　就中国人的信任而言，韦伯认为，中国人的信任是建立在血缘共同体基础之上的，即建立在家族亲戚或准亲戚关系上的，是难以普遍化的特殊信任（韦伯，1993：277）。福山更认为，华人强烈地倾向于只信任与自己有血缘关系的人，而不信任家庭和亲属以外的人（福山，2001：69-83）。其实众所周知，中国人的人际关系有远近亲疏之分，呈现费孝通先生所谓的"差序格局"。"差序"所反映的人际关系并不是对所有交往对象都一视同仁，而是按照血缘、地缘、情感等特殊因素分出远近亲疏，并予以差别对待，因此，人们总是信任自己的亲人，或者比较信任朋友和熟人。

　　艾滋病的传播感染途径在这几年的防艾宣传之下，可谓人尽皆知。当然，这与 KABP 等认知行为改变的影响不无关系，然而，尽管经血、经性及母婴传播的三种途径已为大家熟知，但与感染者开展人际互动还是让许多人心存余悸。在笔者进行这方面的研究过程中，也总是听到身边许多人对我的谆谆教导，他们往往会说，"万一呢，万一传染怎么办"，而感染者们往往会说"怎么会有万一，艾滋病的科学研究都这么多年了，艾滋病的传染比肝炎、肺结核、非典都要低得多！"这其中，一方面体现着人们对制度信任的缺乏，这其中也不乏感染者。然而，更为重要的是，这影响着人们与感染者之间的交往与人际信任。信任的缺场会引起大众对艾滋病人群的担心与恐惧，更为主要的是，容易唤醒感染者存有的负性情感，不仅给感染者的生存生活造成影响，还有可能影响社会信任体系的建立与社会体制的稳定。

一、 信任危机： 预期行为带来的失落

信任产生的前提是人们需要通过角色选择和一致性期望等获得对他人行为的可理解和可预期性，也就是说，他人的行为是可预测的。虽然媒体与知识教育界一直在呼喊，强调艾滋病传播仅有三种途径，强调日常生活接触与互动不会被感染，但大众依旧停留在对艾滋病人群的刻板印象和对HIV病毒的恐惧之中，抑或包括感染者自身。然而，任何人都有被信任的需要，感染者也不例外，反而，他们更希望社会大众能够相信科学，相信他们不是传染源，相信日常接触不会导致 HIV 病毒的传播，让他们实现对社会生活的回归。

> 这方面的例子太多了，大家就是怕感染，你说吃饭不会传染艾滋病吧，你说唾液一般不会感染吧，可人们就是不相信。我们曾经办了一个工作室，专门请老师来教感染者画画。每次有二三十个感染者一起学画，起初的专业老师是个老外，因为他们比较能接受我们，但因为请老外的费用很高，后来经人介绍，我们结识了中央美院的一名退休的老教授，我们当时请他的时候，他说，我了解艾滋病，知道日常接触是不会感染的。结果，一到吃饭的时候，我们叫他，他就说有事，一次两次有事也就罢了，你不能总是天天有事吧，一叫你吃饭你就有事，后来我说，你是不是害怕呀，他说是，他说人老了，有时候会牙龈出血、口腔溃疡什么的，家里人提醒要注意。后来，老教授教了几次课之后，还是出于担心吧，离开了我们工作室。（DCYJ20）
>
> 在北京，歧视什么的少些，但还是会有，就在 X （医院）的

别的科室（非感染科），他们的医护人员就曾说过，你把（病历）本收起来吧，我们不看。我在老家第一次因为机会性感染去医院的时候，我想着，应该把感染的情况告诉医生，因为之前一直在Y（医院）做实验（服用抗病毒药物的实验），自己也就不觉得有什么不好的了。结果，医生一听我说是艾滋病，吓得笔都掉了，大喊，快洗手，他有艾滋病。当时是在一家普通医院，诊室里外都是人，周围突然间静了下来。所有人都看着我，我当时恨不得找个地缝钻进去，我往外走的时候，感觉所有人都在躲我，都在背后指我，我几乎不知道自己是怎样走出医院的，从此，再也没有在这家医院看过病。（DCYJ19）

我被查出来之后没多久就没法上学了，其实听起来挺可笑的，是学校（高中）知道这事以后，就传开了，好多好多的家长就跑到我们学校，说必须开除我，不能让我和他们的孩子在一起上学。其实对我而言，是我不应该和他们一起上学才对，因为那时我的CD4不到100，免疫力差，和大家一起上课反而会增加我机会性感染的风险。可结果是，他们先来说了，不开除我，他们就转学。后来，我就退学了。当时只能说挺失落的吧，我感觉比知道那个（被感染）的打击要大，因为之前也有所了解，圈子里的人也有阳的，只是一直没敢检查。（DCYJ07）

之前和一个主任级大夫聊天就说艾滋病这一块，讨论到对感染者的拒诊，他就说"要是我，我也不会给他们做手术"，他说，你以为真的没有血液接触就不会感染了吗？你以为真的唾液接触就不会感染了吗？你肯定抱一下不会感染吗？这些只是在医学研究中没有被证明可以传播，不是百分之一百的不会传播，比如接吻。所以，万一感染怎么办？我当时在想，这是完全不会的，你万一个什么。他就跟我讲，我是医生，我肯定要保护好其他人。我就在想，这点服务意识都没有，那比艾滋病传染得厉害的病多了去了，那你还是不要当医生了。万一他咬你一口怎么办？万一他出血你怎么办？就是人们的这种风险规避意识太强了，就觉得，有一点点的风险，有一个病毒，你都不能碰到我的身体。(DCYJ26)

如果说社会大众对感染者不再信任是制度信任的缺场使然，那么，感染者身边的亲人、爱人和友人对感染者的不信任，或是在获知确诊后更加强烈的反应，虽然没超出他们的预期，却也让感染者的期望再次落空，给他们带来除了病症之外的身心伤痛，又凭空增添了几分负性情感的融合。

> 其实我也知道这个病的可怕和大家的恐惧，如果感染的不是我，而是我身边的人，我也会害怕，我也会担心等，只是，我没有想到会是这样，他们不敢接近我了，反正我弟弟他们是不敢接近我了。我母亲她也比较害怕，怕传染给他们，传染给她孙子什么的，还叫他们不要到医院里来看我。(DCYJ01)

> 我是发病后被送到 Y 医院的，也就通知了我的家人，因为 Y 医院本身就是传染病医院，特别是知道我得了这个病，当时只有我妈和我姐来了。别人都没来，因为我姐一直没有出嫁，在家陪着我妈。我姐来的时候，全副武装，戴着手套口罩，那个时候是七月份，天特别热。我住院三个多月吧，我姐就来了这一次，别人都没来，而且是站在很远的地方，站了不到十分钟走了。这期间，也只有我妈敢坐我的床。她帮我洗衣服的时候都戴手套的。我知道我妈是想不出来这些的，肯定是我弟他们要求的。(DCYJ10)

> 就是我刚刚查出来那会儿跟我在一起的伴侣，我跟他说了。说了以后呢，因为我们当时还没有发生性关系（性行为），所以后来我就跟他说了。他当时很害怕，去 DT（医院）查了一下，也没事。然后他就默默地搬走了。(DCYJ18)

艾滋病人群本身对于疾病的敏感性，再加之普遍的社会歧视与大众的怕而远之，使得他们一方面期望得到人们的关怀与信任，另一方面又担心这种不信任所带来的失落。笔者在访谈过程中，也曾参与了一些感染者举办的活动。在一次偶然的机会，笔者在组织里遇到了一位计划访谈的感染者，而一个细小行为的发生，拉近了我们的距离，我获取了他的信任：他端起刚倒好的茶水敬我，却在碰杯之际，故意向我的杯中倾倒了一点儿他的茶水，看我的反应。我一饮而尽，他哈哈大笑，把手搭在我的肩膀上，还靠近我耳朵说了很多有趣的事情，关系也一下子拉近了，从此和我变得无话不谈。其实，所有的举动只是关乎于我们是否把他们当作正常人对待，我们对他们是否存有信任。这是他对笔者的考验，更是他对笔者的期望。感染者与笔者所建立的这种信任，基于他对笔者行为的预期，当达到他们的预期时，信任由此产生，可是在现实社会中，他们更多地经历着各种失望，因而信任也变得荡然无存。

二、 依赖困境： 信任破裂引发的退出

柯林斯认为，信任的产生来源于谈话和身体语言的节奏同步，互动节奏的进程往往与人们的期望相一致，更通俗地说，就是信任产生于他人是受尊重的且可以依赖的（柯林斯，2004）。许多人会使用弱势群体来形容艾滋病人群，然而，人们可以很轻易地对诸如残疾人、贫困者等弱势群体表现出关怀，给予他们支持与信任。可对于感染者，他们同样有社会交往的需要，平等就医的需要，希望有一份尊严，有一些可以依赖的支持。然而处于现实中的他们，往往面临着家人不支持，认为他们会影响整个家庭在社会中的互动并带来不可避免的传播；群体不尊重，认为他们是咎由自取；就医不接纳，认为他们是 HIV 病毒的传染源；社会不认可，认为他们的加入会引起不必要的恐慌和"万一"的感染。

依法防治，法在哪儿呢？《艾滋病防治条例》拿它做什么啊？不给你看病你怎么办？忍着。一个肾结石病人，跑了多少家医院，没人给他做手术，最后拖到成了早期尿毒症。求爷爷告奶奶让医院给做手术。我给卫生部领导打电话，领导又给医政司司长打电话，医政司又给 Y 医院打电话，（最后还是说）来会诊，会

诊完了还是不给做，没有下文了，说是出院了。我看到那个五十多岁的老人拉着我的手哭，你知道我怎么想吗？那一刻我对这个社会充满了仇恨：艾滋病的流行太正常了，艾滋病要是能控制住就太不正常了。（DCYJ27）

其实你也知道，总有人说我们太偏激，同性恋不是乱搞就是乱闹，生活不检点不说吧，还到处闹事，说什么歧视啊、拒诊啊什么的。其实，因为我们过了今天就不能保证明天，万一明天我需要做手术，哪怕只是个肛周囊肿之类的小手术，一样是没有人给做的，你根本找不到信赖的人，而且还要受到各种歧视。其实我不需要人们什么特别的理解，认真对待我和我的病情就可以了。（DCYJ28）

这两年，已经有好多同性恋或感染者被骗财的事发生了，人们也知道，他们不敢公开自己的身份。去年有感染者收到短信，要他汇两万元钱，不然的话就向社会、向他工作的单位公布他的同性恋和感染者身份。在 M（地点），一般是男同性恋聚集的地方，就经常会发生被骗钱的事情。因为发生这种事之后，人们也不会去报警，如果报警你怎么说呀，你在 M 被骗了，你是同性恋，你是感染者，你 HIV 检测阳性……你要是真说了，估计警察也被你给吓跑了。（DCYJ22）

那后来就很怕去医院，对于我们来讲，我也是自己做事（已经退休），那儿很多东西，我们都属于自费的。花多少钱，我觉得那是另外一个层面的东西，但是就医真的是一个比较难的问题。不管你有多少钱，一旦你很坦诚地告诉他是这样子的问题，那你必将会遭到拒绝和歧视，就是这个意思。（DCYJ23）

HIV 病毒的可怕之处在于，它摧毁了人际互动中的所有信任，被感染之后，整个人都变得不再让人信任了。他们的感染，就是因为他们的性生活不检点，就是因为他们吸毒，就是因为他们是同性恋，等等。一个人也因此而失去了让人信任的资本和条件。对于感染者，这一点不仅让他们百口莫辩，而且还激发出他们存有的强烈的负性情感。

感染者往往都承受着巨大的心理压力，他们很少能有宣泄的方式和渠道，对他们特别关注照顾的人，往往让他们感受到格外贴心与值得依赖，他们也愿意把自己的内心感受向其倾诉。这也就是为什么许多的社会工作者，以及个案管理师、志愿者能获得感染者的格外信任。许多感染者的紧急联络人就是他的个案管理师，或是社区的志愿者，等等。因为"我之所以还能继续活下去，××（人名）就是我的救命稻草"。除此之外，感染者往往感受不到真诚与尊重。

一般来说，信任基本是围绕着人们的需要而产生的，并且当某人在互动中不能获得这种感受时，就会产生负性情感。如果这个情境对个体来说是非常重要的，那么这些负性情感将主要是恐惧反应同时伴随着愤怒。没有信任，他人的交易需要将无法实现。他们也不能信任他人现在和将来对自我的证实，人们也不能确保现在和将来交换的资源是否满足公正分配的需求。如果他们不能信任他人，他们的群体归属感也最多是微弱的。当他们体验到信任时，其他的需要才较有可能实现，由此逐渐增加来自信任他人以及来自自我被证明的正性情感。在这种状态下，资源的交换才将获得效益，群体归属的感受也得到实现，情感才正如它所呈现出来的一样。可是信任比较容易被打破，没有什么结构能够克服面对面的互动中信任缺场的困境。当人们不能满足这个需要时，他们将会害怕和愤怒，寻找离开互动场所，如果可能，将在未来避免这种互动的发生。

信任感的产生一般是直接的，人们在实时的互动中，通过言谈举止等方式产生并获得信任。如果人们不能够在互动中获得信任，那么与他人的互动将变得高度仪式化和虚伪。通常情况下，人们将会赋予那些不值得依赖的、缺乏信任他人的人以偏见。另外，如果人们因无法实现信任而同时感到悲伤、焦虑和愤怒时，人们对这些人会产生疏离感，还将对互动所嵌套其中的组织文化和结构等产生疏离感。在一定意义上，一旦三种基本的负性情感都被激活，并且疏离感中的愤怒占主体时，人们通常会对该社会结构和文化产生不可信任的感受。

艾滋病人群情感调适的社会学研究

第五节 真实需要的缺憾

　　人们需要感受到互动中的他人和自己正在体验着一个共同的世界，这是阿尔费雷德·舒茨所命名的互为主体性的一部分。常人方法学（ethnomethodology）研究在这个基本观点的基础上，强调人们借助通俗的方法来创造对现实的解释（舒茨，1967）。吉登斯根据他的哲学观点进一步强调了这个基本观点，即人们寻求本体论意义上的安全，这使得人们感觉到事实正如他们所呈现出来的一样（吉登斯，1984）。这些多种研究取向汇聚到一起，让人们感受到为了互动，他们共享一个共同的世界。也就是说，自我和情境中的他人正在体验这个共同的世界。其次，他们所知觉到的情境正如情境所展示出来的一样，自我能够体验到真实感。再次，他们假定在互动过程中的现实有其固定的特征，也就是人们能够体验到确定性和真实性。特纳把这些相关的需要状态称之为"真实需要"（need for facticity），也就是为了互动的平稳展开，互动的参加者必须感受到他们正在体验和共享一个共同的现实世界（特纳，1987，1988，2002）。如果真实需要得到满足，人们将由此体验到存有的正性情感。反之，当这些需要不能被满足或实现时，将体验到存有的负性情感。

　　HIV 病毒在没有什么预警的情况下进入人的身体，进而影响着艾滋病人的生存与生活。由于现有的医疗技术并不能彻底杀死 HIV 病毒，从某种意义上来说，感染者自身和 HIV 病毒呈现一种共存的状态，"**也唯有自身的死亡才能结束与病毒的共存**"。这种与 HIV 病毒的同生共死使得他们对未来心存恐惧，甚至不敢直面艾滋病等相关词汇，感受着与他人对真实世界不一样的体会。更为可怕的是，伴随着病毒的入侵，来自社会大众的污名也与感染者个体"长相厮守"，使得感染者自此背负着令人难以抬头的污名，只能以假面示人，既不敢坦言自己的真实境遇，又担心日常交往中的隐私暴露，虽渴望获得大家的同情与支持，却又不敢与大家共享这个真实的世界。

一、 与他者的共存

艾滋病往往包括慢性病、传染病、死得很难看、艾滋病人、同性恋、生活腐化与不检点等多样且复杂的标签。这种社会文化的污名与歧视，使感染者无法以真实身份面对他人、社会甚至自己，因而更不愿直呼艾滋病，而是选择改以不同的称谓替代之，甚至避而不谈与艾滋病有关的一切行为。

> 我当时觉得，得了这个，就是拿到了死亡判决书，没得救了，刚好那会儿我的体重下降得特别快，一下子掉了十多公斤，刚开始我还说我在减肥，可心里特别怕，就怕得了这个，就像图上那些人一样，死得很难看。（DCYJ02）

> 要不是两年前住院，我是不会和任何人提这个的，我一直没有上药，其实也查了很多资料，也在QQ群里咨询过一些人，对这个也有一些了解，我是按自己的方式活着。他们让我参加活动，我是从来不去的，我就想，都这样了，就自生自灭吧，这种病没得治。后来，突然就不行了，送到医院抢救、抽血，就被送到 Y 医院，算是活过来了，之后就开始吃药了。（DCYJ03）

> 其实在回来的路上我想到的就是死。我原认为自己很坚强，前期对这个也有许多的准备，可没想到还没等到确诊，就怕得要死。我当时就想，现在就发生车祸吧，让车撞死我吧。我最起码还能给父母留下一笔资金，留下一笔财产。下车之后我就拼命往家跑，到家以后一直坐在那儿两眼发呆。我每天饭量比较大，每次能吃两大碗米饭，可那天我一共吃了半碗。之后我就和我妈说："这碗以后谁也别动了，我就使这个碗。"我妈就看出来了，说："你有什么事吗？你有什么心事？"我说："没啥事。"（我妈说：）"不对，你这个事可小不了。因为从小到大，没看过你这种

脸。"完了我说："没事。"回到卧室，我就开始整理自己的东西，想给父母留下些钱，让他们能好好过个晚年。我不会告诉他们的，就想自己一个人死去，我就抱着这种心情。(DCYJ19)

笔者所访谈的艾滋病人群，或者说愿意和笔者谈谈他们从被感染到现在生病经历的感染者，多数都是对艾滋病相对坦然的。尽管如此，在他们的日常生活话语中，艾滋病、HIV 等词汇出现的频率极低。我们有理由相信，这并不是他们刻意回避，更不是他们谈"艾"色变，而是他们在与艾滋病长期共存中所形成的对于现实社会的自我保护与抑制。之所以形成这样一种行动策略，是因为他们担心因此而让别人对他们与艾滋病产生任何关联与联想，担心与周遭他人共享一个差异的世界。不仅是感染者本人，连感染者的家人朋友也敏感地发现，不提及艾滋病及其相关词汇，也是对感染者负性情感的一种平复。

可往往越是担心，就越想要从其他各种渠道获取艾滋病的信息。特别是在网络上，面对铺天盖地的信息，让我对艾滋病产生了隔阂。因为对艾滋病的担心与压力，我变得不愿去谈艾滋、听艾滋，讨厌、愤恨这个词。到后来，一听到艾滋病相关的内容就怒气冲天，索性换掉了那个手机卡，切断了与外界的联系，也没有去参加过感染者小组的活动，没有完成最终的确诊。可能正是对艾滋病的担心，击垮了我的意志力，也破坏了我的免疫系统，不堪压力的我，最终还是病倒了。(DCYJ29)

我家孩子知道我得的这个病，我和孩子他爸查出来的时候，他才 4 岁，再后来，可能因为家里（爷爷奶奶家）有人会无意中说出这个病，孩子也就会捡着听，因此也就知道我们得这个病，但他从来没跟我说起过，我也从来没有和他聊过这个病。只是，我是每天九点钟吃药的，但有时候忙，也就容易忘了点儿，现在孩子大了，一到九点钟，他就会跟我说，妈妈九点了，他也不说你该吃药了，也不说别的，他一到九点钟就说妈妈九点了。他都知道，都知道，只是不说。我们家人也是，都很关心我，到九点

钟了就问，吃了吗？吃了吗？（DCYJ03）

DCYJ03是和她丈夫一起感染的，她的丈夫在查出后不久便已过世，她一人在外做生意。当她谈及孩子知道她被感染一事时，从她的神情、动作中，笔者能够体会到一种愧疚和对孩子理解的欣慰。如果说之前的谈话是说给笔者这个访谈者听的，那么她那种陷入深思的反复陈述"他都知道，都知道"，却又是说给自己听的。谈到家人问她"吃了吗？吃了吗？"所表现出的关切，更像是自从感染之后唯一值得慰藉自身的一种互动。

感染者更是期望自己能够同大众他人生活在一个真实且共享的世界之中。同为疾病，同为无药可治的疾病，癌症患者却无须像他们那样不敢以真实的身份向世人坦露病情，反而往往能获得别人的关心、同情与支持。可是感染者却只能默默地承受着"传染源"的恐惧和"不洁"的道德批判，保持一种与病毒和平共处的表面真实，以及对艾滋病恐惧、愤恨等内在情感的跌宕起伏。

> 之前就听说过这个病，也知道它大致上是个什么样子，只是没想到自己会得，现在虽然说是可以控制，只要持续上药就行，可是药物反应、耐药性这些他们都不说，很痛苦的，我有时在想，我宁愿自己得的是癌症，比如肺癌，这样起码我可以告诉别人，有人来照顾我，不用像现在，吃个药还要偷偷摸摸的，更不用说告诉别人了。（DCYJ06）

> 这就是你以后的生活，艾滋病（HIV）病毒存在于你的身体里，感染了这个病，病毒与你虽然同生共死，但却无法共容。我们视艾滋病病毒为异物，就如同社会视我们为异物，只是我们会慢慢接受并与它和平共处，可社会上的人们，却不会想与我们和平共处，这让我会感到百般不愿意与不得已。（DCYJ27）

> 有一次小组活动，大家去K歌，宣泄一下，有人就说，活得太辛苦，好像从来就没有光明磊落地做过人，开始是怀疑自己的性取向，好不容易明白了吧，却没有人告诉他男男性行为会感染艾滋病，那个时候的宣传要是多一些，很多人就不会是这样

了。然后大家就说到期望，有人就说，也不知道抗病毒药物什么时候能出来，有人说真想活到那个时候，也有人说，他以前做了个梦，梦到大家对艾滋病不再歧视了，就像歌里唱的，我们都是一家人。说到这个时候，大家都哭了，说实话，感染者默默地承受了许多。（DCYJ11）

我现在是努力地想遗忘自己感染的事实，过一种正常人的生活。但是，我每天都得吃药，而这一点恰好表明了我不是一个正常人，这一点不断地在提醒我自己感染的状况。我不可能无视这一点。遗忘这一点就等于放弃自己的生命。（DCYJ17）

索绪尔在语言学转向中提出了语言的能指和所指（索绪尔，1980）。对于艾滋病及相关词汇，并不是所有的感染者都不会直呼其名或避免直接提及"我自己"与艾滋病的关联。这一方面是由于普通大众一时无法体会艾滋病人群与 HIV 病毒这样一个他者共生的日常生活世界，另一方面则是大家对艾滋病的所指理解不同，由此建构出不一样的真实世界，只会引来对艾滋病人群更大的伤害，因而他们不愿在这样一个真实的世界中暴露自己，更因此而隐匿着自己真实的情感表达。

二、 与污名的遭逢

社会对艾滋病的道德批判及标签化，使得感染者不得不承担患病之后在文化脉络下所带来的污名。因艾滋病的多重污名，使其不容于社会文化的价值，疾病成为文化中不可公开的秘密。因为害怕暴露自己感染 HIV 病毒的事实，他们往往无力去对抗歧视的态度、行为，更无法去对抗歧视的来源，只能经历着隐藏、掩饰。他们所知觉到的情境与他们所呈现出的表现并不一样，自我并不能够体验到真实感，也就无法体验到其确定性和真实性。

这个社会对感染者的歧视太多了，有几个人会真正地站出来公开说我得了艾滋病？那些站出来的人许多不也是用的假名字吗？不也不在自己的家乡吗？（列举了几个感染者人名，他们的真实名字并不为我们所知晓）就算他想站出来，那他背后还有个家庭呢，他的父母亲人怎么办？他们怎么活？（DCYJ08）

除了 Y 医院的人和 CDC 的人之外，应该就只有这些人知道我感染的事实。（目前也没有朋友或是家人知道，因为是感染者组织帮助他转介到 Y 医院的）其他的就完全没有。我们隐藏了很多事情不敢跟别人讲，我们总是要很小心翼翼考虑哪些事情可以讲、哪些事情不可以讲，很多事情我都还是一直隐藏着，到我走的那一天，要是还没有人发现，就这样过了，不然呢，不然又能怎么办？（DCYJ25）

我的家人都不知道，而且也没有必要让他们知道。我的紧急联系人写的是 H 哥（一个感染者组织工作人员，个管师）。护士之前也跟我说过，问我就算是在病情最危急的时候，也不让家人知道吗？我觉得如果可能的话，能不要让他们知道就不要让他们知道，因为我觉得讲这种事情，会对家人不好吧，如果亲戚们问，你儿子底到怎么了，得了什么病？然后我父母说是艾滋病，那怎么对亲戚交代，对不对？能保留就尽量保留吧，另一方面，也担心他们（家人）接受不了。（DCYJ10）

我可以说我今天不知道明天会发生什么事情，万一我有一天再需要做个手术而被赶来赶去，那就明摆着让我去死。我不需要理解，但是在就医这方面起码我要有正常的机会。如果是这样，有这个病毒我就认了，我在医院里面受的那些排挤好像我就不是这个世界上的人一样了，是人以外的动物，连动物都不如。（DCYJ26）

面对社会大众的污名与歧视，感染者往往担心身份曝光或是被揭露后，无法再融入社会。因而当被问及生病的起因时，他们常常选择可被接受的疾病替代不可被接受的艾滋病。

我被送到医院后，当时就通知我哥哥过来，但是我没有跟他

们讲这个病，我只是因为那时候并发肺结核，我就是简单地跟他讲就是肺炎，这样他也是可以接受的。（DCYJ11）

也就是刚好有那个肺结核病，结核病菌可以当借口，所以他们并不会觉得说，你怎么变这么瘦，怎么常住院啊，刚好有这个情形在，当初我也很担心说，怎么一直发烧，然后要用什么理由来跟我爸妈讲，后来我来 Y 医院检查刚好检验出结核菌，所以就用这个当借口，有了这个，可以盖过去。（DCYJ15）

我妈也不知道我有那个病，他们（家人）只是知道我得了肺结核病而已。而且也因为肺结核病需要隔离，所以，当他们提出要来照顾我的时候，我就说这个病传染，而且是通过呼吸传染，打个喷嚏就可能传染上，我就是这样传染上的，他们身体免疫力弱，我就不让他们上来。（DCYJ06）

我是 5 月 28 日发病的，那时候因为心情不好，整天吃不下饭，心理负担也重，导致很快就发病了。5 月 28 日发的病，第一次住院，大便不畅，到医院住了 28 天。出院以后大便还是不那么顺畅，可是总的来讲肚子是不疼了。大小医院没少去，也没确诊是什么病，因为到医院咱也不敢说是这病。后来到 8 月 6 日，我记得特别清楚，8 月 6 日的时候，那次发病是最厉害的。发病最初是高烧、肚子疼，一个星期也不大便，整个肚子鼓成一个大包。后来我就住院了。住在外科，当天晚上我就不想活了，当初是（住）在五楼。因为一直打着点滴，我说要上卫生间，我爸就给我拿着点滴瓶子，到卫生间以后，我直接奔窗户就去了。我就想跳楼自杀，把这个事隐瞒下去。一条腿已经上窗台了，我爸就给我拽下来了。当时整个手都拽豁了。我就在卫生间嗷嗷地哭。大夫全跑过来了，把我抬到抢救室那屋，问我怎么了。我说："没怎么没怎么。"他们问得我实在受不了了。（DCYJ29）

许多感染者，或是轻描淡写地说明病因，以利脱身，或是几经思量，选择说是病情较轻的肺结核或肺炎。这为他们提供了另一套治疗疾病的合理化形式以及可被接受的说辞，使其成为另一个借口与免于责难的护身符。此外，因 HIV 病毒感染途径的确定性，对于艾滋病人群，一直存在着是否无辜的争论，特别对于那些被视为由于性关系放纵、吸毒及同性恋而感染的人群，往往被认为是一种惩罚、罪有应得或自作自受。

一般来讲，如果说我不是一个感染者的话，我对这种疾病也会害怕的。当然，最重要的是，如果我得的这个病是手术输血感染的，那可能是我比较倒霉，人们会比较同情。可是，如果是因为吸毒或是性感染的，那就是死有余辜了。还有就是，如果是同一个罪犯，他被抓了，结果他是肺癌晚期，也许会被放出来就医什么的，但是，如果是一个感染者，你想，那还不会上新闻啊，说感染者报复社会了什么什么的。其实就是让感染者背了很多的罪。（DCYJ28）

应该是很多人会说：得这种病，那就是自作自受，罪有应得。其实从实事求是的角度来讲，我觉得也是这样，你没有好好地保护你自己，你当初有那样的行为所以你有今天的结果。也就是说，你当初如果不去接触那些东西，你好好地保护你自己，其实就不是今天这个样子了，要一辈子吃这些药，然后很多事情，都要自己一个人扛，要东躲西藏的，我想感染者的确需要家人更多的关心和更多的尊重。（DCYJ22）

真实情境对感染者来说是非常重要的。如果真实需要得不到满足，那么其他的负性情感将会产生，比如恐惧。可是，负性情感的表达将使得情境中的问题进一步增多，因为负性情感的表达倾向于阻碍互动，并产生更为强烈的因真实需要得不到满足而产生的悲伤感受。因此，如果感染者没有体验到共同的意义感，即共同的现实世界，那么哪怕是一次短暂的互动、偶然发生的琐事或是一句话，也会将感染者的负性情感激活。

常人方法学研究者早期通过"违背规则实验"（breaching experiment），积累了一些真实需要不能满足时情感发生的研究资料（Garfinkel，1967）。在实验中，被试会对实验者故意破坏互动和强迫他人使用民间的方法重构出共享现实的行为感到愤怒。真实需要紧密伴随着情境中发生的事件，因为人们在互动中交互地进行角色选择和自我呈现。当在这样的情境中真实需要不能得到满足时，人们就会认为互动中的他人应该对此负责，并对其产生中等强度的愤怒。

所以，当感染者不能够获得确凿真实感时，他们在微观互动中的其他需要也会出现问题；当感染者不能与他人形成共同的现实时，就不能产生良好的自我认同。同时，当共同现实的特性是空中泡沫时，获得群体归属感也非常困难。当有关情境中共同现实的问题没有得到解决时，信任同样不可能发生。

因此笔者认为，这些就是当人们不能在互动中建构真实感时会产生挫折感（一种中等强度的愤怒）的原因。也就是如果其他需要的满足受到阻碍，那么人们将产生指向他人的愤怒感。

第四章

获得性『期望不足』综合征

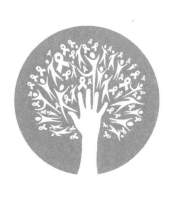

特纳认为，普遍的需要为互动对象预设了一套期望，而人们之所以愿意开展人际互动，就是为了实现这一期望。几乎没有人会在不抱有任何期望的情况下进入情境开展互动。如果在不完全清楚自己期望的情况下进入某种情境，一般将会体验到中等程度的负性情感，比如焦虑、羞愧和犹豫不决，等等（特纳，2009）。

社会学有大量的关于期望状态的研究文献，但这一主题的大多数研究重点关注与地位（特权）和权力（权威）相联系的期望状态。有的研究者为小组成员分派特权和权力，以模拟真实世界的任务小组，也有的研究者考察在互动过程中期望状态的产生和改变（Berger，1958，1988；Berger，Conner，1969；Berger，Zelditch，1985，1998；Webster，Whitmeyer，1999；Webster，Foschi，1988）。

尽管来源于地位和权力的期望状态对互动的进程至关重要，而且这些完全理论性的传统研究为期望状态累积了大量的知识，但是地位和权力并不是期望状态的唯一来源。在有些情境中，它们甚至都不是重要的来源。期望的来源是多种多样的，但不外乎来自对自我对他人和对社会文化情境的期望之中。这些期望状态通常被系统化的感情控制理论（affect control theory）称之为"基础情操"（fundamental sentiments）（海斯，1979；Smith-Lovin，海斯，1988），也有些研究者（Ridgeway，2001）称之为"地位信念"（status beliefs）。

人们希望他们与自我、他人以及环境特征的期望相一致，这种寻求一致的格式塔倾向是人们行动的重要动机。当人们对自我、他人、情境的期望得以实现时，期望状态便会表现出来，人们将感觉到比较舒适，将体验到中等强度的正性情感。如果他们还曾经一度为不能实现这些期望而担心、恐惧，那么，期望实现后他们将体验到强度更高的正性情感，比如自豪。反之，如果自我和他人的行动，以及情境没有符合期望的标准，这些期望没有被环境中他人的行动所满足，人们将呈现出负性情感。它可能是多种多样的，因为四种基本情感中有三种是负性情感。人们可能会呈现出恐惧、愤怒或悲伤，以及这三种基本负性情感的混合。

由此看来，期望状态的实现是互动中一个基本的作用过程。从实质上来看，期望状态以所有的人际互动为基础。更为重要的是，期望并不仅仅是微观互动层面的需求满足，更直接受到互动双方嵌套其中的中观层面的影响，进而间接作用于宏观层面的社会现实。

伴随上述思考而来的另外一个问题是：什么增加了期望被实现的机会？一般而言，中观层面的社会组织有两种基本的结构类型：社团单元（corporate units）和范畴单元（categoric units）。社团单元和范畴单元的嵌套特征将增加期望被实现的机会，但是社团单元和范畴单元的具体设置，以及与之对应的文化也同样对期望的实现具有重要的作用。此外，中观结构嵌套于宏观的体制领域和分层系统之中的程度对期望的实现也是至关重要的。也就是说，微观的人际互动越是嵌套于更高一级的社会结构和文化之中，那么，在互动过程中互动双方的期望越有可能被彼此理解。

回观艾滋病人群与 HIV 病毒抗争的历程，更是一种与期望抗争的历史。在艾滋病人群的生存与发展过程中，有的感染者在检测出 HIV 阳性之后不久便撒手人寰，而有的感染者，其生病历程完全可以用"向死而生"来总结，不仅自己可以在二十余年里健康地生活着，更积极投身于关于艾滋病人群的支持与关怀之中，并在助人中实现自助，更践行着"*活到抗病毒药物的研发成功*"这一期望（侯荣庭，2015）。当然，这其中少不了感染者的生理病理性因素的差异以及其在微观人际互动方面交易需要的满足；但除此之外，嵌套其中的中观层面的结构也对艾滋病人群的生存与生活产生一定的影响，他们应对被感染的努力与期望获得满足的程度，更影响着他们存有的负性情感是否会被唤醒。

一般来说，大多数感染者的期望状态是模棱两可的，或者是模糊不清的，因此导致感染者期望的实现变得更加困难。例如，感染者希望获得医疗机构的及时救治，但却不知道该以何种身份进行角色扮演，以便平等地实现就医的期望。感染者希望通过感染者组织可以获得相应的支持、关怀与帮助，却不知道在感染者组织中到底处于怎样的身份地位，应该怎样实现被融入的期望。感染者备受性别、性取向、贫富分化和感染途径等因素对他们生存生活的影响，但却不知道这些因素怎样促进他们获得清晰的期望。

因此，笔者沿用前文对艾滋病为获得性免疫缺陷综合征所指的转化，发现艾滋病人群同样存在着获得性"期望不足"综合征。在这种情境下，感染者更容易唤醒存有的负性情感。如果期望状态因为某些原因不能得到满足，负性情感将持续并且其强度将会增加。相反，如果期望状态比较明确并且得到满足，最初的负性情感将被较高的正性情感所取代。可见，所有的这些力量，包括共同的情感语言、社会结构及其文化的嵌套特征，都影响着期望的实现。因此在本章中，笔者试图进一步探讨中观层面的社会设置，即社团单元和范畴单元对期望实现的影响，进而分析存有的负性情感是如何被唤醒与呈现的。

第一节　期望状态的模糊性

阿摩斯·哈利（Amos Hawley）在对人类生态学的研究基础上首次对中观层面社会设置进行划分，认为中观层面的社会设置可以分为社团单元和范畴单元两种类型（哈利，1986）。特纳借用了这一观点，认为社团单元是指无论目标是否短暂，都具有某种目标追求的劳动组织。中观层面的社团单元只有三种基本的类型：组织、社区和群体。它们受规范、意识形态和价值观的调节，社团单元的文化和结构影响着微观层面社会设置的力量。（特纳，2009）

正如特纳曾强调的，微观动力机制的运作受到其所嵌套的社会设置的限制。如果互动嵌套于社团单元之中，进而嵌套于体制领域和分层系统之中，那么就更加可能比那些没有明确嵌套的互动生成更清晰的期望。如果源自社团单元的期望清晰性高，那么人们就更加可能满足这种期望，可以避免没有满足期望而唤醒的负性情感。

中观层面的社会组织往往通过角色、身份地位等社会力量因素的动力机制影响微观的人际互动。大量的社会学理论和实证研究在探讨微观动力机制时，往往对身份地位格外关注。只有很少的研究涉及互动所嵌套其中的社团单元和范畴单元怎样影响角色和身份地位指标等特征。同样地，只有较少的研究讨论了体制领域和分层系统如何通过社团单元和范畴单元对微观互动施加影响（特纳，2009）。

由此可见，角色与身份地位是中观和宏观结构对微观互动施压的途径。如果要分析这些微观的动力机制如何促进互动的形成和运作，我们就必须认识到，这些微观层面的力量一方面是个体之间的连接点，另一方面还是较大规模社会结构的连接点。当这些力量发挥作用时，存有的情感不仅受人际互动进程的影响，而且直接受到互动所嵌套其中的中观层面结构的制约，并且间接地受到宏观结构的影响。

因此，如果期望的清晰性和实现性越强，角色与地位等结构性力量越能够以增加正性情感的方式运作，进而维持互动和互动所嵌套其中的中观结构。相反，如果期望越模糊，期望实现的可能性就越弱，则这些结构力量越可能造成负性情感的唤醒，进而阻碍互动。如果负性情感被抑制，其强度会增强或转换并且挑战中观结构，进而间接地影响宏观结构。

人际互动所嵌套其中的社团单元的结构决定人际互动过程所唤醒情感的类型、满足交易需要的方式、一般化的期望、身份地位的获得，以及与地位相关联的角色。因此，人际互动中存有情感的强度受到社团单元结构的高度限制。

除了微观层面满足艾滋病人群交易需要的社会力量外，艾滋病人群生存的生活世界里更少不了中观层面社团单元的影响，最典型的便是针对感染者进行救治的各级医疗机构，其中定点专科医院负责为感染者提供免费的抗病毒药物以及对相应机会性感染的救治。定点专科医院虽然有很强的针对性，却无法全面解决感染者所有的医疗问题，比如大型手术的实施或是感染者其他疾病的就医。因此，本书中的各级医疗机构不单指定点传染病专科医院，还包括从三级甲等综合医院到普通社区医院乃至作为补充形式的民营医疗机构。除了医疗机构外，21世纪初，随着国外艾滋病防治理念和资金的大量涌入，在国内各级政府的默许之下，民间先后成立了许多的感染者组织。一般而言，这些感染者组织并没有获得政府部门的注册许可，却从事着针对艾滋病人群的支持与关怀服务，成为帮助艾滋病人群有效应对HIV病毒的中坚力量。因此，探究医疗机构和感染者组织这些社团单元的运作对微观社会力量的影响，从角色和身份地位方面分析其对期望实现的影响并探究艾滋病人群存有负性情感的唤醒显得尤为重要。

一、 角色选择的无奈

社会学家对于角色这个概念有着多种多样的理解。例如：角色是人们在某个情境中应怎样行动的期望（Moreno，1953）；角色是规则调节地位的行为成分（帕森斯，1951）；角色是个体为了接近某种地位而应用的一组执行行为的资源（贝克，福克纳，1991）；角色是策略化的自我和呈现（戈夫曼，1967）；角色是表示人们是谁，他们应该做什么，以及应该得到怎样对待的文化目标（Callero，1994）。

虽然这些观点并不矛盾，但也确实表明了角色具有多种特征与展现层面。用拉尔夫·特纳的术语来说，当人们在情境中呈现自我时，就是在进行角色扮演，同时为了识别他人的角色扮演，也在进行角色选择。人们总是在确认自我的角色是否能够从他人那里得到证明，因为通过角色行为，人们的交易需要才能够实现，并把角色与呈现角色的他人证明明显地联系起来，同时也把其他水平的自我（潜在身份与核心自我感受）通过角色呈现出来。因此人们总是受到证明他们所扮演角色的激励；同样地，人们通过角色给予他人一些资源，并从他人那里获得一定的资源。如果在这个过程中，双方所扮演的角色不能够得到交互证明，资源的流动将受到阻碍。而群体归属的获得通常要通过他人接受个体在情境中的自我呈现，如果被他人证明了角色，那么信任就会得到确认。这是因为一旦自我得到证明，其行为的发生将能够被预测。而人们通过彼此理解对方的角色，将获得对真实需要的共同理解，此时情境也更加客观化，使得人们的确感受到他们在分享着一个共同的世界。

因此，如果要证明某个角色的意义超出了角色本身，要探讨角色定位与情感呈现的关系，那么就更需要将角色嵌套于中观社团单元的平台中实现。特纳在总结前人研究的基础上认为，在人们的知识储备中储存着大量的角色信息（特纳，1994a），当人们选择角色时会提取这些信息。特纳认为在这个知识体系中，有四种基本的角色类型，分别是预知角色（preassemble roles）、联合角色（combinational roles）、概化角色（generalized roles）和跨情境角色（trans-situational roles）（特纳，2002）。这四种角色的证明与扮演，必须嵌套于中观的社团单元或是范畴单元之中才得以实现。大体上来说，当个体成功地呈现了角色，并得到证明时，也就满足了交易需要的期望。同样地，社会结构和文化的其他成分所构成的期望，也是通过角色扮演和角色证明的过程得到实现的。当角色在嵌套其中的社团单元中得到证明时，所产生的情感强度会比较高；在自我没有得到证明时，情感的强度还要更高。当某个角色得到证明，特别是这个角色与自我关键性的资源密切相关时，人们将体验到高兴等正性情感（如自豪、感激等），个体将会感受到不仅与角色有关的期望状态得到了实现，比如交易需要、与社会结构和文化有关的需要也得以实现。角色证明最终就像奖励那样影响着个体的行为，因为许多期望状态交错汇聚在社团单元内所呈现的角色上。与之相反，当角色没有得到证明或是个体并不认同的角色被无端证明时，负性情感将由此发生。个体将会感到悲伤、愤怒或者恐惧等负性情感。如果这些情感被同时体验到，个体将会体验到羞愧。如果源于道德规则的期望与这个角色联系在一起时，个体将会产生内疚感。随着时间流逝，这些同时激活的三种负性情感将转换为疏离感，个体会与这个被迫扮演角色的情境产生距离，或是选择从这些嵌套的社团单元中逃离。

医疗机构作为一处连接感染者微观互动和宏观体制领域的中观社团单元，对感染者期望状态的实现发挥着重要作用。但从医疗机构的角度来看，无论前来就诊的个体存在着怎样的自我与潜在身份，一旦跨入医院的大门，他们在这个情境中就必须扮演"患者"这一角色。医院和医生对患者既往病史的关注与身份地位的关心，也仅仅是出于有效治疗的目的。可是一旦患者的角色中多了一层感染者的角色身份时，那么他们的就医历程就会变得一波三折。他们面临着感染者角色身份的无端证明或万般无奈地努力去隐匿这种身份，从而造成他们期望状态的模糊与实现期望的无助，更引发他们情感的跌宕起伏。

（一）预知角色引发的救治无门

预知角色是指有大量可以被知觉和理解的已知角色，这些角色由一组姿态表现出来（特纳，2009）。当这些角色在互动中被观察到时，人们能够立即从他们的知识储备中提取角色的所有成分，并调整他们的行为，以扮演互补的角色。例如，母亲、父亲、商人、医生、学生、工人等角色，通常必须与某个体制领域相联系才能够被较好地理解。一旦标志这种角色的姿态被察觉，人们将比较容易地从储备的信息中提取出有关的信息从而做出应对。

随着艾滋病宣传的普及，艾滋病人群的身份也成为一种预知角色，存在于社会大众包括医护人员的知觉与理解中，更被人们误解为集高传染性、高致病率、高死亡率和高污名性于一体的一种疾病。虽然国家明文禁止医疗机构和医生以各种理由拒绝、推诿为感染者提供治疗和手术，规定了感染者享有平等就医的一切权利；可是当感染者主动或被动地表明自己的身份后，HIV 病毒携带者这个角色便从此成为医护人员认知理解中的唯一的预知角色，使得医护人员立即从他们的知识储备中提取该角色应有的成分，从而调整他们的行为来应对作为感染者的患者。相反，感染者对医护人员的预知角色却依旧停留在救死扶伤的定位上。其结果就是，在这两种不同预知角色的扮演中，感染者必然陷入就治无门的境地，手术治疗更成了他们可望而不可即的事情。

我的眼睛，刚到 TR 医院去看过。我跟他说过我是 HIV 病毒携带者的身份之后，他马上就说：你这种情况不需要做什么手术。说了很多，如果你单只眼睛看不见的话，做不做都两可，无所谓。可是，为什么当我没说感染艾滋病的时候，他就建议我做手术；在我说了身份后，他就不建议我做手术，就不接受我呢？这也不就是在推诿我吗？我之前就去做过 HIV 抗体检测。只是当时去做检测的决定跟患眼病完全没有关系，只是因为几个同志圈里的朋友怀疑自己可能感染了，都想去检测一下，我想到自己和他们在一起，去检测一下也好，要是没感染的话以后就注意点。但是我一直不知道的是：我感染上之后就不可以做手术了，就没有医院敢给我做手术了。现在想想特别愧疚，特别后悔，当时要是不说的话，也许手术就完成了。全怪我自己不知道，才酿成错事。

……后来我又找了另一家医院，该医院的医生提出了一个条件，说：手术可以做，但是要接受媒体采访。他就是想扩大自己的名声，给感染者做了一个眼睛的手术，给他们做一个宣传。但是，我作为社会的一员，我有权利不去这样做。你们不能把整个社会的责任放在我一个人身上，对不对？你可以提出一个建议，说希望让我做一个采访，为了进行倡导啊，减少歧视啊，但是，你不能把这当作一个条件，如果我不答应，就不给做手术。假如你说得委婉一些，我或许会答应，比如说不用我在老家的真名字，换一个别的什么名字。他们准备将手术过程全程摄像！我宁愿不做手术，我也不愿承担这种风险。我不怕我自己怎么样。我既然已经把孩子保护了这么多年，我还要继续保护我的孩子。我不想让他在歧视中生活，在歧视中成长，对他幼小的心灵造成伤害，形成不健康的心理。有人说，你不愿为这个社会做贡献吗？我就说，我没有这个义务。我有权利选择。这么多人呢，你干吗不找别人，非要找我呢？就算是找我，也不能谈条件，对不对？又不是我不付钱，你需要多少钱，我就付多少钱。我从来没有想着做这个手术不花钱，求着你什么的。我去医院看病，我给你钱，这是理所当然的，这是公平的交易。医院就是救死扶伤，你的天职就是这个。每个人的生命到极限的时候，需要社会帮助的时候，如果被抛弃了，肯定会报复这个社会。我花钱看病，为什么不给我看？（DCYJ07）

我是在确诊脑膜瘤之后才查出艾滋病的。当时我在大街上无故晕倒，就去医院做相关的检查，当时医生告诉我：由于脑膜瘤的大小已经超过可以用伽马刀手术的限度，只能通过普通手术来切除。考虑到经济原因及其他一些因素，我选择回到老家进行手术。我回去后就找我们的军区医院，任何一个医生在不知道我是感染了阳性的时候都说这个手术很简单，就是很简单的一个手术，都说位置长得不错。但是我住进了医院，住了快一个星期了，他们就是不给我做手术。在我刚住进军区医院的时候，医生护士以及周围的病人都很喜欢我，可后来，他们就找各种理由把我给隔离了，也不查房。我就去找他们，问他们为什么不给我手术，医生就直接告诉我：他们在等 CDC 的结果，说我可能感染了艾滋病。后来等了很久，等了两个多星期了，又不开刀，我又没有什么事，白天上午 11 点前就出去玩，很无聊的。那两个星期像（蹲）监狱似的。我说：你要不然就直接说不敢给我做手术，你这样，我本来就活不了一两年了，还这样一直拖着，太压抑了！（DCYJ17）

我因为有肛门囊肿需要手术，但是在镇、县、市各级医院都被拒诊。之后我来到了××医院。我听他们说，有一家××医院，他们的肛肠科比较好。后来我就去了这里了。但是（被感染）这个事我就留心了一下，我没有说。医生自己马马虎虎查了一下，然后上了手术台。上了手术台之后呢，麻药也都打了。我想这下可能过关了，我还想着很庆幸。结果做手术之前，他就突然对我说了：你不能做手术。我说：为什么不能做手术？他说：刚才我们查了一下，你 HIV 是阳性的，你不能做手术。我说：你怎么可以随随便便查我的 HIV 呢？我没有这方面的要求。这只是一个肛门手术，对你们肛肠科来说，这就是一个很小的手术，你没有必要查我的 HIV，至少你侵犯了我的隐私。但是，说归说，做归做，没有用的，还是一样把你请出去。我边哭边在那里说，但是没用的，知道吧。他说：你的心情我也非常理解，反正还是不给你做手术的，就把我给推出来了。我不清楚医疗规定，但是像这样的已经完成手术前的身体检查，推上手术台了，并且麻药都上了，结果却给推出了手术室，任你声泪俱下。……实际上手术很快的，二十几分钟就搞定了，但是他还是害怕感染，医生绝对是害怕感染。后来没有办法，等麻药的药效过了我就走了。（DCYJ01）

无法进行手术是感染者医疗救治中最显著的问题之一。当普通患者需要进行手术医治时，一般医生都会极力推荐，可是同为患者，当感染者需要进行手术时已不再是一名普通患者，其唯一的定位便是一名感染者。用一名医生的话来说："谁都知道 HIV 病毒是通过血液传播的，这样手术的风险太大，我不敢给你做，也没有人敢给你做。"因为被赋予了感染者的角色身份，感染者的手术问题就变得异常困难。之前曾有感染者组织公开了"天津小峰事件"，小峰因为肺癌需要手术，结果没有一家医院愿意为小峰实施手术，万般无奈之下，小峰通过私自修改病例，最终获得手术的成功，但这一事件也将自己推到了风口浪尖。感染者凭着对医护人员预知身份的认识，主动或被动地暴露了自己被感染的身份，可是这在医护人员看来却是"意义重大"的预知角色，反而限制了对感染者的救治，使得感染者曾经期望的治疗化为泡影。尤其是，如果对比一下医护人员获知感染者身份前后的变化就会发现，平等就医这件事已经荡然无存。在这种情境下，感染者不仅无法获得救治，反而由此引发了感染者伤心、愤怒等负性情感。

如果说感染者的重病救治特别是手术问题"可能"存在相对较大的感染风险，（当然，这也仅仅是如果，因为事实并非如此），那么对于感染者来说，即使是普通疾病如感冒之类的治疗，在很多地方也会因为自己的身份而被歧视、被拒绝，甚至因此错过了最佳的治疗时机。这些情况基本都是感染者善意地为医护人员考虑，才主动透露自己的感染者身份，却因此遭到歧视、拒绝治疗。

作为感染者的这一预知身份，本应该是有助于医护人员对感染者做出正确诊断的前提，可是在现实情况中却变成感染者从此不得不慢慢地学会隐藏自己的身份。有的感染者更因此不再去医院，"有病了就自己先挺着，挺过去了就过去了，挺不过去再说"。这往往会导致更为严重的后果。笔者在与感染者同吃同住同劳动期间，也曾听闻有不少感染者就是因为一点小病没有及时治疗而导致病情恶化甚至引发其他疾病，最后留下严重后果，更有人因此而死亡。这些感染者并不是不愿去医院就医，而是无法应对期望与现实的落差，更无法接受期望获得治疗与面对推诿拒绝的现实这一差距，更因此带来负性情感方面的跌宕。

在 R 医院，我是找皮肤科的医生，皮肤科那个医生挺好的，他挂个盐水叫我瞒住不要去说，说了不会给你做的。我是肺不好的时候，从 L 医院出院到 R 医院去看嘛，去复查，找到他们呼吸科的主任，那个主任连挂盐水都不给挂，就不肯给我挂，我打电话给他们院长，他们院长不肯挂，说药我们给你配，你拿到社区医院去挂。我说社区医院也是医生啊，你们这里也是医生，为什么社区医院可以给我打针，你们这里不肯给我打针呢，我说你们这个医院金贵啊。他说他们怕护士要是把针扎破就麻烦了，我说你们是大医院，社区医院是小医院，按照技术来说你们技术肯定比他们好。这是什么理由呢，你说是吧，这不就是歧视吗？这些医院为了自己的利益，就把我们给抛弃了。后来我也没挂。复查也没复查，就是药物加上我自己的保养，营养方面注意，身体慢慢就好了，呼吸也正常了，基本上就恢复了。（DCYJ19）

他那里不是都看艾滋病的，还有看性病的。有的感染者住院，他们就很大声地说："你放心好了，我们不会说你是艾滋病住院的。"（学女声）他还给我保护隐私，那么大声地喊？找护士长给我联系住院，给我量个体温，称个体重，护士长打个电话给住院部说："我这儿有个艾艾上来了。"（学女声）这个多难听！你说有个患者（不就行了），你说什么艾艾上来了。大家都知道你们这里是性病艾滋病门诊，你就说是病人上来了，不就行了，还说艾艾上来了，你说难不难听？我当时听了就很不舒服，但又能怎么样，病还是要治的，我能拿人怎么样。（DCYJ10）

这边据说就有两个人负责这个事情，我也领教过他们了。我就可以说他们医德不好，医院也不行！有一点不舒服就让我去检查，去拍片子，每一次都花好几百块钱。他们不负责任到什么程度？比如说我肺不舒服想去检查，结果他就给我写得到处都是

HIV。你说我一个感冒跟 HIV 有什么关系呢？他们还在那里就像聊家常一样说我 CD4 多少等。我自己是无所谓了，反正我又不是 TJ（地名）的，你就是说我艾滋都行啊！谁认识我啊？（DCYJ12）

虽然 DCYJ12 他是这样讲，但是从言谈话语的激烈程度上来看，我想他是很在乎在不相干的人面前被当作感染者来看待的，甚至有些怨恨。正是由于这样那样的标签化，感染者往往连普通的疾病就诊也要思虑再三，因为他们要考虑自己作为感染者的角色在医疗机构这样的一个社团单元中会有怎样的预期，又将会受到怎样的内心伤害与愤怒情感的唤醒。获得医疗机构的救治这是任何一个患者最基本的需要和期望，感染者更是如此。可是这一期望却因为感染者这一预知角色而彻底破灭，这就更激发了感染者唤醒疏离等多种负性情感的组合。

拉尔夫·特纳认为，人们在某种内隐假设的指导下行动，即在互动过程中，人们表现出来的姿态是彼此一致的，表明了某个内在的角色。一旦角色选择使得人们发现了支持互动对象行为的角色，将会通过扮演表现出互补性的角色，从而使合作得到保证（特纳，1962，1968，2002）。反之，如果个体不想被发现或是不想被证明的角色遭到强调，个体将呈现出负性情感，通常体验到中等强度的愤怒。如果对方拥有较高的权力或是地位，个体还会体验到恐惧类情感。这是因为人类没有其他大多数哺乳动物具有的先天的联系机制，这些现象学的和格式塔的机制对维持互动具有至关重要的作用。如果个体在互动中去掩饰某个角色时，人们将需要投入大量额外的工作来实现这个目标。如果这些努力被证明是无效的，互动很有可能受到阻碍，导致一系列负性情感的产生。

（二）联合角色与概化角色导致的高成本治疗

联合角色是在人们的知识体制中，同样储存着角色在具体的情境中怎样联合的知识（特纳，2009）。联合角色这个概念指两个或更多个预知的角色在某个特定的情境中怎样联合起来。例如，当一位女性照顾家人时，她同时扮演了主人的角色以及与家庭中的血缘位置相关的角色。人们已经知道角色的这种联合，因此能够比较容易地进行必要的调整，做出适应角色的联合行为。

概化角色是指人们的知识体系中还储存着一些知识，即在所有情境中什么样的特征是理解角色的途径，例如人们知道什么样的特征标识高兴、自负、害羞、感激、认真、勤奋。这些一般化的特征几乎与所有的角色相联系，如一个认真的学生、快乐的妈妈、自负的工人，等等。这些概化角色是已知的并且与其他已知的角色相联系，人们比较容易通过角色选择和扮演做出必要的调整，适应互动对象的行为。

对感染者的人际互动，特别是对其就医而言，被感染这一事实已经成为所有医护人员的预知角色与唯一角色，感染者作为普通患者的这种概化角色也因此被忽视。可是感染者终究还是患者，特别是对于许多因非机会性感染而需要医治的感染者，他们往往会为了手术，为了治疗，在多次求医无门的情况下，不得不选择收费相对较高的民营医疗机构或是小的医院，仅仅寄希望于这些医疗机构可能会忽视艾滋病相关检测而实施手术与治疗。如此一来，虽然部分手术的问题可以暂时解决，但一则花费较高，且无法实现医保报销，再则这种治疗只能是一种投机的行为，因为这些医疗机构往往只能实施一些小的手术或是普通治疗，无法从根本上解决感染者的就医与手术问题。

> 当时我也没什么太大的感受，我被感染了也没有那种天塌下来的感觉。但是到了后面，被医院赶来赶去，我才感觉到事情的严重性。原来我觉得感染就是我自己的事，我死了也是我自己的事。问题是，在医院我好像就成了外星人一样。本身我在社会上跟朋友啊都很好的，突然间我就成了一个被打入地狱的人一样了。最后经过很多周折，我花了很大的价钱才把手术做了。我原来的病是很轻微的，我基本上都没有感觉到我视网膜脱落，我只是感觉到有点蒙。最早去检查的时候发现是视网膜脱落，需要手术，非常轻微的。但是被医院拖到我眼睛基本上看不到了才做手

术，已经非常严重了。我可以说，我比别人多花了将近一倍的价钱，还使用了一些……怎么说呢（回避言及，应该指用了一些特别的手段才做成了手术），有点欺负老实人。

我当时被那家医院赶走了，我就走了。之后我就换了 TJ（地名）一家最大的医院。我想最大的医院还不能做吗？结果到那家医院又是做了全身的检查，又被查出来了，又赶我走了。他们就是说因为我有这种病毒，他们没有这种设施去做。他们叫我去 B 市做。

正好 CDC 的人给我打电话，我就跟他们反映了这个问题。他们说只能协调，没有办法左右医院的决定。反正是费了很大的周折，他们把我放到一个高干病房，好像要把我隔离开一样的。虽然我以前不知道这些传染途径怎么样啊，但是感染之后我很快查了这些资料。我知道没有体液、血液接触根本不会感染的，他作为医生应该清楚啊。他把我和别人分开我也理解，万一别的病房的病人知道了可能会觉得不舒服。反正最后费了很大周折，隔了将近一个星期才做了手术，第二天早晨就让我出院了。一般做了手术总是要观察一下吧，他们也不管我有没有长好，反正做完手术了，做了你就出院吧。就好像我是千古罪人一样了。……我觉得这个病毒在中国已经有很长时间了，如果连医生都觉得这么恐怖，那普通民众肯定会觉得更恐怖。（DCYJ06）

我为了这个肛门囊肿跑了六家医院都未果。最后这个年轻的外科医生建议我去找一家小一点儿的医院。他就给我建议，他说："你找那种小一点儿的医院，就是说不是那种大医院，有的时候经常在电视上，在外边发传单的那种小医院。"有的小医院肛肠科还是比较好的，他就让我去找一下，不要告诉医生。一般小医院，他们不会查这个东西的。

后来我就去了 PC 医院。PC 医院的手术方式跟传统的手术方式不一样。他们采用一种微创手术。结果这次我就去这家医院了，我没有跟医生说（患有艾滋病），然后打了麻药，就动了手术。前后不到 20 分钟，很快的，一会儿就搞定了。但是这个医院花费很高，我总共花了 13 000 元。在 PC 医院治疗的 13 000 元的费用都是我自己承担，因为不是从医保指定医院转过去的，所以医保不能报销。这次我宁愿争这一口气，我说我自己掏吧，自己掏了。我动了手术，我不想再跑到其他医院了。（DCYJ17）

人类在他们的大脑皮层中储存了这些基本角色的大量信息，如果人们思考一下角色选择的加工过程，就可以确信这个观点。这是因为人们能够很快地确认他人的角色，并且没有较多的烦难之处（特纳，2002）。如果人们不得不在互动中隐藏自己或是去扮演独特的或个性化的角色，这将耗尽人们的精力。如果人们不得不疯狂地观察他人的姿态，担心他人在情境中发现自己的某些角色时，人们会在所处的情境中持续地体验到中等强度的恐惧。通过已经储备的大量角色信息，人们只要觉察到一点儿个体在情境中扮演的角色信息，就可以通过迅速扫描储备信息库，迅速找出个体所扮演的角色。在大多数的情境中，这个过程的发生非常迅速并且非常容易，但是当个体极力去掩饰时，特别是个体所扮演的角色或者所掩饰的角色被证实后，个体往往会因此产生怨恨等负性情感。

感染者在隐匿自己感染 HIV 病毒的身份后，他们就既是普通患者又是感染者。在这种联合角色下，感染者通过扮演大众所熟知的概化角色来换取疾病的医治，虽然小的手术可以得到治疗，但感染者并不能像普通患者那样，体验到疾病被医治的喜悦，反而带来的是更多的忧心忡忡。因为这让他们更加体验到疾病医治的艰辛，难以获得普通民众就医的平等身份。正如有感染者说："我再也不想去××医院了。"不管手术成功与否，感染者体验到的是一种挫败感，一种因为不公平与备受冷落的悲伤情感。特别是他们所寻求救治的，并不是目前尚无法治愈且具有传染性的艾滋病，而是作为感染者所患有的其他普通非传染性疾病。虽然感染者的角色身份得到了暂时的隐匿，但这种角色扮演使得感染者对医疗机构的期望变得更加模糊，更引发了感染者愤怒与怨恨等诸多存有的负性情感。

二、 地位获得的迷茫

与角色相类似，地位的概念同样有多种意义。有些研究者把地位描述为社会结构之中的位置，还有些研究者认为地位是指权力和权威的差异；另有些研究者认为地位仅仅代表了特权和荣誉（特纳，2002）。地位概念的这些差异并不相互冲突，每一种定义都强调了地位的不同维度，而忽略了其他的维度。在特纳看来，地位可以被定义为个体在网络位置中所占据的某个位置，至少与一个占据其他位置的人具有联系（特纳，2002）。地位显示了很多潜在的意义，尤其重要的是：首先，某个位置与其他位置相比所具有的独立性和清晰性；其次，每个位置都附带有一定的权力与权威；最后，地位的每一种特征都对情感的发生产生作用。可见在通常情况下，人们总是处于某种地位，由此拥有不同的资源，比如权力。根据地位以及与地位有关的资源，人们扮演某个具体的角色，与此同时人们还通过角色扮演的努力，来宣布和证实自我所拥有的地位。

正如现象学对角色所描述的那样，地位也具有现象学专业上的具体表现，因为人们对他人表达自己的地位符号，特别是当社团单元没有建立起相对地位关系时更是如此。事实上，正如对期望的有关研究表明，人们能够迅速决定互动中自我和他人的地位，他们通过角色来实现这种判断（Ridgeway，2001，2006）。当人们表达某种姿态时，不仅表明了角色，也同样表明了自己的地位与他人地位的关系。实际上，情感通常作为一种策略表明个体的地位，正如某人在互动之中明确而自信地表明自己的特权或权威一样（Ridgeway，2006）。另外，角色扮演过程中会表现出一些地位线索，这些线索将澄清和调整互动对象所扮演的角色，而且表明了互动对象彼此之间的地位关系，进而为角色扮演提供了额外的信息。

个体的地位扮演努力通过角色扮演执行，为他人提供了关键性信息。没有地位的有关信息，将难以建立怎样满足交易需要的期望，什么文化成分与期望相关，甚至社会结构的哪些维度构成显著的期望。人们彼此理解对方的地位，会在自己扮演的角色中感到舒适。正如前文所论证的，当人们能够交互地证明扮演的角色时，自我证明、获益交换、群体归属、信任、真实等有关的需要更有可能得以实现，由此激活正性情感的动力机制。与此相反，如果地位不容易决定或者地位存在模糊性或争议时，角色证明将遇到困难，由此产生愤怒与怨恨等负性情感。

在艾滋病人群的社会管理领域，随着"全球基金"和"中盖项目"在我国的开展，自 2003 年以来，感染者组织在我国如雨后春笋般发展与成长，不仅组织数量迅速扩大，还形成了许多具有全国甚至国际效应的感染者组织和组织联盟。这些组织不同于官办的社团，大部分是由感染者或是关注于感染者的人士组成。他们对艾滋病人群的预防与干预发挥了巨大的作用，但由于组织的管理经验、干预能力有限，在针对艾滋病人群的工作过程中，也存在诸多的问题。其中最为重要的是因为感染者组织缺少明确的准入和退出机制、感染者组织地位的不确定性与非法性、组织缺少清晰的目标等因素，影响着艾滋病人群期望的达成，更进一步唤醒感染者存有的负性情感。

（一）缺乏明确的进入和退出边界

尼克拉斯·卢曼认为，当社团的边界明确时，并且人们知道什么时候和怎样进入和退出社团时，人们同时携带着他们对组织文化、结构，以及期望的理解进入社团。相反，如果社团没有清晰的边界，也没有进入和退出规则时，将会让人感到模糊和无组织性。此时，人们不能够确切地知晓自己是在社团之中还是在社团之外，也不清楚什么期望是显著的，以及这些期望什么时候会被激活（卢曼，1982）。如果一个社团单元能够给其成员明确的期望，那么人们将能够理解这些期望并试图满足这些期望。反之，社团成员会因此而激活负性情感，进而导致社团的目标和文化的冲突与改变，从而改变社团单元的结构和文化。

纵观我国感染者组织的发展，在 2013 年之前，感染者组织的发展如火如荼。然而在快速发展之下也造成许多感染者组织出现少人、少办公场所、少办公经费等问题，还有的组织发展不规范，更缺少注册登记等合法性手续，几个人甚至一个人也可以号称一个组织。这种情况必然带来组织成员及服务对象缺少明确的归属感，缺乏明确的准入和退出机制；也必然造成不少组织的发展陷入"为了项目而项目"的境地，往往是有项目就有人，没项目就没人。感染者像走马灯似地游走于各个组织之间，以个人信息换取物质资源和经济支持，却与防治艾滋病的干预期望越走越远，越走越模糊。

最开始的时候，还是很有帮助的，因为那个时候，感到特别无助。在医院，是一个医生给了我他们的联系方式，我就打电话过去了，之后就会来参加他们的一些活动，比如药物依从性的讲座，又如一起聚餐分享交流经验。刚开始的时候，发现有那么多和我一样的人，大家能聚在一起很不容易，也能带来情感的支持。但是，对于小组，并没有如他们所说的那么好，刚开始的时候，我的期望特别高，也很有热情，可是后来渐渐发现，这其中，我们只是一个参与者，一个项目的参与者，小组有项目了，叫大家一起来，填个表，发个东西，吃个饭，然后就散了。反而有一种被利用的感觉，后来索性就很少去了。（DCYJ03）

以同性检测的小组居多，当然也有做关怀的，因为检测是有钱的，关怀就走走形式，如果说从发现（HIV 阳性）的角度来说，小组的作用是很大的，但是，发现之后，你的价值也就体现得差不多了。比如在 CY（地名），特别是一到每年的 12 月 1 日（国际艾滋病日）的时候，你就会接到许多组织给你打电话，让你来参加活动，这个发水杯，那个发芦荟膏，总之就是，一有项目或是活动，小组都来联系你，项目一结束，就没什么消息了，为了项目而项目吧。（DCYJ23）

没有归属感，小组是为了做项目的，我们当初以为在小组是可以获得归属感的，因为你也知道，我们一旦阳了，往往是不敢回家，既没工作也没朋友，总之一下就什么都没了。这个时候，社区小组打来电话，说得多么好，我就想，那我就去看看吧，毕竟大家都是得这个病的，还可以一起生活。可加入之后发现，小组是为了做项目的，我们感染者是被用来获利的，所以，无利不起早，哪家有活动，发东西、叫吃饭，甚至发钱，那就去哪家。完全乱了，要是没什么项目，小组也不联系你，你去了也没什么事，最后也就不了了之了。（DCYJ10）

访谈中笔者发现，许多感染者组织的运作完全项目化，感染者则在组织中自由地流动，而促使他们流动的，无非是基于项目的检测、关怀与支持等内容。即使有的感染者组织成立了所谓的网络群，也仍然缺少明确的进入与退出的机制。其结果就是，许多感染者往往是满怀期望地进入了组织，希望从感染者组织中获得对自我的认可，习得应对艾滋病的相关知识和技能，拥有归属感，抑或是重建一种信任与真实世界，不用再戴着面具示人。可在实际加入之后才发现，许多感染者组织的发展往往变成了一种"为了项目而项目"的运作模式。感染者在组织中没有明确的边界，也无所谓加入或是离开组织一说，参加组织活动也变成一种获得小利的交换，而且还要用自己的隐私作为代价，这反而让感染者内心产生一种被利用的抱怨和愤怒。

（二）无法嵌套于体制领域

如果社团嵌套某一体制领域之内，将具有明确的意识形态，并且对在这个体制领域中什么能够发生和什么应该发生有着明确的规范，那么这个拥有较多自治领域的文化和结构，对其下属的社团单元的结构和文化具有较高的限制，体制领域的意识形态将以具体的组织规则的形式表现出来。由此社团单元将有可能拥有边界，拥有进入和退出社团的规则，同时拥有较为清晰的目标来保护体制领域之中小的社会生态环境资源，为社团单元内成员带来清晰的期望与可实现的愿景，更进一步激发其正性情感。反之，如果这种嵌套无法发生，那么对社团单元及其成员而言，就会由于缺少清晰期望的可实现性而引发焦虑、悲伤与愤怒等负性情感的产生。

由于我国对社会组织的注册管理相对严格，社会组织登记注册的门槛还比较高，虽然国家已经放开了对业务主管单位的要求，但没有足够的注册资金、没有合适的办公地点、没有完备的人员设置、没有明确的注册程序，以及艾滋病与同性恋的敏感性和注册成立之后所需要承担的费用等原因，仍阻碍着组织合法性身份的获得。因此，国内几乎没有几家草根感染者组织获准在民政部门注册，使得众多的感染者组织处于一种非法的地位，无法嵌套于宏观的体制领域。

艾滋病人群情感调适的社会学研究

我记得有一年，跑了好久，由于资金问题没有注册下来。那时候跑了好长时间，还跑到 TZ 去注册，太难了，他们提出了许多条件，比如你要有业务主管、资金、人员等条件。没有几家能注册下来，目前只有红丝带之家和爱心家园吧，好多都注册不下来。也就是说，你的组织即使不是非法的，起码是不合法的。那么，也许今天有项目了，你这个组织就存在，明天没项目了，那也就没什么组织了。后天再有了，那再出现，或是再成立一个新的组织。这样的组织，其实对我们来说是没有什么安全感和信任感的。就像马季那个卖烟的小品一样，黄了还可以再来。（DCYJ20）

现在同性恋就不能注册。如果你要注册，你就要换一个名字……当时要注册一个叫同性恋亲友会都被拒绝了，他们就是暗示说，你们不要用同性恋这三个字。（DCYJ26）

从长远来说，也许会注册，但就目前，我不会考虑。就目前全国来说，真正的纯草根能拿到社团或是民非注册的没几家，有，至少也是有政府背景的，没有政府背景的，很难注册到。虽然国家老说放宽放宽，但你真正去办这事，会有很多的要求，总体来说，你是办不下来的。其实感染者也都知道，看到你没能注册，也就知道你可能是有今天没明天。反正大家来了，就是凑个热闹。这也就是为什么爱心家园和红丝带之家的组织成员相对比其他组织稳定的原因吧。（DCYJ22）

在访谈中笔者了解到，目前能够注册成立的与艾滋病相关的社会组织可谓是凤毛麟角。以北京市为例，主要有北京市性病艾滋病协会、北京红丝带之家、爱心家园和石景山艾滋病皮肤病防治协会等几家。除北京之外，能够注册成立的社会组织更是少之又少。有一些组织因为自身发展需要，只好选取了工商注册的方式取得法人资格，以期得到合法性地位和可持续的资源保障，但随之而来的是开展项目需要缴纳相应的税费，从而增加了组织运作的经济负担。

> 比如说税的问题，就是一个很大的问题，因为我们是在工商局注册的，在中国，同性恋太难注册了，目前好像还没有同性恋组织注册的。所以，如果你没有申请民政注册，你没有办法免税。我们还是要交发票过去，我们要交 5% 到 6% 的税。（DCYJ26）

> 此外，注册成立还需要相应的业务主管单位、办公场所、支付专职财务人员的费用等，这对于许多小型组织而言，自身基本无法承担相应的费用，而申请的项目经费又不能或是不够支付这些费用，反而增加了组织的成本和其他风险。（DCYJ18）

> 你知道，全球（基金）撤出之后，我们没什么资金，比如我现在有一点儿小的资金，我挂靠到 Y 医院，当然没收管理费。我注册之后，除了不用挂靠之外，没什么太大好处。我注册没注册没有区别，我注册之后，反而我还要有自己的财务，我可能还要有自己的费用。如果说注册之后能够增加我的收入来源，组织、政府能够给我资金支持，帮我改善我的组织、人员发展或是工作进展，那我一定要注册。但是，我注册之后，一点儿变化也没有就没什么意义。我还是和没注册的小组一样，在同一个水平上争项目，那和现在也没什么区别。（DCYJ20）

> 你看，你成立一个企业，就要有自己的出纳、会计，你就要在你所有的经费里面，体现你的费用。你要有人工，你就要交社保。所以，一年没有个十万八万元还不够交这些费用。你看我们

现在托管在协会、基金会，我只要交 5% 或 10% 的管理费就可以了，我还省钱。另外，代理记账还有个问题，对于我们这种涉及艾滋病的经费，感染者在你这儿领取劳务费，这就要用姓名和身份证号的，所以我们考虑后决定，还是托管在机构吧，以免造成感染者身份的泄露。(DCYJ22)

与感染者组织自身的合法性问题类似，因为没有明确的合法身份，感染者组织的每一位从事艾滋志愿服务的工作人员都有着自我身份认同的迷茫。这更影响着他们工作的正常开展。首先，因为感染者组织自身没有合法的身份，也无法与工作人员签订正式的劳动合同与劳动关系，更无法赋予工作人员正式的工作身份。其次，由于工资、保险和项目执行的要求，他们的待遇往往很难保证，这就使得他们对自己的定位十分模糊，是志愿者、是义工、是专职工作人员还是社会工作者等的认同出现迷失，因而容易造成人员流失与工作无法有效衔接的困境。

我们这种工作的身份，没有一个合法的身份，比如我们出去做项目，公家跟我们要证件，我们就是没有。连北京市的老头老太太，都有一个身份证明，而我们防艾工作的志愿者，什么也没有。不管哪种类型，只要能合法了就行。因为咱们的目的是合法，不管人家给你个什么样的，你非跟人要一个什么，政府不方便，不是为难人家吗？人家爱以什么形式给你都行，你拿出来，各个部门都能认可，就可以了。(DCYJ30)

我觉得我们现在的定位都是责权不明，我们做的许多事都是医生应该做的事，我觉得，这种东西有点太卡了，他反而觉得，你要做社工啊，你要做医生你就做医生的工作，我承认，我们自己目前就没有一个很好的定位。我们要打通这个条条框框。(DCYJ22)

嵌套会显著地提高地位的清晰性。虽然所有的感染者组织都深知注册的重要性，也都渴望实现组织的合法性，但面对现实的困境，他们也只能选择以企业或是各种社区组织、工作室和工作组的形式出现，其中绝大多数没有获得民政部门的注册许可，更难以承担注册之后所需要的较高的办公费用，或是受限于各种政策法规，使感染者组织的发展举步维艰。一方面，难以形成像国外那种有影响的专业化的社会组织；另一方面，也为政府的统一规划与管理带来了困难。目前双重管理体制不利于感染者组织的生成与合法身份地位的获得，使其身份归属不清，也阻碍了感染者组织的健康发展，使得其无法在艾滋病领域中充分发挥作用。

正是由于这种嵌套的缺憾，不仅造成组织的非法性，而且带来感染者组织工作人员的不合法性，他们不仅没有一个合法的工作身份，许多工作人员连正常的收入与保险都无法保障。作为接受组织安排的普通感染者，更无法从中获得明确而清晰的目标，无法获得感染者的根本信任，也无法获得一种地位的认可。

由此我们可以看到，感染者组织的地位结构是不清晰明朗的，期望状态通常也是不具体且模糊的，与期望有关的规则和角色也将是不确定的。人们不知道自己所能占据的位置，以及他们所能够扮演角色的范围，因此不能够清晰地理解自己和他人的期望。所有这些因素都影响着感染者期望状态的清晰性，都将引起感染者存有负性情感的唤醒，导致了诸如抱怨、怨恨等负性情感的产生，进而导致对社团单元目标的不信任、内部文化的冲突和组织的改变，从而使得人们不得不改变社团单元的文化和结构。

（三）缺少明确的目标

在项目制的作用下，众多的感染者组织缺少明确的组织目标。从工作分工来说，有的组织可能擅长对感染者的关怀，有的组织可能专注于感染者的检测，这本无可厚非。但在项目制的引导下，目前的感染者组织往往是有什么项目就申请什么项目，反而缺少了自己明确的定位。如果组织的目标清晰并且社团单元集中关注这些目标，那么将明确地体现在劳动分工以及为实现目标所形成的意识形态和规则之中。如果目标无组织或者不清楚，就不可能为劳动分工的产生或文化规则的形成提供指导。没有结构和文化的清晰指导，人们在互动中将无所适从，就导致了期望的模糊性，甚至发生冲突。

虽然我们一直强调感染者组织在艾滋病防治领域中的自主性地位，但是这并不意味着感染者组织的发展不需要政府的支持。特别是针对还没有获得合法性身份的感染者组织而言，他们大多获取资源的能力有限，需要政府提供援助以发挥功能。目前感染者组织最迫切的需求就是政府财政上的支持，即以政府购买服务的形式协调资源的分配，以实现对感染者的检测与关怀服务。然而，对于到底什么是政府购买服务、政府购买服务到底要如何开展、作为组织又将如何投入其中，许多组织还在迷茫与观望之中。

> 政府购买服务具体有什么东西，我们到现在也不清楚，不知道，就是有一些可能是人家直接针对一些有注册的去，一开会都是他们去，根本不通知我们去，所以项目具体是什么情况我也不知道。（DCYJ20）

> 真正的政府购买服务，现在国家都没有说哪笔资金是走国家途径购买的？卫计委就没有拨这个款，但是我们用的钱，是政府出的钱，他们也是以一些项目的形式合作，现在主要合作的是市性病艾滋病防治协会，或是市和区 CDC。（DCYJ22）

步入"后全球基金时代"的感染者组织，多数还在等待政府购买服务政策的出台。一方面，他们渴望获得政府购买服务的支持；另一方面，他们也对自己如何申请心存担忧。对于众多从事关怀的感染者组织来说，"后全球基金时代"的等待是漫长的，许多组织在这一年里基本处于停滞状态，组织成员也纷纷另谋生路，留守下来的人员依旧期待着新政策的出台，不想让多年积累的工作经验付之东流。

> 主要是项目的不可持续性，项目一结束，所有的联系都断了，志愿者也改行了，感染者也联系不上。现在都愿做快检，不愿做感染者关怀，因为收入少……我知道其他草根组织在中盖、全球停了以后，又没有政府购买项目，又没有注册，有的工作人员现在去当司机了，我觉得很可惜。他们不爱说话，口头表达能

力和书写能力不是很强，所以，你让他自己开一摊，你要申请项目的话，一个是注册，一个是写项目书，他都做不来，但他对病人的辅导啊、关怀这些，他在这儿待了许多年，他清楚。（DCYJ20）

对于现在的政府购买服务，我们是一直在观望，我们是在找一个新的领域，再就是说，看是否经济（合理），要是钱太少也没人做、没法做。现在，或是到时候看能不能兼职来做，专职可能做不下来。（DCYJ26）

由于艾滋病领域的政府购买服务尚未全面展开，且对于感染者组织而言，长期适应了"全球基金"和"中盖项目"的支持，产生了明显的异化现象。他们一方面希望完全依靠政府购买服务而生存，另一方面又对政府购买服务心存疑惑，不确定没有合法性身份的组织是否可以继续参与，新的政府购买服务到底会有多大的变化。面对种种的不确定，他们多持观望的态度，在等待与考虑转行生存方面犹豫不决，这更影响着感染者组织干预工作的开展。

期望状态的研究资料强调，在现实世界中，群体的形成源于人际互动的多次反复，人们在互动过程中彼此熟悉，更在互动过程中产生了情感。如果社团单元总是无法满足其成员的期望，却又持续地利用其成员，强迫成员再次调整他们的期望与行为，将最终导致其成员产生愤怒，造成其成员联合起来，挑战社团单元的位置，腐蚀社团单元地位的合法性及存在的合理性。

现在的小组确实和我们想象中的不一样，对感染者的关注都是说在嘴上的，其实加入之后你就会发现，你们每天忙的，都是申请项目、什么所谓的干预、动员、调研。其实这些，特别是调研，和小组有什么关系，又和我们有什么关系，我们也常常接到电话，跟我们说，今天有个访谈，北大的，给50元，明天有个访谈，你们人大的，给60元。反正我们也是，给钱就来。访谈结束之后就走，好像这些小组是为你们服务的，不是为我们服务的。再就是常常听到他们说什么谁谁谁注册了，要么就是小组互相掐。哪有时间管我们呀，谁又会真心管我们，反正叫我们来，可以，反正也没什么事，还能发些东西，就这么简单。（DCYJ01）

除了这儿，我一般哪都不去，那才叫浪费时间了，B市这么大，一走就是一天，结果去了光给他们（感染者组织）忙了，自己没什么收获，所以我不爱去。有时候去了，光听见他们"打架"（感染者组织之间互相抱怨）。（DCYJ10）

如果感染者组织不能满足感染者对期望状态的承诺，则会唤醒感染者强烈的负性情感。他们通常由于被组织利用而感到愤怒，对加入组织后期望的模糊性产生怨恨。他们将对互动产生疏离，并寻求从互动中退出，或是表现出角色距离。如果这些以负性情感为中心的动力机制持续存在，将会破坏群体的团结，由多次互动形成的群体也可能会因此而解散。

当感染者感受到他们对角色证明的失败时，他们通常会感到悲伤，但是如果自我的身份是非常显著的，将会体验到羞愧。如果这些羞愧感是由来已久且不仅仅产生于人际互动，那么这种羞愧可能会引起愤怒，通常会超过具体的互动对象，指向更宏大的社会结构，如社团单元。

从根本上来讲，这是因为面对面的互动对象是人们获得正性情感的源泉，用愤怒和粗暴的言辞对待互动对象，必然会受到惩罚，由此会进一步增加羞愧感。如果互动对象不能够回击这种粗暴，被抑制的羞愧感会指向某个具体的他人。尤其是，如果互动对象对个体来说非常重要并且有能力对其进行有效的惩罚时（比如医生对感染者的推诿与拒诊），愤怒更有可能绕过互动对象指向安全的目标，因为这样比较容易保护自我。这样一方面可以避免惩罚，另一方面攻击不会遭到直接的反击。例如，如果某个感染者在就医过程中受到不公平的对待，他很有可能对医院发泄他的羞愧与愤怒，因为相对而言，医院不能够直接对其进行惩罚。与此相反，如果感染者将他的羞愧与愤怒直接指向医护人员，由于他处于不利的位置，反而容易受到医护人员有效的惩罚。

如果社团单元是这些负性情感的指向对象，人们会对社团单元的文化和结构表达愤怒。如果在较长的时间内，愤怒持续存在，人们将会把这种愤怒指向社团单元所嵌套其中的体制领域。如果愤怒持续存在，指向社团单元的愤怒将会从以羞愧为基础的愤怒转为以羞愧为基础的疏离，个体此时会对社团单元产生较低水平的承诺并表现出角色距离。如果疏离感足够强烈，进而将会指向体制领域。如果某人在某个体制领域多种多样的互动中都持续地体验到羞愧，这将不仅增加个体对社团单元产生疏离感的可能性，并且当羞愧是弥散性的和长期存在时，通常对社会结构产生强度较高的愤怒，由愤怒导致的外部归因倾向，通常对社会结构和文化的维持造成一些问题。

第二节　期望达成的局限性

中观层面社会现实的另一个结构是范畴单元，范畴单元的概念与彼得·布劳（Peter Blau，1974，1994）提出的等级参数（收入水平、年龄、受教育水平）和类别参数（性别、种族）的概念非常相似，也与米勒·麦克弗森（Miller McPherson，1991）提出的"布劳空间"（Blau-space）概念兼容。在麦克弗森的概念中，社会结构由一组定义小生态环境的参数来说明，人们分布于这些参数定义的空间之中。在本书中，范畴单元（categoric units）是指社会区分，它影响人们怎样被他人评价和对待。性别和年龄是普遍的范畴单元，但是随着社会越来越复杂和分化，新的范畴单元不断出现，例如，社会阶层和种族划分。这些社会范畴负载着文化评价，以及这个范畴中的人们应如何行动的规范（特纳，2009）。

最初，想象人际互动嵌套于范畴单元之中可能比较困难，但是期望-状态理论的长期研究有助于证实这个观点（Berger，1998）。特纳认为，地位扩散特征，比如性别、种族和年龄都称之为范畴单元的评判标准。有大量的研究资料证明了这些地位扩散特征或者不同范畴单元的评价标准，对人们在微观层面上怎样互动、怎样评价、怎样进行情感反应等具有非常重要的影响（Wagner，Berger，1997）。比如人际互动的双方都是男性或女性，都是同一个种族或者处于同一个阶层，其所显示出的动力机制与互动时既有男性也有女性，或是与那些有多个民族、多个阶层所显示出的动力机制是截然不同的。因此，范畴单元的构成决定了其嵌套的微观人际互动能够发生什么。相反，人际互动的动力机制（特别是我们关注的情感动力机制）将对范畴单元的显著性产生作用，并间接地对许多范畴单元置于其中的分层系统产生作用（Ridgeway，2000，2006；Ridgeway，Correll，2004；Ridgeway，E. 2000；Ridgeway，1998）。因此，我们需要知晓范畴单元的什么特征对情感唤醒具有什么样的效应，反之亦然。

本书沿用特纳对范畴单元的分类，将感染者的范畴单元分为普遍范畴
单元和新增范畴单元。普遍范畴单元包括像感染者的性别、年龄这些众所
周知的人口统计学指标。新增范畴单元，如根据感染者的贫富程度可以进
行的社会阶层划分，亦可根据被感染的途径按其"出身"进行划分。在访
谈中笔者发现，虽然这些范畴单元都会对感染者的人际互动和期望状态有
所影响，但其中感染途径、性别与阶层最直接影响着感染者期望状态的实
现和存有负性情感的唤醒。

一、　新增范畴单元缺少同质性

与社团单元相类似，提高范畴单元期望的清晰性也能促进正性情感的
产生；相反，如果范畴单元的期望是模糊的也同样会使其成员产生负性情
感。特纳认为，范畴单元成员关系边界的独立性，将影响范畴单元的清晰
性（特纳，2009），或者如皮特·布劳（Peter Blau）称之为称名变量
（nominal parameters）。这种独立性划定了一个明确的界线，标明属于或
不属于某个范畴。例如，人们要么是男性，要么是女性。如果这种边界的
独立性消失或出现缺失，在这种情况下，确定个体处于哪个位置比较困
难，总是存在一些模糊性，由此降低了期望的清晰性和实现期望的可能
性，反而会激发负性情感的产生。

HIV病毒是经由血液、性行为和母婴传播的，可是在对感染者进行
分类时，由于与社会大众的道德观念产生了关联，因此难以避免会夹杂道
德的标准，也就是感染者们通常所说的"出身"。一般认为，如果个体是
因为医源性输血感染，包括中原地区非法采供血而被感染的，或者是恪守
一夫一妻制的异性恋者被对方所感染的，那么人们就会认为他们的"出
身"是好的，他们也往往认为自己是无辜的。相反，同为血液感染，如果
是因为静脉注射毒品而感染的，或者是因为性关系混乱而感染的，抑或是
因为同性恋而感染的，哪怕他是恪守"一夫一妻制"的同性恋者，他的
"出身"也是不好的，往往被人们认为是罪有应得，是一种报应，是死有

余辜的。这种无辜与有辜的道德判断和分类方式，打破了依据传染途径而分类的范畴单元，往往会造成感染者定位的模糊性，更影响着他们期望状态的清晰程度和实现期望的可能性。

如传染艾滋病这件事，同样是被传染，如果被老公传染了，这个女人就很无辜，在Y医院我见得多了，人们也很同情，可要是男男性行为被传染了，就会被别人看不起，所以，你说怎么能一视同仁。有时候连我们自己的定位也是混乱的。我们最不愿提的就是自己的感染途径，只要一说自己是同志，或是被人们认为是同志，那一定是男男性行为，无套。而这，又是人们，包括你们最感兴趣的。为什么，因为人们会根据这个，把感染者分为三六九等，这让人很不舒服。（DCYJ06）

我给你举个实例吧。我带过一个人，确诊了。然后CDC的就要问你是怎么感染的。CDC的女大夫特别坦然：这么说你是男男性行为？当时给做确诊的这个朋友弄得很是恼火。（DCYJ18）

在中国，同性恋是不被人们认可的，甚至让人觉得是变态的。这些我们都知道，所以，大家一般都比较隐蔽，出柜的很少，因为代价太高。但是，男同性恋有一个普遍的问题，就是肛肠类疾病，比如肛周囊肿和尖锐湿疣什么的。每次看病，总会听到类似的言语"你同性恋吧"，"男男性行为不带套吧"，"感染了吧"。我当时真想走人，那种轻蔑的表达，就好像男同性恋的感染是活该的。（DCYJ01）

还有一个例子。那个时候我们去L酒吧做检测，当时是CDC带来两个医大实习生，一男一女，小女孩90后，特别聪明、活泼。到那儿，做检测要做流调嘛。要问问你最近的情况。这个小孩特别坦然，可能跟她自己本身是腐女有关，特别容易接受这个。就问："最近做爱带套了么"。这个大爷就不是特别好意思。然后这个小女孩说："咱一定得提高自我保护意识，不管哪种性交方式。"（笑）最后问得大爷都不好意思了。实际上这是一个挺好、挺积极的事情，因为他们能够接受。但是大爷觉得，"哎呀，一个女孩，比我年轻，比我还开放"。其实这是一个一点一点适应的过程。（DCYJ10）

其实在圈儿里面，我们也是有出身划分的，虽然同为感染者，但不同出身的人，获得的机会和资源也是不一样的，要不然，宋鹏飞能成为艾滋病名人，孟林可以公开自己的身份，这并不是每一个感染者都能做到的。特别是那些吸毒或是找小姐的人，其实我们也看不起他们。当然，也有许多感染者看不起我们同性恋，这是一样的。××（人名）搞的那个组织，说是对感染者一视同仁，结果怎么样，只有同性恋去参加，别人不愿意跟我们玩。（DCYJ15）

感染艾滋病其实是件很丢脸的事，是一种脏病，哪怕你真是输血感染的，现在，我们办活动，搞什么感染者的权益之类，只有两类人，要么是当年输血感染艾滋病的，他们有些人会参加，因为他们觉得委屈，再有就是同志群体。别人，都不来。为什么，聊不到一起，目标也不一样。而我们去争取权益时，又总是被人说，说同志群体行为放荡，还总是在争这争那。可说实话，我们真的很难为自己争取到什么，因为同性恋在中国吃不开。
（DCYJ12）

感染艾滋病没什么好的途径，现在，能有几个输血感染的，所以，特别是新发现的，不是吸毒就是嫖娼，要不就是同性恋。这可不是说别人这么认为，在圈子里也这么认为。（DCYJ05）

虽然说，笔者在书中可以把感染 HIV 病毒的途径做一个划分，但对许多感染者而言，有些划分是他们并不认可的，有些划分他们也是无法区分的。这种模糊性反而造成感染者对期望的模糊。一般而言，同性恋群体最为积极地争取权益，却最难为自己争取到，其他因性行为而感染的感染者，却对这种分类心怀不满，不愿接受它。结果，同为感染者，彼此之间也存在着轻视，或是无法进行如此详细的划分，索性不再进行划分。这样的结果导致范畴单元的清晰性下降，更影响着范畴单元的同质性。这种同质性，主要体现在同情境中人们所使用的情感语言的相同程度。情感语言的规则和音素存在着文化差异，当互动在同一种情感语言中进行时，期望比较容易达成一致；可是如果在互动开始时，期望不存在或是模棱两可、相互冲突，或是在互动中缺少一种共同的情感语言，各说各话，那么期望将很难实现，并由此将唤醒失望与愤怒等存有的负性情感。

此外，范畴单元嵌套于宏观分层系统之中的程度，以及在这个分层系统中资源分配不均等的程度，也影响着期望的清晰程度。当不同的社会阶层拥有较大的差异时，阶层自身将成为独立的范畴单元。比如贫困与富有对感染者的影响，无论是在微观互动方面、交易需求的满足方面，还是在被感染的风险方面，抑或是后期的医学救治，哪怕是社会支持，也都与贫富这一社会分层有着重要的关系，艾滋病也因此被称作是获得性收入缺陷综合征（翁乃群，2004）。

> 早期的感染者之所以能活到今天，其实与他们的经济能力是分不开的，像 LM，他要不是早期去黑市换美金从国外拿药，也不可能度过几次机会性感染。目前虽然国家承诺感染者可以免费服用抗病毒药物，但基本都是一线药，主要就那么几种，一旦产生了耐药性，可换的药物种类实在是太少了。如果想要换二线三线药什么的，那就全部都是自费。如果你经济能力不行，那就只有等死。（DCYJ22）

> 就算上药是免费的吧，那上药前的检测费用也是很高的。我之前为了生存，就只好去参加试药的实验，拿自己当实验品，吃他们的新药，然后给一些生活费，还给免费定期检查。否则，自己连检查费都付不起，不谈什么免费上药。但那种实验是有风险的，就好比把自己当猴一样。但是没办法，都要生存，谁让我没钱来着。（DCYJ03）

> 包括艾滋病在内的绝大部分疾病，应该都是穷人的病，有钱

人是不用担心的，起码他们能够吃到二线三线的药，没那么多的副作用和耐药性，也可以不必为了生活而发愁，你看但凡来这里的人，有几个是有钱人，都是为了点蝇头小利而奔波的人。你想，能不抱怨吗？能不为了利益争抢吗？哪里有什么一致性与团结？（DCYJ11）

人们的知识系统中储备了许多人口统计指标在互动中的意义，并以这些内隐的意义为基础生成一系列期望，如怎样满足交易需要、能够扮演什么角色、能够提升地位、确认结构和文化的成分等。在感染者的人际互动过程中，有一个关键的人口统计指标就是收入。低收入者往往对治疗艾滋病的期望都十分渺茫，更谈不上对自身与他人及社会环境的互动。这一方面造成感染者期望的模糊性，另一方面也影响感染者特别是低收入感染者的情感表达。他们往往表达出对他人、社团的愤怒，对自我的自责，更进一步表达出对体制与制度的怨恨，比如"既然都四免一关怀了，却还要来个检测收费"。如果面临医疗机构的不合理诊治，就会唤醒怨恨等存有的负性情感。

综上所述，我们可以看出，参与互动人员的多样性对互动之中将要发生什么具有较大的效应，多样性可能来自不同范畴单元。如果范畴单元其成员的期望比较清晰一致，就更有可能使期望被满足并激活正性情感。相反，如果范畴单元成员的期望比较模糊，人们就需要花费较多的时间和付出较多努力去实现期望。如果期望依旧无法实现时，将唤醒人们愤怒等存有的负性情感。

二、 普遍范畴阻碍清晰性

除了感染途径外，性别这一范畴单元也极大地影响着期望状态的清晰性。随着 HIV 病毒经由性行为向普通大众的传播，女性感染者的数量出现快速增长的趋势。但在笔者的访谈中，仅有六名女性感染者接受了笔者的访谈。如果沿用前文感染途径的分类来说，她们都会强调自己的无辜，她们或是因为输血被感染，或是因为丈夫输血被感染之后又导致自己感染，但缺少其他类型女性感染者的发声。

从生理病理上说，女性由于更长时间地受到感染液体或组织损害的影响而更易感染 HIV 病毒（Nicolosi, et al., 1994；Bolan, et al., 1999）。但不可反驳的是，从社会层面的性别角色来看，HIV 病毒在女性中广泛流行的原因来自性别不平等和世界范围内的污名化。首先，女性可能更容易受到攻击并被迫以自己的性来交换财物、得到保护，或是获得工作机会等生存需要，更可能结成与年长男性的权力不平衡关系。性关系中，女性也往往不能要求对方使用安全套、要求一夫一妻的忠诚、要求对方进行 HIV 检测等（Farmer, et al., 1996；Gupta, 2004）。同样有证据表明性暴力也是女性被感染的一个因素（Bensley, et al., 2000；Wyatt, et al., 2002）。而女性却往往无法有效地发声并及时保护自己。久而久之，女性会因此而对性别划分产生愤恨并对自己产生自责等负性情感。女性感染者的这种不平等更缺少一种表达的渠道。

> 我是一直想做女性感染者这方面的工作，但一直做不起来，其实私底下，也和一些姐妹们聊天，知道她们有这方面的需求，特别是女性感染艾滋病之后，也容易并发为宫颈癌之类的疾病，所以，我一直尝试做这方面的工作，但总是聚不起人来。大家都不愿意来，怕丢人，怕曝光。再有一点，就是如果在一个家庭里，男的得了艾滋病，那么，这个家庭还是有可能维持下去的，但是，如果是一个女的阳了，那这个家庭就一定完了。除非两个人都感染了，也许还有可能维持。所以说女性命苦呢，她们有很多的怨恨、后悔，对自己，对他人，对这个社会，但是她们也没有什么机会表达，直到最后的突然爆发。（DCYJ20）

> 如果说感染艾滋病的人都是弱者的话，那么女性感染者一定是弱者中的弱者，我因为艾滋病把孩子都拿掉了，其实，是社会对我们女性有着太多的不公平，一旦女性感染艾滋病，那一定会被别人认为是因为那个（性）得的，让人很抬不起头来，而且我

们检测拿药也有问题，我们不能去妇科拿药，而要去性病艾滋病门诊，有些时候，还是男大夫，这让我们感受很不舒服，很郁闷。（DCYJ14）

没有什么期望，对期望从来就没有清楚过，当年感染是因为不知道，不懂，现在，一切都晚了，这个就是罪过。其实我们也就是活一天算一天，我们很少去参加什么活动，在 Y 医院，就有医生介绍我们去参加，但是，那里都是男人，还有同性恋，我们去做什么呀，不会去的。（DCYJ24）

得这种病就会让人觉得你不是什么好人，你说要是男人得了吧，也许人们还会想，他可能是吸毒，可能是卖血，当然，最有可能就是找小姐。而我们女人一旦得了这个病，人们首先想到的就是当小姐了，因为宣传里也说，什么危险人群，你想，艾滋病又不会凭空产生，一定是你没干什么好事，所以，这种病对女的来说，影响更大，你都没有办法解释。（DCYJ13）

总的来说，女性在感染者中往往处于更为不利的地位，在性别这一范畴单元中，女性感染者的期望是十分模糊的，或者说"从来就没有清楚过"。许多男性感染者还在为就医、维权等争取着，而对于女性来说，即使有现成的资源，也没有多少人愿意去利用，比如宫颈癌的筛查项目，"就是因为没有多少人参与而最终不了了之"。所以说在这方面，女性不仅达成期望的可能性很低，而且因此积压着愤怒、内疚等诸多负性情感。

综上所述，正如特纳曾经强调的，人们可能具有固有的神经构造，识别与角色有关的姿态，并从知识储存中提取角色信息。一旦成功地提取信息，并在互动过程中得到证明，与角色有关的更多期望将会实现。在一定程度上，互动过程中期望状态的清晰性与角色扮演、角色选择和角色证明相关，人们在互动中需要越多地理解可以扮演和证明什么角色，以及可以声明什么样的地位。类似地，互动的人口统计指标（性别、阶层、感染途径）将创造出指导人们进行角色扮演、角色证明和地位声明的期望。

因此，如果角色得到有效的扮演和证明，那么源自交易需要、地位和文化的期望将更有可能得到实现。角色为互动对象提供了彼此期望是什么的最初线索，随着角色的交互证明，源自地位和文化的期望变得更加清晰。当人们成功地实现了与角色、地位、文化相关的需要时，人们将体验到正性情感。相反，当社团单元和范畴单元没有提供可以扮演的角色范围的线索或者角色扮演和角色证明不确定时，源自其他微观结构的动力机制的期望得到实现的可能性较低。另外，当期望没有满足时，人们通常会担心受到他人的惩罚。当期望没有实现时，人们将体验到负性情感，激活防御机制，特别是自我和身份高度显著时更是如此，并进行外部归因。

艾滋病人群情感调适的社会学研究

此外，嵌套增加了期望的清晰性。如果人际互动较多地嵌套于社团单元和范畴单元之中，并且这些中观层面的社会结构也较多地嵌套于体制领域和分层系统之中，那么与角色、地位、人口统计指标相关的期望的清晰性也就越高。由此，人们越有可能体会到正性情感。相反，如果互动较少地嵌套于社团单元和范畴单元之中，并且中观层面的社会结构也较少地嵌套于宏观社会结构之中，对角色、地位、人口统计指标的期望也就越模糊。由此人们满足期望的可能性就越小并且更可能受到惩罚，从而导致人们体验到负性情感，激活防御机制并进行外部归因。

在人际互动中，自我越显著，对期望满足的效应越强烈。类似地，在互动中（如资源交换），群体归属标识、信任、真实与自我证明（以及自我所扮演的角色和占据的地位）联系越紧密，就越有助于实现期望，就会产生强烈的情感反应。如果期望没有实现，人们将体验到羞愧，如果道德规则卷入其中，人们将体验到内疚感，并且人们越有可能抑制他们的羞愧和进行以愤怒为中心的外部归因。如果社会是这些负性情感的指向对象，愤怒将直接指向社团单元或范畴单元。随着时间的延续，这种愤怒将与羞愧之中的其他的负性情感成分联合起来，产生对中观社团单元与范畴单元的疏离感。

由此可见，一般有两个条件对期望具有较强的效应。首先是期望的清晰性。如果人们的期望是清晰的，不是模棱两可的，那么人们对可能要发生的事情有比较现实的理解，由此更有可能满足这种期望并体验到正性情感。如果人们不清楚自己的期望，或者期望是模棱两可或是相互冲突的，那么人们将在互动中唤醒存有的负性情感，主要以中等程度的恐惧等变化形式为主。如果期望逐渐变得清晰，不再模棱两可或相互冲突，人们将体验到正性情感。如果此时自我、他人的行动以及情境继续满足这种期望，人们此时体验到的正性情感将被放大。反之，如果期望依然保持不清楚，或者不能得到实现，那么人们将体验到负性情感，主要是恐惧或愤怒之类的情感，尽管有时悲伤也可能出现。

第二种对期望有较强效应的条件为情境中人们所使用的情感语言的相同程度。情感语言的规则和音素存在着文化差异，这些差异主要体现在阶层、种族、性别、年龄、亚文化等方面。当互动在同一种情感语言中进行时，期望比较容易达成一致。如果在互动开始时期望不存在或是模棱两可、相互冲突，或是在互动中缺少一种共同的情感语言，各说各话，那么期望将很难实现，并将由此产生一定的负性情感。

第五章

获得性『惩罚泛滥』综合征

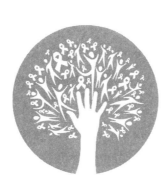

人类依靠符号系统指导面对面的人际互动，最终依据文化符号提供的蓝图建构了较大规模的社会结构。嵌套为文化影响人际互动提供了结构性通道，存在于宏观层面的文化资源，通常会影响嵌套于其中的社团单元和范畴单元并因此而影响微观的人际互动，以及对微观互动中存有情感的唤醒。相应地，如果人们在面对面的交往中形成了新的文化，那么中观层面的社会结构就会为这些文化提供符号化的途径，进而间接地对中观结构和宏观结构产生效应。因此，我们有必要分析文化如何通过嵌套的中观结构对微观人际互动产生奖励与惩罚，并由此唤醒存有的情感。

奖励与惩罚虽然在微观人际互动的进程中体现为一个交互的过程，人们在互动中对他人的所作所为提供不同程度的支持，或者不提供支持。在一定程度上，奖励和惩罚是在有旁观者的情况下执行的，因为个体可能把他人的知觉作为积极的奖赏或是消极的惩罚。此外，个体也可能会把中观层面期望的满足与否及清晰程度视作自己应得的奖励或是应受的惩罚。更进一步讲，宏观层面的社会现实由社会体制领域、分层系统、国家以及国家系统所构成，而社会体制领域和分层领域的设置往往可以作用于社团单元和范畴单元，进而被人们认为是积极的奖赏或是消极的惩罚。虽然有这么多潜在且错综复杂的变化，但是情感与奖惩之间的关系还是直截了当的。当人们获得支持时，将认为自己得到了积极的奖励，一般会感受到正性情感。相反，人们认为没有获得支持时，将会把这种状态理解为对自己表现的惩罚，唤醒存有的一种或多种负性情感。

这是因为惩罚会阻碍互动，分裂团结。正如特纳所指出的，人类的先祖在构建社会团结时，最大的障碍之一就是四种基本情感中有三种是负性情感。虽然运用惩罚会导致人们调整自己的行为与服务期望，但是惩罚还会唤醒存有的负性情感，包括恐惧、愤怒、悲伤，以及这些负性情感的复合形式，而这些情感更将分裂团结（特纳，2002）。当人们处于愤怒、恐惧或悲伤，以及这些负性情感的复合状态（比如羞愧、内疚或疏离感）时，社会联系会受到干扰，从而影响社会团结。即使复合情感没有出现，惩罚也将生成一些基本的负性情感的存有状态，比如不喜欢、厌恶，敌意、忧郁、苦恼，等等。这些情感非但不能促进团结，反而会降低对社会结构与文化的承诺。

对于艾滋病人群而言，他们往往和互动对象使用不一致的文化象征符号，而在社团单元中的位置或是范畴单位中的身份又无法得到明确，使得他们既无法使用同样的情感因素和规则，又无法有效地进行角色选择，更无法校准自己的行为标准，因此更有可能在宏观的社会设置层面受到限制或遭到惩罚。当感染者受到惩罚时，他们往往会中止嵌套其中的面对面的人际互动并因此唤醒存有的负性情感。如果说艾滋病人群在微观人际互动方面存在获得性需要的缺陷，在中观层面存在期望实现的不足，那么在宏观层面，艾滋病人群不仅缺少奖励，而且因为艾滋病污名化的特性，更多地体会到来自社会结构与文化的限制与惩罚。因此，笔者将感染者在宏观层面的困境概括为获得性惩罚泛滥综合征。

第一节 体制领域的惩罚

宏观层面的社会设置是由体制领域、分层系统、国家，以及国家系统所构成。体制领域是指那些存在于整个社会之中的结构，包括经济、政治、血缘关系、宗教、法律、科学、医学、教育等。这些社会结构对于文化的作用是显而易见的。从社会结构来看，文化的渗透是自上而下的，首先经由宏观层面进入中观层面，再由中观层面渗入微观层面的人际互动之中。微观层面的人际互动过程将因此受到宏观社会结构，特别是体制领域的限制与影响。与此相类似，一个社团单元的价值观通常代表了对嵌套其中的具体环境的适应，更可能是社会阶层斗争的反映，同样还将受到社会资源分配的限制与影响。

如果从自下而上的角度来看，人际互动能够挑战、强化或者潜在地改变社团单元和范畴单元；如果有足够的改变发生在中观结构层面，那么体制领域的结构和文化也可能改变。虽然大多数的人际互动强化和再生了中观结构，并由此保持了宏观层面的社会结构和文化，但是存有负性情感的唤醒同样是人际互动这一最终导致中观和宏观层面文化改变的导火索。所以，我们有必要探讨宏观层面的结构与文化对存有情感的唤醒过程，并探究这其中限制与影响的动力机制。

一、 意识形态的限制

国家和国家系统通常具有一些基本的价值观，即关于"好与坏"、"对与错"、"适当与不适当"等抽象的标准。这些价值观之所以抽象，是因为它们提供了可以应用于多种体制都适用的道德规则。在体制领域水平上，价值被转换为意识形态，从而把抽象的价值观应用到具体领域，包括经济、血缘关系、政治、宗教、科学、教育、法律和医药等方面。例如，

"成就"这个抽象的价值观，在经济领域中被转换为"个体及集体成员应该做好并且成功"这样一种意识形态，成为在某个具体领域之内"什么应该发生"的道德标准。

在我国当前的社会情境之下，HIV病毒或者说艾滋病这种应属于生物医学领域的疾病，应该由生物医学专家做出回应。但作为一种社会问题，在其传播与扩散的过程中却被高度地意识形态化，并且在不同的体制领域中被赋予了不同的意义。在经济领域，艾滋病被认为会给一个国家的经济发展带来巨大损失，甚至会是毁灭性的影响，因为艾滋病会带来劳动力的短缺与企业成本的增加，而这一说法，也是被世界银行所证实的[①]。在政治领域，艾滋病成为在发展中国家广泛传播的一种疾病，感染者多数处于贫困与边缘化状态，代表着世界性的贫困与社会不公平问题。在血缘关系方面，艾滋病往往表现为一人得病，全家遭殃。艾滋病变成一种经由"关系"传播的疾病，不仅感染者可能遭到家人的嫌弃，就连其家人也难免遭到社会的"怕而远之"。在医药领域，艾滋病已不仅仅是一种尚未攻克的医学难题，感染者更被误解为传染源和病毒载体，被感染代表着无药可医、高传染性、高致死性与污名化，摧毁着人们的健康和抵御疾病的能力。

> 感染之后，你的体力就大不如前了，我已经换了两份工作，都是因为工作压力大，而且常常要加班。你也知道，生活一旦不规律，特别是熬夜之后，CD4就变得更少了。所以，也没办法，只好换工作，可你对工作越有要求，工作就越难找，收入也就越低。现在，我都快不能养活自己了。而且请假的话，单位还要扣工资，我现在拿药都成问题。而这一切，你又不能和单位说，说了只怕是要砸饭碗的。（苦笑）其实吧，他们医院就应该考虑到这一点，比如安排周六日的门诊取药。要不，真的是活不下去了。如果到时候横竖都是死，那谁也不会选择这样默默地死去。

---

① 在世界银行的权威出版物中提出，艾滋病会带来劳动力的短缺与企业成本的增加。

（DCYJ06）

当然想过找工作了，我记得上学的时候说，经济基础决定上层建筑，是吧，是这么说的吧。其实我一直想找一份工作好好地干下去，而不是像现在这样，因为没工作就没钱，一切都不能实现。但是，当你真去找工作的时候，你会发现，比如考公务员吧，或者考事业单位，包括现在的许多单位，都会有体检，就可能会查 HIV 病毒这一项。当然，即使我去找一个普通的单位，你首先不能说自己感染艾滋病吧，工作压力和工作强度还不能太大吧，你不能先挣钱，后花钱养病吧，而且你也养不起。这个工作还不能与上药等有冲突，而就我现在的身体，又做不了体力活。总之，因为感染艾滋病，你需要认真考虑工作、健康与经济的关系。（DCYJ01）

由此可见，虽然感染者渴望重返岗位或是继续工作，但是在经济领域的意识形态来看，"工作"就代表着努力完成本职任务，尽职尽责。身为感染者，他们往往还会受到与自身相关的一系列因素的制约，比如服用抗病毒药物副作用的潜在影响、机会性感染的相关症状、长时间工作与工作压力对健康的影响、拿药上药与工作时间相冲突，等等。这些限制与可能面临的惩罚，往往会造成社会层面的劳动力缺失、企业层面的雇佣关系变动、个人层面的健康与工作冲突，这些都可能造成感染者经济能力下降，并因此而体验到羞愧与怨恨等存有的负性情感。

在政治领域，感染者身份的污名化使得感染者连一些基本的权利都无法得到保障，比如平等享有社会保障和医疗保险的权利、公平就医的权利、自由出入公共场所的权利，等等。这一切的根源都是因为艾滋病被等同为社会关系中的"现代瘟疫"，与感染者相关联的不仅仅是死亡，还包括同性恋、性乱交、非法使用毒品等"偏差与变态行为"。正是基于政治领域的这些意识形态，艾滋病被认为是给感染者带来"神的处罚"（Adam，1989）与罪有应得，因此唤醒了感染者存有的负性情感。

我们不光不敢走医保，连低保都不给我们，听说是艾滋病人，那就什么都没有了。现在只有两种人不给，一是吸毒人群，再就是感染者。吸毒的，如果不吸了，现在也给，你说这是凭什么啊，为什么别人比我们生活好的，还能领低保，我们就不能，感染艾滋病就不是人了吗？你知道吧，好像是在成都吧，还说感染者不能去游泳、不能去公共浴室洗澡，有能耐你让每一个来的人都测一下血。其实这些限制就是对我们的惩罚，就是恶心我们。（DCYJ09）

回观医学领域，虽然对艾滋病的治疗方法有所改进，包括有效的抗病毒药物治疗和通过 T 细胞与病毒载量更好地监控病情，艾滋病人群在日常生活质量和延长期望寿命等方面均有所改进。但是，HIV 病毒的传染性和社会的污名化，使得感染者在求医问药这个领域遭到诸多限制，特别是无法平等地获取医疗资源与就医服务。

小峰事件你知道吧，怎么样，到哪儿都不给做手术，最后逼得没办法，自己偷偷改了病历，手术就给做了。他们医院，包括卫生局难道不知道手术的风险有多大吗？其实就是歧视。虽然小峰的手术是成功了，这事儿李克强总理都过问了，可是后来有作用吗？现在，我们的手术还是做不了，小峰这件事之后，医院学聪明了，病历管理更严格了，想改也改不了了，而不是你的手术可以做了。你说这是好事还是坏事，他们就是认定，不给做，做不了。因为他们担心万一感染怎么办。这个不仅医生担心，医院也担心，或者整个社会都担心，好像就我们感染者不担心。（DCYJ22）

其实医院对感染者的拒诊，不是医生个人的行为，而是整个宣传导向的结果，要不是有那么多对艾滋病的负面宣传，要不是整个医疗体系变得以盈利为目的。同时只要不出事，就是万事大吉的话，可能还是会有医生愿意为我们做手术的。所以，这个大环境不改变，仅靠几个有良知的医生，"走穴"做个手术，是解决不了问题的。（DCYJ25）

在艾滋病的污名之下，就连家庭血缘关系也受到严重的影响。人们往往认为感染艾滋病是一种伤风败俗的表现，不仅可能造成伴侣的感染，更可能让家庭和家族因此而蒙羞。在这种意识形态的影响之下，许多感染者不得不背井离乡、骨肉分离、妻离子散。造成这些限制与惩罚的，正是因为在血缘关系的意识形态中，感染 HIV 病毒被认为是一种放纵与背叛。

> 我因为同性恋、艾滋病的原因被赶出了家门，我爸至死也不认我，说丢不起这个人，说会被别人戳脊梁骨的。他们说宁可没有我这个儿子，也不认我，就当没生过我吧。这艾滋病哪里是病啊，简直就是家丑，连家人都不能说，更何况是外人。反正你要是感染者，走到哪儿都是传染源。不然怎么会有感染者报复社会了，肯定是把他们逼急了。（DCYJ27）

虽然艾滋病在各个体制领域被转化为不同的意识形态，却有着相似的价值认同，即认为艾滋病是坏的、错的和不适当的，更可能是危害他人与社会的。正是由于在各个体制领域中受到这些意识形态的主导，艾滋病感染者不仅为各个体制领域所不容，更影响着嵌套于其中的中观结构与微观人际互动。当互动对象受到这种"不适当"的意识形态的影响时，感染者便无法在各个体制领域中获得认同，并受这些意识形态的影响，表现为在中观和微观层面间接地感受着各种限制，如就医被拒、与低保无缘、工作受限、生存无望等，因此唤醒着愤怒等存有的负性情感，同时转而将这些负性情感指向宏观的社会环境。

二、 符号媒介的排斥

在体制领域中，还存在着一个比价值观和意识形态更加模糊的文化概念，即"一般化符号媒介"（generalized symbolic media）。虽然存在这种模糊性，并且一般化符号媒介其概念本身的严密性较差，但在笔者看来，这同样是一种值得认真研究的重要力量。乔治·齐美尔或许是第一个充分认识到一般化符号媒介重要性的研究者，体现在他对金钱怎样改变了人们的行为、交换和社会关系的分析之中（乔治·齐美尔，1990）。后来，奥尔科特·帕森思（1963a，b；1970）介绍了这些观点，这一思想后被尼克拉斯·卢曼（1984）进一步发展。虽然这些研究者描述了一组重要的动力机制，可惜都没有能够非常精确地把一般化符号媒介的观念解释清楚。

每个体制领域都有其独特的一般化符号媒介，个体和集体成员运用这些符号媒介进行沟通和人际交换。特纳在总结前人研究的基础上，列出了每个体制领域中具有主导地位的一般化符号媒介，如表 5-1 所示。虽然学术界并没有提出详细的符号媒介分类，但是如果体制领域彼此不同，那么沟通和交易所使用的符号媒介也将不同。

表 5-1　不同体制领域中的一般化符号媒介

体制领域	一般化的符号媒介
经济	金钱和其他的能够转换为金钱的价值物
政治	权力或者能够控制他人行为的能力
法律	定义什么是正义的，什么是行动者权利的能力，以及裁决行动者社会关系的能力
宗教	用不可能观察的力量和影响解释世界神圣的、超自然的能力
教育	知识传播或者传授给民众的能力
血缘	爱与忠诚或者使用强烈的感情状态造成血亲之间的依恋和承诺关系
科学	证明知识、真理、或者使用实验的方法寻求知识，揭示这个世界的运行的规律
医药	健康或者保持人类身体正常功能的能力

从这些一般化的符号媒介中我们可以看出，总是有评价成分嵌套于媒介之中，而且服从于体制领域中的意识形态。例如：资本意识形态赋予金钱这一媒介以评价成分，即什么是有价值的目标；血缘关系领域的意识形态确保了爱和忠诚成为家庭成员之间的道德目标；政治中的权力这一媒介高度受到政治领域意识形态的浸润；在医药卫生领域，健康与有正常身体能力是所有人追求的目标。可见，一般化的符号媒介并非道德中立的，而总是嵌套于意识形态所控制的体制之中。

一般而言，体制领域中的对话是通过一般化符号媒介来执行的。正如卢曼曾强调的，符号媒介沟通成为一个领域所发生的主题化依据（卢曼，1984）。纵观艾滋病人群之所以受到宏观体制领域的排斥、限制与惩罚，就是因为在艾滋病进入各体制领域后，不仅被其意识形态所贬斥，更与一般化符号媒介发生冲突，进而影响着体制领域中的对话。例如在经济领域中，金钱是对话的基本主题，而艾滋病不仅会造成经济的衰退，更会造成个人收入的减少与贫困的发生。同样，真理和知识是科学领域工作者的基本沟通主题，而艾滋病却是科学研究至今无法逾越的难题。爱和忠诚是血缘亲缘关系的基本主题，艾滋病却让感染者背负着背叛与不洁的污名。在医药领域，健康与身体功能的正常是人们的普遍追求与渴望，可是艾滋病不仅造成机体免疫功能的缺失，更损害着个体的机能与健康，还可能导致亲密接触的他者因此而发生被感染的风险。

还是那句老话说得好，辛辛苦苦几十年，一夜回到解放前。感染艾滋病的结果不仅仅是因病致穷，比如因为感染艾滋病而造成的失业、因接受抗病毒治疗和其他机会性感染的治疗而导致的贫困，等等。你也知道，现在去趟医院，没有几千块钱是出不来的。我们且不说社会上人们对我们的歧视，单就没钱这一点，也会让人看不起的。那还是几年前，我跟我姐借钱看病，我姐一分钱都不借给我。为什么，因为艾滋病是个大窟窿，给你多少钱才够啊，估计还怕我还不上呢。当然，还有一些人是因穷致病吧，像那样卖血的人，妓女也算吧，反正就是为了挣钱而染上了这个，结果怎么样，比以前更穷吧。你说，人们能不后悔吗？就说感染艾滋病的事，我们可以不说，人们也看不出来，可如果因为这个没钱，连看病的钱都没有，那你让我们怎么活。（DCYJ18）

其实现在说看病不花钱，但实际上，相关的检查费用要高于抗病毒药物的价格了。许多的感染者就是因为掏不起检查的钱而没法上药的。其实，这就有些本末倒置了。国家既然决定让感染者免费上药，就应该配套相应的检查，而不是抛出一个免费用药的幌子，让医院暗中挣检查的钱。（DCYJ16）

感染艾滋病这事其实还是很丢人的，不管是同性恋还是异性恋，如果你当初安分守己的话，怎么可能染上，现在的同性恋者比较乱，其实，异性恋者也好不到哪儿去。说白了，只有输血感染的不丢人，别的，都一样。所以，也不用说伴侣一听说你阳了，就吓跑了，是我，我也跑了。说白了，是自己活该，别说人家不爱你什么的。你当初很快活的时候，就没有想过今天的结局？（DCYJ02）

更为重要的是，正如帕森斯和斯梅尔瑟（Smelse）所论述的，跨体制的交换通常包括给予一种符号媒介获得另一种形式（帕森斯，1963a；梅尔瑟，1956），例如政府运用权力组织公立学校系统，传播政治合化法的知识。此外，有些媒介比另外一些媒介更具有评价的特征，这一特点对符号媒介在社会中怎样运作具有重要意义。正如齐美尔所论证的，金钱是一种中立的媒介，因为金钱是高度抽象的并且能够被运用于多种多样的情境之中，而其他媒介如爱或知识，则更具有评价特征。类似地，权力具有许多和金钱相类似的特征，能够渗透到所有的社会情境中。正如哈贝马斯曾论证的，金钱和权力能够殖民生活世界，因为金钱和权力能通过其他的媒介渗透到体制领域之中（哈贝马斯，1973）。

正因为如此，媒介容易进入其他体制领域的特征，常常使人们对奖励与惩罚的感受变得模糊不清，更会唤醒由此所导致的负性情感。例如在家庭中，当父母寻求用金钱"买他们孩子的爱"的时候，这种奖励将变得比较模糊；因为金钱和爱被合并在了一起，混淆了对特定领域奖惩的期望。如果私有企业资助大学里的科学研究，那么金钱、真理与知识的混合就会造成对科学奖励的模糊不清。因此在一定程度上，如果一个体制领域混合了多种符号媒介，特别是经济领域与政治领域的符号媒介相混合，那么将会影响该体制领域奖励的清晰性，甚至对社会互动来说也是如此。

艾滋病问题是一种复杂的社会问题，因为艾滋病的防治涉及不同的体制领域，更被不同领域的一般化符号媒介所干扰。也就是说，艾滋病问题原本仅仅属于医药领域，结果却受到各种体制领域的一般化符号媒介的影响，比如在艾滋病的治疗方面，虽然抗病毒治疗是免费的，但感染者却要承担高额的检查费用，并为医疗机构的过度医疗买单。

大家都知道，艾滋病不是一个医学就可以解决的问题，比如卖血，要不是有利可图，怎么会有那么多人感染，而现在的治疗也是，虽说药品是免费的，可每次检测下来，都要花上千元，你还不能报销（DCYJ17）。

可见，原本"四免一关怀"的政策是让感染者心怀期望与感激的，他们也愿意通过承受抗病毒药物的副作用之苦，来换取身体的相对健康与能力的恢复。可当他们把钱花费在一张张"可有可无的检查报告单上"时，心中便激起了许多的愤怒。更有许多感染者因为无力承担这笔费用而无法接受抗病毒治疗，并在这种情境中唤醒着艾滋病人群的怨恨等存有的负性情感。

同样，虽然感染者组织在为感染者提供相应的支持与关怀，但感染者也因此成为他们"为了项目而项目"的资源。这种"承诺帮助实则利用"的干预方式，或者用感染者组织工作人员的话来说，这种"双赢的模式"虽然在对感染者的支持与关怀方面发挥了巨大的作用，但在众多感染者看来，它不仅唤醒了感染者心中强烈的不满，更是一种互害的模式。感染者组织失去了在艾滋病人群中的信任，感染者也渐渐地对组织产生了疏离感，从而造成感染者在人际互动方面需要的满足与中观层面期望的实现变得模糊，认为感染艾滋病是一种惩罚，从而产生一种破罐子破摔的悲伤情感。

小组就是 CDC 豢养的一条狗，为什么，因为可以靠它们来发现感染者、控制感染者。平时给我们些小恩小惠，发个套（安全套），吃个饭，然后，就被盯上了，跑不了了。你想啊，要不是疫情这么严重，谁会花钱来管我们这些人，又是吸毒又是同性恋的，最好的也是个找小姐的。国家花钱给我们治病，为什么不给其他人，因为怕我们传染别人，就用小组把我们稳住，盯死。（DCYJ22）

天下哪有免费的午餐，说是一切为了感染者，其实都是利用一切感染者和感染者的一切吧。比如有的小组抽血检测是发钱的，因为你们从项目方一份血能拿到 60 多元，然后抽一个血给 38 元，剩下的都是他们自己的。这不就是卖我们的血吗？据说，这其中如果发现一个阳性，还有奖励。就算是没有新发现的，那也是有利润的。（DCYJ30）

其实，他们就是把我们给忽悠了，把政府也给忽悠了，把老外也给忽悠了。起初大家对这个很有热情，捐钱捐物，没日没夜，但后来，无利不起早，不发钱不给东西，谁没事来啊。有一年，什么项目不知道了，反正只要你来了就有礼品，我一天的时间，去了五个组织，领了五件不一样的东西，反正都用得上，比如什么电水壶，什么芦荟膏，还有些地方直接发钱。现在我们也都明白了，说什么我为你好，讲什么同伴教育，在我看来，谁接受谁完蛋。（DCYJ22）

这种一般化符号媒介往往是通过嵌套其中的中观社会结构及微观人际互动影响人们的情感存有。当人们在互动中获益交换的需要得以实现时，人们将感受到他们所获得的资源满足了他们公正和公平分配的认知。正如特纳曾强调的，公平分配是计算的结果，即评估个体的代价和投资与他人的代价和投资的比例是否对应（特纳，2002）。公平计算的过程受到一般文化意识形态的影响，更受到一般化符号媒介的限制，一般化符号媒介所包含的公正观念通常转换为社团单元和范畴单元中的公正规范，从而拓展到嵌套于其中的人际互动。

例如，"人们应该努力工作挣钱"是一种内隐的观念，工作的数量是评价人们相对的代价和投资的标准。由此，那些工作努力的人所获得的金钱比那些工作不够努力的人获得的金钱要多。类似地，血亲家庭系统的爱和忠诚的符号媒介也存在内隐的公正规范，从实质上来看，给予家庭成员较多的爱和忠诚的人，所收获的爱和忠诚应该比那些给予家庭较少的爱和忠诚的人多。在医药体制内，健康和有能力这种符号媒介也存着内隐的公正规范，从实质上来看，注重医疗与养生的人更可能会获得健康的体魄。可是对感染者来说，他们为对抗 HIV 病毒同样付出了许多，结果非但没有体验到公平与公正，反而因为 HIV 病毒的传播途径而被社会污名化，被认为是由于行为不检点、吸毒、同性恋等越轨行为的发生而理应受到的惩罚。

> 艾滋病从它被发现以来，一直就是作为一种惩罚与报应的形式出现的。这个你也是知道的，比如最初说是同性恋癌症，还有人认为男男性行为会生出艾滋病病毒来，还有说是对吸毒与找小姐等的惩罚。感染的人都是罪有应得。可后来，有人因输血感染了艾滋病，于是就发生了有辜与无辜的争论，但这种争论也是以惩罚为前提的。（DCYJ20）

> 如果艾滋病仅仅是一种疾病，那也就好了。现在，感染艾滋病就代表了你是坏人，你会遭到报应并失去一切，比如没钱，没权，连申请个低保都没资格。或者说，你连看病的资格都没有，就乖乖的，有能力的话，把药吃上，别去传染别人，那就行了。（DCYJ03）

因此，一般化符号媒介对于怎样建立公正分配，怎样评价个体付出的代价和投资，以及付出的代价和投资与获得奖励惩罚之间的关系提供了重要的指导。像单位、学校、医院、社区，以及其他嵌套于宏观结构中的社团单元，在多种多样的情境之中，人们总是持有公正分配的内隐观念。

特纳认为，当体制领域中的一般化符号媒介并不能完全主导该体制领域时，公正分配观念的清晰性将会相应地下降（特纳，2009）。以感染者为例，如果在治病救人的医药领域中还混合着对艾滋病人群的歧视与偏见，如果在为感染者提供免费抗病毒治疗中还夹杂着医疗机构的创收与获利，如果感染者组织在为艾滋病人群提供的支持与关怀中还包含着利用与欺骗，那么这将影响医药领域公正分配观念的清晰性，从而让感染者无法在互动中体验到公平公正的标准，更将这种限制与排斥体验为一种惩罚。因为在这些互动中的限制与排斥，并不仅仅是个人的行为，更体现着医药体制领域一般化符号媒体受到的侵蚀与危害，更唤醒着艾滋病人群愤怒与怨恨等存有的负性情感。

正如霍赫希尔德最先强调的一样，反映感受和表达规则的感情指导着人际交往。因此，每一次互动都受到人们应该如何感受和表达特定情感的期望和指导（霍赫希尔德，1983）。这些感受和表达规则通常蕴含于互动所嵌套的宏观层面的一般化符号媒介之中。这是因为几乎总是有某种评价成分与符号媒介相关联。例如，如果健康是一般化符号媒介，并且意识形态主张健康是个人能力的代表，那么拥有健康身体的人就有权力感受和表达自豪，而那些疾病缠身的人则感受到的往往不是羞愧就是悲伤。特别是艾滋病人群，他们不仅在身体上受到病毒的入侵，无力应对，更因此在经济领域被认为是获得较多金钱能力的不足，在家庭血缘领域则被认为是有悖于爱和忠诚，在政治领域更可能被认为会危害个人与社会的安全。尤其是，当一般化符号媒介与意识形态相结合时，正如它们通常所表现出来的一样，对情感感受和表达的限制将更加强烈，这些因素可能进一步形成惩罚的制度链（柯林斯，2004），从而将艾滋病人群推向经济、政治、家庭血缘与医药领域的边缘，更让他们体验着不公正的惩罚与制约，并从中唤醒艾滋病人群存有的愤怒、怨恨与悲伤等负性情感及其综合形式。

第二节　分层系统的资本分配不均

一般认为，分层系统是指资源在人口中的不公平分配。阶层的形成以人们所分享的资源不同为基础，以及依据个体所拥有资源的不同而产生的不同评价。有价值资源的不平等分配是社会体制领域运作的结果，因为资源本身是不平等分配的，所以资源通常是具体体制领域的一般化符号媒介，比如金钱源自经济、权力源自政治、知识生产的特权源自教育、健康则与医药有关，等等。尤其是体制领域的运作决定了社会民众能够获得多少资源，例如农业经济时代把财富和权力高度集中到少数人手中，大多数民众只能获得非常少的资源。相反，在市场经济社会中，开放的制度体制和机会均等的大学教育减弱了资源的不平等分配，特别在权力、金钱、教育和医疗等资源方面更为突出。

布迪厄曾先后论证了分层系统分配的四种"资本"，即经济资本（金钱和可以用金钱购买的）、文化资本（品位、知识、举止、技能、习惯和生活方式）、社会资本（位置、人际网络联系和社团单元中的地位）和符号资本（使得拥有的其他资本合法化符号）。这些资本的不平等分配不仅决定了整个阶层的结构，而且决定了阶层内的分化（布迪厄，1984，1989）。

回观艾滋病人群的生存状态，因为艾滋病的污名化，在被感染之后，个体往往经受着各种资本的丧失与不平等分配。比如感染者 DCYJ25，他原本在家乡有着一份公务员的工作，收入不错，家境殷实，受教育程度也比较高，又拥有一定的社交圈子。然而在获得知被感染之后，为了能够隐瞒这一事实，更为了避免家人因此而蒙羞，他独自一人离开家乡，开始了孤苦伶仃的漂泊生活，不仅自己曾经拥有的各种资本尽失，更体验着因这种落差所带来的情感跌宕。他的情况并不是个案，往往是艾滋病人群普遍存在的状态。在"艾滋来敲门"之后，感染者不仅体验着因为污名与病痛所带来的各种"艾滋初体验",而且随着各种资本相继失去而引发生命难以承受之重。如果继续沿用前文的表述,感染者在分层系统中的境遇更可以称之为获得性资本缺失综合征。

一、 布迪厄 "四种资本" 的尽失

布迪厄认为,经济资本以金钱为符号,以产权为制度化形式。它是由土地和劳动等不同的生产要素、经济财产、各种收入以及各种经济利益所组成的(布迪厄,1988)。如果我们以布迪厄对经济资本的定义来看艾滋病人群在经济领域中的生存与生活,感染者对这场经济资本的投资注定是失败的,他们往往因为艾滋病的污名而被迫失业,或者由于病毒对身体的影响而主动离职,或者因为要支付高额的医疗费用而变卖家产,更有人因此而债台高筑。

> 当时在被查出感染艾滋病之后,我们整个县城都轰动了,单位也自然就知道了,第二天下午,我就接到了单位的电话,你知道吗,是给我打的电话,单位的人连我都不敢见了。他们说我家的情况他们都了解了,考虑到这个病对大家的影响,单位决定让我离职,他们会多给我发两个月的工资,算是补偿,说钱会直接打到我的银行卡里,不建议我再去单位了,因为担心引起别人的恐慌。我当时也就接受了,其实他们不给我电话,我也是要离开的,在这个小县城,我已经没有任何办法继续工作了。我说想去收拾一下自己的东西,他们让我晚上去,等大家都下班了,安排一个老大爷给我开门之后,这个老大爷也没了踪影。(DCYJ04)

> 虽然说服药是可以抑制艾滋病病毒的,可你总是要注意身体吧,不能太劳累吧,不能吃这不能吃那,最开始的时候,我还坚持上班,可后来发现,大家说一起吃个饭吧,一起唱个歌什么的,我就担心自己身体,不敢去,可总是推脱也不是办法,加上工作也经常要熬夜,吃不消,就把工作辞了,当然,他们是不知

道我感染的事。(DCYJ21)

我在感染之前，一直做生意，也有些积蓄和房产，感染之后，我一直在考虑要怎样活下去，后来听说何大一发明的鸡尾酒疗法可以对抗艾滋病毒，于是，为了生存，我卖掉了自己的房子，去黑市换美元，再从国外买药回来。(DCYJ27)

如果说当年卖血还有些功劳的话，那染上这个就是最大的罪过，什么都没有了。后来村上来了许多说是专治艾滋病的中医骗子，许多人都信了，包括我们，结果，又被骗了好多钱，孩子他爸还到处借钱看病，包括借高利贷，最后病没看好，人先没了，可借的钱还是要还的，一分不少，还有利息。(DCYJ20)

即使是许多经济条件比较好的感染者，每年也因为拿药、检查和机会性感染等花费颇多，用感染者的话来说就是，"医疗费用已经成为我的首要支出，每年总少不了往医院跑"。所以说，尽管抗病毒药物的领用是免费的，但被感染使得感染者经济能力和经济资本受到削弱，不但难以和其他资本进行转化，而且成为感染者生存生活的首要负担，更因此唤醒着羞愧与怨恨等存有的负性情感。

社会资本，或称作社会关系资本，是指实际的或潜在的资源的集合体，那些资源与某种持久性网络的占有密不可分。这一网络是大家共同熟悉的、得到公认的，而且是一种体制化关系的网络（布迪厄，1988）。社会资本更是一种关系资本，与个人在特定社会网络结构中的地位相关联，实际上是由彼此之间有"交往"的人们之间的社会义务相构成。交往的形式多种多样，既有面对面互动的直接交往，也有借助媒介的间接交往；既有制度结构中的正式角色交往，也有日常生活中的非正式角色交往。在社会交往中，社会成员的社会资本得以生产出来。

依据前文所述，在被感染之后，感染者交易需要的未能满足与期望的尚未实现，造成了艾滋病人群社会资本的丧失，比如因健康问题而失去的工作、因身份暴露而被家庭/朋友/社区所不容、因社会的污名化而无法以真实身份示人、无法满足真实的需要，等等。

此外，社会资本是一种有意识或无意识的投资策略的产物，这些策略形式包括对社会关系的选择、对社会关系的"象征性建构"和对社会关系的积累与维护，等等。社会资本具有极强的自我增值能力，如果运用得当，"从一种关系中自然增长出来的社会资本，在程度上要远远超过作为资本对象的个人所拥有的资本"（布迪厄，1988：205）。但对艾滋病人群而言，他们在人际互动中无法满足获益交换的需要，更难以获得交往对象的信任，在投入与回报中悉数体验着资源分配的不公正，最终只能在这场投资行为中节节败退、资本尽失。

"文化资本"则指的是那些非正式的人际交往技巧、习惯、态度、语言风格、教育素质、品位与生活方式，等等。一般而言，文化资本有三种存在形式，分别称作：能力式文化、商品式文化和体制式文化。在此，笔者并不去也无力对文化资本进行评述，仅是借用文化资本的概念来呈现艾滋病人群的现状。就笔者所访谈的感染者来说，单从受教育程度来看，也就是从文化资本的体制式文化来看，感染者的受教育程度普遍偏低。这其中的缘由不难理解，我们从感染途径中便可知一二。首先，许多感染者来自非法采供血人群，他们多数来自农村，文化程度不高，如感染者DCYJ02、DCYJ16、DCYJ20和DCYJ24。其次，有部分年轻的感染者，因为暴露身份而被迫辍学，其文化程度也仅限于初高中水平，如感染者DCYJ07。最后，因为文化资本需要一定的积累，且代表着一定的生活方式，而感染者多数比较年轻，又多年奔波于艾滋病的治疗之中。所以在文化资本方面，他们往往缺少相应的积累。

布迪厄后续又提出了"符号资本"，也称作象征资本，也就是使得拥有的其他资本合法化的符号，如声誉和威信等。可是艾滋病人群往往备受社会污名的困扰，在政治领域的意识形态方面艾滋病被视作"爱资病"，是西方世界糜烂生活方式和没落社会体制的体现（姚星亮，王文卿，2014）。

> 我是3月份初筛呈阳性的，我之前听说过艾滋病，但总觉得那是一个"像鬼一样听过但没见过的遥远的东西"，根本不会想

到，艾滋病离自己这么近。以前认为，艾滋病的宣传就像公园里发的传单一样，虽然知道，但没有人会看，也没有人会关注。因为我一直认为，艾滋病是外国人才得的病，就算是传染，怎么传染也不会传染到自己头上。人们可能永远意识不到，其实 HIV 病毒就在你身边。(DCYJ16)

因为艾滋病首先发现于美国，又在男性同性恋群体内爆发，再加上国内早期的一些不当宣传，使部分社会大众和艾滋病人群对艾滋病本身就产生了误解，艾滋病被绑架为一种只有资本主义社会才有的疾病。在血缘亲缘与道德意识形态看来，艾滋病其实就是"爱滋病"，即将其归罪为性乱交、同性恋所滋生的一种疾病，是一种不道德且有悖爱与忠诚的疾病。

台湾地区和香港地区现在还在用"爱滋病"，爱情的爱，可见，艾滋病一直就被人们认为它的传染与爱有关。当然，没有人会认为那个爱是爱情，只能是做爱、性乱交，等等。特别是还有人以为，同性恋之所以感染艾滋病的比较多，就是因为男男性行为会得艾滋病，不然，艾滋病毒从哪里来。反正，不管是艾滋还是爱滋，只要有艾滋病毒，那就一定没有了爱情。(DCYJ26)

因此从符号资本的角度来看，感染者普遍缺乏正向的符号资本。如果说在现实社会中，符号资本具有被否认和被承认的双重性质的话，那么也可以说，感染者普遍缺少"被认可"的符号资本，却不乏"被否认"的符号资本。

二、 情感资本的负积累

当情感社会学研究风生水起的时候，情感资本（emotional capital）也成为社会学研究中新近提出的一种资本形式。柯林斯认为，"情感能量是所有社会比较与选择的共同标准"，它是一种情感收益，这种收益也可以像理性行为一样根据最优化原则进行；要获取情感能量，不仅需要投入物质成本，而且需要作为"投资成本的情感资源"（柯林斯，2009：342）。

而且柯林斯、特纳以及肯珀均指出"情感资本"不平等地在阶层之间分配。

如果分层系统的建构以资源的不平等分配为中心，那么那些处于较高阶层或阶层的较高等级者将不仅具有较高的经济、文化、社会和符号资本，而且还储备着较多的正性情感能量。相反，那些处于较低阶层或者拥有较少资源的阶层，如大部分的感染者，其正性情感能量的储备也较少。结果，情感资本也就不平等地分配在分层系统内。其原因在于：较高等级的阶层或统治阶层的成员是那些在互动中成功满足了需要、实现了期望、获得了奖励的人们，而且这些互动嵌套于社团单元，进而嵌套于资源分配的体制领域之中；而较低的阶层或者被统治阶层的成员，特别是如本书所分析的艾滋病人群，他们通常在互动的过程中，不仅在微观层面的互动中交易需要未获满足（详见第三章），在中观层面对社团单元与范畴单元的期望也未能实现（详见第四章），并且在宏观层面受到了意识形态和一般化符号媒介的限制、排斥与惩罚，更使得布迪厄提出的四种资本形式尽失，并因此唤醒了存有的大量负性情感。

正如柯林斯曾经指出，肯珀在其之后进一步强调的，物质资源和权力的分配与正性情感能量正相关（柯林斯，1975；肯珀，1990）。所以，如果感染者能够在互动中满足期望，实现需要或是获得奖励，他们将感受到较多的自信，并且这种正性情感的"蓄水池"可用于使用和投资，以获得新的资本。相反，当艾滋病人群没有获得其需要的满足或者没有实现期望抑或更因此而受到惩罚时，他们不仅将缺乏自信，更不可能拥有较多可供使用和投资的情感，从而缺乏获得较多新资源的机会，结果就会唤醒大量的负性情感。更进一步说，这些感染者一直以来很少获得成功人生的生活体验，反而充满了"艾滋初体验"的负性情感，包括愤怒、恐惧、悲伤、羞愧、内疚等。这些情感的变化形式或者是负性情感的鸡尾酒形式，就造成了对获得其他资源的自信不足，始终挣脱不了失败情绪的影响。因此我们也可以说，感染者在分层系统中更体验着一种获得性资本缺乏综合征。

如果说感染者是烂人的话，那么那些出身不好的感染者，就

会被看成烂人中的烂人。为什么呢？因为机会性感染的一个症状就是皮肤溃烂，从很早开始，对感染者的歧视中就将我们视作烂人。再加上一个出身不好，比如说吸毒吧，起码这个人没钱吧，要不然也用不着共用针头吧，一个人如果注射毒品的话，估计在家庭方面也好不到哪里去。你再看那些吸毒的人，不都是那个样子吗，吸了抓，放了吸。如果这时你再染上个艾滋病，那还不是烂人中的烂人。我去年听一个警察说，他们在抓吸毒人员的过程中，如果发现其中有感染者，一般都是屁股上一脚，"滚"，你看，犯了罪连警察都不愿意抓他们，抓了还不够闹心的。（DCYJ12）

其实吧，每一个感染者都想着好好生活的，只是，感染艾滋病，把我们都毁了。起码你在工作上不能像以前那样了，你要更加注重健康了，但这样一来，挣的钱肯定就少了。而且，你的身体状况也不如以前了，还要花很多的时间来处理与艾滋病有关的问题。给你举个例子，曾经的艾滋病名人，现在还有几个在这个圈子里，M 算一个，可他天天想着转行，他也不想干了。其他的，像 S，和美国总统克林顿合过影的，现在怎么样，好多年不在这个圈子里了，人也就归隐山林了。那个 L，当年 H（机构）做得多好，现在呢，也退出了。为什么，因为感染者承担太多、抱怨太多、失败太多和挫折太多，到最后，人都没有力气了。（DCYJ30）

一般来说，人们在不同的体制领域与分层系统之间呈现出或多或少的正性情感或者负性情感，这种情况产生的累积效应造成了情感能量的分布不平等，进而形成社会层级的另一种基础。因为艾滋病的不可治愈性等原因，艾滋病人群往往在医药领域没能体验到正性情感，但是如果他们能在其他领域（如经济、政治、教育、家庭等领域）获得成功的话，那么他们也能体验到许多正性情感。这是因为，无论累积了什么层次的负性情感，在一定程度上都能够因为在其他领域获得的奖励和期望满足而减轻。例

艾滋病人群情感调适的社会学研究

如，有不少在感染者组织内或是在职场上一直成功的感染者，不仅拥有较多的金钱和地位，还能够持续地体验到正性情感，这就使得他们对能够带来其他正性情感的资源表现出自信。相反，众多感染者自从被感染之后，一直很少能够获得积极且成功的生活体验，他们在资源分配的各个领域（经济、政治、教育、家庭、医药）中的失败没有得到其他领域的补偿，就会生成了更为强烈的负性情感。例如，众多的感染者不仅没有在教育和经济领域中获得成功，同时在家庭生活领域方面也存在困难；他们的负性情感能量因此积累到一个较高的水平，并间接地成为引发社会变革的因素。

可见，不同资本在不同的分层系统和体制领域中均是有所关联的。笔者不需要全部列出布迪厄的所有理论，就可以得出一个一般化的结论：分层系统和阶层的文化是体制领域一般化符号媒介的评价维度，是体制领域意识形态和民众拥有的资本形式（经济、文化、社会、符号和情感资本）的混合物。在这个混合中，产生了对不同阶层的一般化评价；在一定程度上，这些评价与范畴单元相关联，并且通过扩散特征影响地位，从而影响着人际互动。如果社团单元拥有新的意识形态以及对话和交换的符号媒介，就能够把集体的愤怒通过一定的渠道疏导到外部，那么这些社团单元的结构和文化就能够确保通过局部的互动来维护其免受外部的负面影响。这类社团单元的成功，不仅依靠能够运动的符号资源（意识形态和符号媒介），而且依靠各种资本，特别是情感资本，因为情感资本已经成为任何成功的社会运动中最为关键的资源之一。

第六章

情感呈现

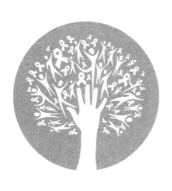

除少数几位社会学家（舍夫，1979，1988，1990a，1990b，1997；特纳，1999b，2002，2006）以外，情感社会学的理论研究往往表现出格式塔偏好。这些理论把人视为符合控制论原理运作的个体，认为个体在认知出现不一致时，将努力恢复认知相符（Powers，1973）。例如，身份控制理论指出，人们依据身份标准输出行为，然后通过他人对自我行为反应的"反思评价"结果调节行为（布克，1980，1991，1996；布克，Stets，1999）。如果他人的反应证实了其身份标准，个体将继续这种带来自我身份证实的行为。相反，如果在反思评价中认为他人的反应没有实现其自身的身份标准，那么个体此时将体验到负性情感，并且调节行为、身份标准和身份，以实现身份、身份标准、行为输出与反思性评价之间的彼此相符。类似地，情感控制理论认为，人们会比较行动者、行为、他人和情境的情感评价（或信念）与他们当下感受的一致性。如果对这些当下感受的成分与所持有的情感评价不一致，人们将体验到负性情感，并且将因此采取行为或认知上的调整，以实现其一致性（海斯，1979；Smith-Lovin，海斯，1998）。可以说，这类研究取向的确把握了人类的一种重要认识倾向，并且与人类的神经性机制相契合。

然而在这类研究中，多数存在着一个方法论上的问题：这些研究所收集的资料的情感强度多数较低，而且从伦理审查的角度来说，也不允许在实验室诱发较高强度的情感。当情感强度较低时，自我证明等需要同样也不强烈，此时此刻的控制过程或许确实表现为在负性情感的作用下寻找对自我、他人、环境、行为认知的一致性。可是当情感强度较高时，寻找认知相符的控制过程就可能受到负性情感所激活的防御机制所干扰。相符认知的获得不仅可以通过调整认知、行为和身份来完成，而且还可以通过防御机制的否认与标识不相符的情感来实现。实际上，防御机制通常导致人们的行为不断地偏离情境的期望标准和他人的要求。

人们体验负性情感时防御机制的激活，使得特纳的理论走向了精神分析的方向。那些没有能够满足的需要和实现的期望，尤其是当失败源自他人的负面制裁与惩罚时，往往被人们认为是一件相当痛苦的事情。在互动过程中，自我核心的感觉越是显著，未能确认这种感觉的无能感就会越强烈。结果就是，个体经常会激活防御机制以避免经历这些痛苦。因此，特纳借用精神分析的理论，将负性情感的防御机制融入情感社会学的理论之中，提出两种防卫策略：当期望与他人的反应不一致不是很严重时，个体会采用一定的策略，如有选择的理解、有选择的解释，或者寻找与过去期望得到满足有关的积极记忆。通过这种方式，个体就能够超越期望与他人反应之间的不一致所带来的痛苦，而这恰好与众多格式塔式心理学家所研究的情感相符理论相一致。但是特纳认为，如果不一致不能够通过这种方式得以缓解，个体就会激活更加有力的防御机制，主要表现为抑制和归因（特纳，2009）。

从前面的分析中我们可以看到，一般而言，当感染者在人际互动过程中交易需要未获满足、期望尚未实现或是遭受到惩罚时（或者至少被排除在外时），感染者将体验到存有的负性情感。这些存有负性情感的唤醒不仅来自于微观的互动，更包括互动所嵌套的中观结构，进而嵌套于宏观社会文化之中。

一般而言，艾滋病人群所存有的这些负性情感相对比较强烈。这是因为：一方面，感染者所存有的负性情感往往是由事关生死的大事所唤醒；另一方面，这些负性情感存有的幅度比较广，从情感的分类来看，不仅存有三种基本的负性情感，而且这些负性情感在感染者生存生活的互动过程中往往会发生第一次复合和第二次复合，并因此呈现出大量的情感综合。

也许有人会认为，这些导致负性情感存有的因素难道不是个体做出认知和行为调整的必要原因吗？但是，由此所导致的负性情感却并不那么容易烟消云散。实际上，即使感染者勇敢地面对自己的所作所为（比如最终接受了自己被感染的事实，也接受了艾滋病已经发展成为可以控制的慢性传染性疾病的论断），并进行了必要的认知和行为调整（比如坚持服用抗病毒药物，时刻注意身体的保养和锻炼并规范自身行为），这种再调整也并不能够完全减弱愤怒、恐惧、悲伤、羞愧、内疚或其他的指向自己的负性情感。这些负性情感不仅拖延时间太长，而且有的负性情感甚至在他们行为调整已经完成之后仍然可能会被持续地唤醒，使得这种负性情感依然萦绕于感染者心中。例如，感染者根本不会把自己等同为糖尿病或高血压这样的患者，社会大众包括医务工作者也没有把他们当作一位慢性病（如糖尿病或高血压）患者来对待，因此在人际互动中，感染者的身份依旧会被持续证明并唤醒感染者存有的负性情感。所以从情感社会学的角度看，感染者存有的诸多负性情感更不会通过简单的认知调整而消失，反而会激起他们应对负性情感的防御机制。一旦这些负性情感再次被唤醒并呈现出来，不仅其强度和方向有可能发生变化，而且将难以对互动对象做出承诺，或是对中观结构以及中观结构所嵌套的宏观结构的承诺都将有所下降，更有可能产生对中观乃至宏观社会设置的冲击。

可见，人们不仅追求认知一致，而且还寻求保护自我。所以也就不必奇怪，为什么人们总是试图让自我远离惩罚或者远离没有实现的期望，以及尚未满足的需要所导致的痛苦。那么，人们这种趋利避害的行为是如何应对存有的负性情感的呢？这种负性情感又将如何呈现出来，以形成对微观、中观和宏观层面社会设置的影响呢？特纳倡导将精神分析的研究方法融入对情感的研究之中，提出对负性情感防御机制的分析，并将其融合到情感社会学的理论之中。所以说，理解负性情感的防御机制，特别是对防御机制的分析，对理解情感呈现过程中的强度以及负性情感的指向对象都具有至关重要的作用。

一般来说，负性情感是痛苦的，因此人们经常抑制这种痛苦，以改变存有情感唤醒的特征和互动进程中的情感发展。然而，被抑制情感的强度一般将会增强，并且消耗相当多的心理能量。这就导致了对一个抑制情感的人来说，任何形式的外显的情感能量在形式水平上都是低的。这个人将以一种失去活力的情感影响他人。当抑制的情感积累到一定强度时，这些抑制者将以高度的情感能量爆发释放这种累积的负性情感，并常常与情境所认可的适当性不相称。

所以，研究负性情感抑制的心理动力机制对情感社会学理论来说是十分重要的。通过抑制这种方式，个体会把不一致所带来的负性情感排斥在意识之外。抑制降低了个体在所有情境中情感能量的层次。但与此同时，一旦情感被压抑，就会不适当地爆发与呈现出来，如呈现出恐惧、愤怒或者悲伤等情感。这些负性情感一旦呈现，个体将会被它们惩罚，进而被迫压抑他们的羞耻感和罪恶感。这样，个体就会陷入一种情感困境；他们试图去压抑负性情感，结果却使得负性情感以更强烈的形式呈现；这又导致更加强烈的抑制，结果只能是下一次更加强烈的爆发与呈现，由此形成一个负性情感抑制与强化的循环。

第六章 情感呈现

第一节　情感抑制的形成

负性情感被抑制时，一般会增强或转换。这主要是因为抑制已经有效地掩饰了来自他人和自己的高强度的负性情感，一旦心理审查机构放松警惕，被抑制的负性情感将得到表达与呈现，并指向不同的对象。如果自我是负性情感的指向对象，那么被抑制的情感通常不会减弱，反而会以强度更高的形式呈现出来；当自我在人际互动中并没有满足需求和期望，或是遭受惩罚时，将有可能导致抑制的几类负性情感最终呈现出来。

一、　失望悲伤的痛苦体验

第一类为失望、悲伤类的负性情感。如果个体不能离开情境或者进行适当的调适以满足需求、实现期望或获得奖励，那么个体可能为自己的表现感到失望与悲伤。

正如我们在前文分析中所看到的，在 DCYJ27 获知自己被感染之后，他感觉像天崩地裂一般，有一种支离破碎的感觉，认为自己就是一个"烂人"，生活从此也没有了任何希望，并且会很快死去。他起初对艾滋病只有模糊的认识，认为得了这个病就会周身腐烂，体内长有许多肿瘤，并且很快就会死亡，不仅没有药物可以医治，而且有着极强的传染性，让人心生恐慌。就这样，他独自一人忍受着这份痛苦。面对着死亡、疾病与周遭关系的破裂，他深刻地感受到，比艾滋病更可怕的，不是死亡，而是无人聆听与帮助的孤寂，是无处了解艾滋病相关信息的无奈，更是面对人言可畏的失望与悲伤，认为自己也许不会等到病死，就已经被艾滋病所吓死。而这一切，"都是自己的错，与其这样活下去，不如选择用死来结束与HIV 病毒的同生"。特别是当他感染 HIV 病毒的事情被大家知晓后。

我便开始思考：是努力活下去，还是选择死亡？其实不是没有想过自杀，我试了好多次，那时刚好一个人在 B 市，就想着，死了（liǎo）死了（liǎo），一死百了（liǎo）。当时准备跳楼，只是站上去就害怕，没有跳下去的勇气；也设想过卧轨，可看着地铁一趟趟地经过，还是退缩了回来；也尝试过在病痛中自生自灭，可连续三天的昏迷之后，我又奇迹般地醒了过来。（DCYJ27）

他曾一度极其难过，既因为自己被感染，又因为失去了家人、朋友甚至一切，最为悲伤的是，当他打算以死来结束这份压抑已久的情感时却发现，选择死亡也需要极大的勇气，反而因此对自己更加失望。

无独有偶，在感染 HIV 病毒之后，有过自杀念头的感染者比比皆是，更有不少感染者迈出了结束生命的第一步。

我就想跳楼自杀，把这个事隐瞒下去。一条腿已经上窗台了，我爸给我拽下来了。当时整个手的血管都拽豁了。我就在卫生间嗷嗷地哭。大夫全跑过来了，把我抬到抢救室，问我怎么了。我说："没什么没什么。"他们问得我实在受不了了。（DCYJ29）

究其原因，虽然不能排除感染者所认为的"这是一种不治之症，活下去只是一种浪费"的观念，更多的感染者是因为他们感受到对于自我的失望与悲伤。因为他们不可能像其他病症（如癌症、肺结核等疾病）患者那样获得别人的同情与关怀，更因为被感染而背负着社会的污名。因此他们往往希望以死的方式结束与 HIV 病毒的共存，更是将这份失望、悲伤的负性情感永远地压制下去。

二、 羞愧内疚的强化改变

第二类为羞愧、内疚型的负性情感（从低强度的羞愧感到高强度的内疚感）。羞愧是一种强有力的情感，有多种产生的途径，但一般来说，当个体长时间感觉自己十分渺小和微不足道时，通常会产生羞愧感，并因此导致自我惩罚与自我否定。

> 我对自己的定位就是，我会选择一个人默默地死去，比如找个什么大山，现在我的家人都不知道我得了这个，不能说，说了他们会伤心的，前段时间住院，我爸我妈不知道怎么就知道我住院了，非要来看我，我说是感染了肺结核，要隔离，怕传染，不让他们来。其实这样一个人也挺好的，起码你不用整天担心暴露，对别人的一丝猜想就疑神疑鬼的。而且一人吃饱，全家不饿啊。（DCYJ06）

> 自从确诊之后，我就再也没有回过家，我母亲去世得早，我父亲一个人在家，我说我出国做生意，平时用网络打个电话什么的，从来没回去过。五年过去了，心里一直觉得特别对不起他。也许有一天，我死了，他还以为我在国外呢。这样也好，免得他为我担惊受怕的。（DCYJ22）

> 其实在疾病面前，我们真的不堪一击。特别是感染艾滋病之后，我的身体就会三天两头地出问题。到后来，一有风吹草动我就变得格外担心，再加上身边也没有人照顾，我一直没有把感染的事告诉家人，他们知道后肯定会伤心的，我不能对不起他们。（DCYJ03）

当个体的这种羞愧受到道德准则的影响时，个体往往会抑制这份羞愧，然而，如果个体认为这种羞愧源于自我期望的东西长期未得到满足，个体将由羞愧体验到内疚。

> 我也知道，我们就那样儿了，也没什么期待了，以前还想着挣钱什么的，现在也知道，挣了钱也没命花了，认命了。如果说当年卖血交钱（交计划生育罚款）还有些功劳的话，那染上这个病就是最大的罪过，什么都没有了。（DCYJ20）

> 但是在我健康的时候，我还是更倾向于去工作的，因为我也要体现我的价值，好歹我也在学校里学了那么长时间。我在家里天天不去工作，还花着钱，我就觉得自己成了废物，还活着干吗

呢？还不如不吃药，趁早死了。（DCYJ01）

内疚如果足够强烈和持久不衰，也将被抑制。当人们认为自己做了一件坏事，将会产生内疚感。但是内疚和羞愧是不一样的，羞愧常常被抑制，而内疚可以导致个体采取亲社会行为补偿自己的过错（Tangney，Dearing，2002）。例如 DCYJ19 得知自己可能被感染后，在强烈的内疚之下，希望通过车祸的补偿金为父母留下一笔钱养老。尽管这种念头和行为并不能称得上是一种亲社会行为，但却能强烈地反映出他希望对父母进行补偿的愿望。

> 其实，在回来的路上，我想到的就是死。我原认为自己很坚强，前期对这个也有许多的准备，可没想到还没等到确诊，就怕得要死。我当时就想，现在就发生车祸吧，让车撞死我吧。我最起码还能给父母留下一笔资金，留下一笔财产。下车之后我就拼命往家跑，到家以后一直坐在那儿两眼发呆。我每天饭量比较大，每次能吃这么大（用双手比画）两碗米饭，可那天我一共就吃了半碗。之后我就和我妈说："这碗以后谁也别动了，我就用这个碗。"我妈就看出来了，说："你有什么事吗？你有什么心事？"我说："没啥事。"我妈说："不对，你这个事可小不了。因为从小到大，没看过你这种脸。"完了我说："没事。"回到卧室，我就开始整理自己的东西，想给父母留下些钱，让他们能好好过个晚年。我不会告诉他们的，就想自己一个人死去，我就抱着这种心情。（DCYJ19）

虽然如此，如果个体的内疚感由来已久，特别是涉及重大的道德准则和禁忌时，这种累积的内疚将对个体整体的自我价值感（而不是某个具体的坏行为）产生攻击，当内疚感通过这种方式变得更弥散时，同样会被抑制。

如果一个人抑制了其内疚感，他将经常体验到内疚感对自我认知检查的冲击，并且如果他为了减弱这种内疚感而采取的补偿措施持续失败时，那么内疚感也将转换为疏离感，进而弱化对社会结构的承诺。正如

DCYJ25，他因为一段不同寻常的感情而被感染，在强烈的羞愧感和内疚感的影响下，他告知了女朋友并为她做了 HIV 检测。在庆幸女朋友没有被感染之后，他选择了离开家乡，离开原来的工作单位，主动和女朋友分手后，独自一个人漂泊在一个陌生的城市，与原有的社会关系和社会结构相分离。

海伦·刘易斯（Helen Lewis）分析了自己和其他心理治疗师的分析纪要，发现心理治疗师所命名的患者的内疚，实际上是羞愧。她由此总结出，羞愧可以通过以下两种方式表现："没有分化的羞愧"（undifferentiated shame），也就是个体感受到了痛，但是通过指示其他情感的言语和姿态使得个体没有真正体验到羞愧；"被忽略的羞愧"（bypassed shame）则是因为快速的讲话等行为使得个体没有真正体验到羞愧，因而这种情感没有得到充分的表现（刘易斯，1971）。托马斯·舍夫沿用了这一区分，重新标识为"近距离的羞愧"（under-distance shame）和"远距离的羞愧"（over-distance shame），与刘易斯的没有分化的羞愧和被忽略的羞愧两个概念相对应。近距离的羞愧是指个体感觉到了痛，但是没有承认这种痛的羞愧，而远距离的羞愧是指个体甚至没有承认这种痛的感受，更不用说羞愧了（舍夫，1997，1988）。

虽然这些区分可能是有用的，但是笔者认为，在羞愧情感的呈现方面，否认也是一种主要的防御机制。也就是说，否认是一种选择性知觉，通过否认行为或他人，否认自己的某种作为而保护真实的自我，由此，惩罚或者没有满足期望成了暂时的失常。另外一种可能的选择是，对他人的惩罚或没有满足期望的行为采用选择性知觉的方式以避免对自我造成太大的压力。

可往往越是担心，就越想要从其他各种渠道获取艾滋病的信息。特别是在网络上，面对铺天盖地的信息，让我对艾滋病产生了隔阂。因为对艾滋病的担心并受到压力，我变得不愿去谈艾滋、听艾滋，讨厌、愤恨这个词。到后来，一听到艾滋病相关的内容就怒气冲天，索性换掉了那个手机卡，切断了与外界的联系，也没有去参加过感染者组织的活动，没有完成最终的确诊。可能正是由于对艾滋病的担心，击垮了我的意志力，也破坏了我的免疫系统，不堪压力的我，最终还是病倒了。（DCYJ29）

我又仔细地把化验单看了好几遍，包括名字和阳性反应等，你知道，这可不是闹着玩的。后来，我又去省CDC（当时叫防疫站）重新做了检查。因为我怎么也想不到，自己会感染这种病，这种病怎么就会跑到我身上。（DCYJ27）

人们通过多种间接的途径，否认感受到的负性情感之痛，也不想对这些负性情感的痛苦产生认知觉察，无论这些负性情感是羞愧、内疚，还是愤怒。但这种否认同样会导致对自我的消极评价；并且这种防御机制可能会呈现更为激烈的情感，因为来自他人的惩罚反倒成了注意的中心。

人们可能抑制任何一种情感，比如失望、悲伤、羞愧或是内疚等，但是这些情感最终将会爆发高强度的焦虑、勃然大怒或抑郁。随着时间的流逝，抑制审查机构将更加完善，这也就造成了被抑制的情感不仅在强度上增加了，而且转换为新的情感，主要是愤怒，其指向对象也因此而偏离了自我。

这边据说就有两个人负责这件事情，我也领教过他们了。我就可以说他们医德不好！有一点不舒服就让我去检查，去照片子，每一次都花好几百元钱。比如说我肺不舒服想去检查，结果他就给我写得到处都是HIV。你说我一个感冒跟HIV有什么关系呢？他们还在那里就像谈家常一样说我CD4多少多少，等等。我自己是无所谓了，反正我又不是TJ（地名）的，你就是说我艾滋都行啊！谁认识我啊？（DCYJ12）

总的来说，情感抑制将带来负性情感的增强，其中失望与悲伤是最有可能产生的情绪。否认则是最不可能产生的情感，因为否认只会干扰互动，从而使得个体更加边缘化。羞愧与内疚很有可能产生，但笔者认为，羞愧与内疚比较有可能转换为疏离。在一定意义上，疏离使得愤怒以消极攻击的方式平静地表达出来，并指向自我之外的他者。

第二节　负性情感的再转化

一旦负性情感的抑制机制被启动，其他的多种防御机制也会相应地受到激活，并带来负性情感的再次转化。这些转化机制主要包括置换、投射、升华和反向作用。这些抑制情感的具体防御机制特别重要之处在于，不同的防御机制导致被抑制的情感转换为不同类型的新的情感并指向不同的对象，而这些新的情感及其指向对象会脱离微观互动，进而成为影响中观和宏观社会设置的力量。

一、　置换与投射

置换几乎总是把被抑制的情感（无论被抑制的负性情感是什么）转换为指向安全对象的愤怒，这种对象往往是不能有效回击或是没有什么权力的他人以及社团单元和范畴单元，有时还会指向社团单元和范畴单元嵌套于其中的宏观的体制领域和分层系统。置换通常产生紧张和冲突，因为愤怒的指向通常是自我之外的，并且这种愤怒强度一般都比较高。

> 在 R 医院，我是找皮肤科的医生的，皮肤科那个医生挺好的，他挂个盐水叫我瞒住病情不要去说，说了人们不会给你做的。我是肺不好的时候，从六院出院到二院去看嘛，去复查，找到他们呼吸科的主任，那个主任连挂盐水都不给挂，就不肯给我挂。我打电话给他们院长，他们院长不肯挂，说药我们给你配，你拿到社区医院去挂。我说社区医院也是医院，为什么社区医院可以给我打针，你们这里不肯给我打针呢，我说你们这个医院金贵啊。（DCYJ19）

> 我就说，我没有这个义务。我有权利选择。这么多人呢，你干吗不找别人，非要找我呢？就算是找我，也不能谈条件，对不

对？又不是我不付钱，你需要多少钱，我就付多少钱。我从来没有想着做这个手术不花钱，求着你什么的。我去医院看病，我给你钱，这是理所当然的，这是公平的交易。医院就是救死扶伤，你的天职就是这个。我花钱看病，为什么不给我看？（DCYJ07）

与置换不同，投射包括较少的转换，因为关于自我的情感，无论是悲伤、恐惧、愤怒还是羞愧、内疚，都被简单地归因于外部的宏观结构。投射的突然爆发特征相对较低，但能够将存有的负性情感直接转移与呈现。

你说国家免费给我们吃抗病毒的药，我们也想好好地坚持吃药，可是比如 Y 医院有好多的"蘑菇大夫"（就是给感染者开一种辅助提升免疫力的保健类药品，叫香菇多糖，在感染者的圈子内，将这样的大夫戏称为"蘑菇大夫"）。特别是 S（医生的代称），别看平时笑眯眯的，感觉对感染者特别好，其实是一个笑里藏刀的人。他笑着给你开了香菇多糖，完了之后，你还得欣然接受。你要是说这个不开，不吃，他就给你开些这样那样的检测，反正钱是没少花，但这些药又没效果。（DCYJ07）

后来听社区（感染者组织）的人一说，根本就用不着查这些。我当时就特别恼火，但是我们又有什么办法呢，就只好忍了，实在不行就试着换个大夫，因为倒不是所有的大夫都这样。我们这里一般有两个大夫出诊，其中那个 S 大夫，比较为感染者着想，大家也愿意去找她拿药，所以，一到周四，拿药的人就满满的。可那个 L 大夫人品特别差，我们不是特殊情况，根本就不去找他。找他就是多花钱，还可能泄露我的信息。（DCYJ01）

虽然置换与投射的防御机制使得存有的负性情感得到了呈现，并将负性情感的指向对象发生了转换，但无论从情感的能量还是从情感的性质上来说，置换与投射并没有缓解或是改变负性情感的强度，也没有将负性情感转化为正性情感。存有的负性情感虽然得到了一时的呈现，但却为负性情感的再次呈现埋下了伏笔，将有可能引发负性情感的螺旋式变化，并形成更加强烈的情感呈现。

二、 升华和反向作用

与置换和投射有所不同，升华和反向作用则是对负性情感的反转，也就是说，通过升华和反向作用，将个体原来产生的负性情感转换为对个体具有积极强化作用的正性情感，并将这些情感指向不同的对象。

升华通常将个体被压抑的包括愤怒、悲伤、恐惧、羞愧和内疚等负性情感及其所存有的综合形式，用指向社团单元的正性情感来覆盖原来的负性情感，从而实现对负性情感的转化与呈现。反向作用则通常是直接指向他人，间接指向社团和范畴单元的正性情感能量，以掩护非常强烈的负性情感，特别是愤怒。

当人们（如感染者）曾经同时体验过悲伤、恐惧、愤怒时，他们将更有可能体验到羞愧和内疚，并且这些痛苦的情感一旦被抑制，其强度将增加并转换为新的情感。比如恐惧、悲伤、羞愧和疏离感等这些情感，往往转化为针对社团单元的愤怒，以便成功地获得资源，从而能够部分地补偿因失败（被感染）所带来的羞愧。正如柯林斯曾经指出的，底层民众常常用他们喧嚣的音乐、震耳欲聋的谈话来控制公共场所，迫使上层民众退缩。柯林斯认为这一系列的行为不是羞愧的结果，而是这些负性情感被策略化地使用以获得暂时的权力（超过了上层民众）和特权（在他们的同伙中）（柯林斯，2004），同时借此获得正性情感的体验。

其实，我们出来做这些，也不仅仅就是为了自己，尤其是同性恋。真的，到后来你会发现，你真正能为同性恋争取到些什么吗？我看一点儿也没有，同性恋在中国太敏感了。我们的努力，可能最后会带来整个感染者的受益，不管你说社会上人们怎么看我们吧，脏也好，乱也罢，但如果通过我们的努力，改变了人们对我们的看法，就是成功的。我们说，我们的存在就是要寻找变的力量。当人们对同性恋的观念改变的时候，我们也就不用再承受这个罪了。这也许是没有办法的办法，不然怎么办。人总是要活下去，要活下去就要接受这个现实，并改变它。不是都说了，高兴不高兴都是一天，那我们天天抱怨这抱怨那，把自己整得像个怨妇似的，也改变不了什么。其实，如果大家都走出来，还是会改变很多的，不会像现在这样。有改变你就会有成就感。感染者的权利，有许多都是争取来的。（DCYJ26）

我试着自杀过几次，包括现在，有时候也会想，干脆从 20多层的楼上跳下去，什么也就结束了。我也有过几次因为机会性感染被送到 Y 医院的情况，有一次病危通知都下了，可后来我又活过来了。现在想起来，那才叫向死而生了，那个时候，我们的病房就是在太平间的隔壁，每天晚上看着入殓师在太平间里为死人化妆，天不亮就推出去火化了。可后来想着，自己总是要努力地活下去，也就这样活下来了，也活得挺好。包括成立了感染者组织，其实，在这个过程中，你会有成就感，不再觉得只有自己孤单一人，就像我刚来 B 市的时候，一个人也不认识。你别看现在许多感染者对小组有抱怨，其实做什么都有不如意的时候，能够把这其中的不如意化为动力，哪怕再艰难，你做了，就有可能改变。比如在我们的努力下，改变了一些资金的使用方向，为感染者争取到了，起码在 B 市可以享受到低保服务。（DCYJ27）

我们所受到的歧视与偏见太多了，有时候大家一起聚聚，也不聊这个，一谈起来，那就是诉苦大会，讲得一把鼻涕一把泪的。大家有委屈、有伤心、有愤怒、有怨恨，总之就是各种抱怨各种苦。后来我就说，我们确实受了很多的不理解，这些痛苦比上药要难受得多，但是，我们怎么办，如果我们不能抱团的话，不能让大家的这些委屈形成一股合力的话，那大家这苦就白受了，这罪也白受了。所以，我们要抱团，要化悲痛为力量。要和他们对话，要改变。这不，我们成立了自己的组织，而且，在我们的倡导下，也改变了许多，我们自己的价值也从中体现了。

（DCYJ04）

所以说，人们也可以利用这些多种多样的负性情感间接地保卫更多的资源，包括情感资源，比如因为回击产生负性情感的分层系统和体制领域从而产生的自豪。实际上，悲伤、恐惧、愤怒、羞愧、疏离，甚至内疚等情感，都能够在校正因不公平而产生的委屈中发挥积极作用，还能够间接地改变体制领域和分层系统。例如羞愧、疏离、内疚中的愤怒成分爆发出来，就有可能被人们用来保卫较为公平的资源分配。

杰克·巴伯莱特（Jack Barbalet）以及阿克赛尔·赫斯（Axel Honneth）等曾经提出了一致的观点。巴伯莱特强调愤慨是一种道德情感，当人们觉察到他人获得了不值得获得的资源，并且他们的获得导致自己的获利减少或者丧失时，人们将对那些获得较多资源的阶层或者成员产生强烈的愤怒。若愤怒是有意识的，这些情感将会导致集体行动。反之，如果这些情感被抑制，将可能表现为"犯罪、残忍、异常、反常"（巴伯莱特，1998）。赫斯在论证政治抗拒时得出了同样的结论，他认为，政治抗拒是下层民众感觉到社会精英分子和统治阶层中拥有特权的人们对他们缺乏尊重的结果，从而不能形成感情联系，无法体验到自主和感受到被尊重（赫斯，1995）。根据这些观点，当感染者认为他们建立有意义的社会人际关系的基本权利被他人用权力剥夺时，将会产生复仇（vengefulness）情感。对于感染者特别是那些处于分层系统底层的感染者，更有可能觉察到他人使用权力剥夺了自己的基本权利，从而使得感染者用行动来宣泄他们强烈的怒火并试图改变自己的处境。

在笔者看来，巴伯莱特和赫斯的概括更可以转变为下列的观点：强度较高的具有攻击性的负性情感，比如愤怒和复仇，首先是由于羞愧（内疚的成分较少）的抑制而产生的。这些羞愧在一部分感染者长期的互动中反复地发生，是因为他们在互动中不能满足期望，并且受到惩罚。这些互动通过所处的社团单元角色获得证实，并且在交换中获得的效益持续地低于他们觉察到的公平分配，因而体验到愤怒。但是如果此时恐惧和悲伤也同时被激活，那么羞愧感也可能发生。特别是在不能满足关键体制领域的期

204

艾滋病人群情感调适的社会学研究

望、受到惩罚成为习惯性和长期性的状况下，为了保护自我，羞愧感被抑制并以愤怒的形式重新表现出来。但是在通常情况下，这种愤怒情感会进一步转换为满意-高兴和警觉-正义的愿望，并通过实际的行动，将这份负性情感转换为积极的正性情感，此后，对个体的干扰作用将会下降。

虽然这些防御策略通常都是暂时性的，并且在人际互动的特定情节中展开，但是人们对自我的保护并不止于此。互动中的他人也可能体验到挫折和愤怒，使得他们被实施了附加的惩罚（包括从互动中退出）。如果人们对这些策略的使用是慢性的，只要每次感到自我没有得到应有的证实，就是他人在惩罚自己，这些防御策略就自动激活，从而标识个体的防御更加强烈。由此，持续的误解、重新解释，以及习惯性的激活防御策略等演变为增强情感的抑制形式。他人可能对此表达出愤怒，但是此人此时并不认为这种愤怒是对自己适当的惩罚。由此，这种抑制的情感得到增强或间接地转变为新的情感形式，并指向外部的他人和社会结构。

第三节 情感的外指呈现

归因（attribution）是源于格式塔心理学的一种加工过程，尽管现在的许多研究具体探讨了归因与情感的动力机制（温纳，1986），但这一过程固有的强调认知方面的心理学特征目前依然保持着。在社会学领域，也有不少理论讨论了归因的动力机制（肯珀，柯林斯，1990；里奇韦，1994；劳勒，2001；特纳，2002）。然而特纳在定义归因过程时，在某些方面与其他学者的定义不同，他的定义与爱德华·劳勒的界定具有较高的一致性。

劳勒曾指出，正性情感唤醒表现出"近距离偏好"，即人们认为自我应对奖励的结果负责，由此做出自我归因，或称作内部归因（劳勒，2001）。由此，当奖励、需要或者期望得到满足时，人们倾向于将其视为自己行动的结果。这样人们就会把正性情感指向自我，并且对互动中的他人给予积极奖励，这将推动局部人际互动中正性情感的进程。

与劳勒提出的"近距离偏好"相反，负性情感的呈现往往表现出"远距离偏好"，也就是与好结果的归因过程相反，人们对事件的不好结果往往进行外部归因（劳勒，2001；特纳，2002）。特纳认为，外部归因既是一种防御机制，又是一种自然的认知加工过程（特纳，2002）。这种特性使得这个加工过程更加复杂，外部归因可能是有意识的而且是正确的，也可能源自压抑和无意识的情感能量。通过这种方式，避免自我因为没有满足需求与期望或是受到惩罚与不好后果的发生而遭到指责。一旦抑制的情感被外部归因组织起来，呈现的情感通常转换为更高强度的愤怒。

如果人们不能离开他们反复体验到的负性情感的人际互动，那么在这种情境下，情感的压抑将被歪曲。特别是这种负性情感是由不公平引发的时候，由于个体不能够从这种互动以及互动所嵌套的社会结构中挣脱，负性情感的抑制将发生。人们通常否认他们的愤怒，只有不均衡的愤怒会突然冒出来。人们可能会把他们的愤怒进行外部归因，个体往往会指责中观层面的社团单元或是范畴单元，认为社团单元或是范畴单元应该为这些指向自我的负性情感负责。因此，正如舍夫和雷岑格尔（Retzinger，1991）以及其他研究者（如 Volkan，2004）曾强调的，当对负性情感进行外部归因时，对抗社会结构的攻击行为将超出最初产生的情感本身。

一、 社团单元的愤而离场

一般而言，当外部归因作为一种防御机制并且伴随着羞愧以及其他负性情感的抑制时，外部归因使得个体能够保护自我，并且去指责他人及其所嵌套的社团单元。正如上文所分析的，感染者被抑制的羞愧通常被转换为增强的愤怒形式（比如勃然大怒），特别是愤怒的第一次复合形式，如DCYJ12曾直接表现一种正义凛然的愤怒与复仇感。但是，这其中最可能发生的还是疏离感，并且会伴随着对所疏离社会结构的愤怒。

> 假如单位知道了我感染的情况，失业是肯定的。即使单位不主动辞退我，我也会面临来自周围同事的压力，没法生活下去，所以只能选择离开，而这又将迫使我面临新的生存选择。（DCYJ08）

> 但身边的人你是瞒不住的。而且，慢慢地就都传开了。但这个病也是个试金石吧，以前有好多人跟我关系特别铁，也包括我的一些亲戚朋友，现在都开始疏远我。我每次和家人一起吃饭，我用的都是一次性碗筷，后来我干脆就不去了，心里难受。（DCYJ07）

有时，人们对他们在互动中没有实现的交易需要、未能满足的期望或者受到的惩罚所进行的外部归因是正确的。在这种条件下，人们通常对他们或者互动所嵌套的社会结构感到愤怒。如果个体不能冲破他人或社会结构的阻碍来调整行为以激活并呈现正性情感，那么个体在对他人感到愤怒与恐惧的同时，还会为自己的命运感到悲伤。进而，如果这三种情感同时呈现，个体将体验到这些情感的第二次复合（次级情感）所生成的对生活实体与社会设置的疏离感。

在某种程度上，疏离或愤怒指向对象的特征对情感的呈现具有重要的决定作用，同时归因过程在此处进入保护自我的一般防御机制之中。如果社团单元是被抑制羞愧的指向对象，人们将对这些单元的结构和文化产生愤怒和疏离感。如果社团单元是愤怒的指向对象，那么这种愤怒将指向社团单元中的成员，并对该社团单元产生消极的刻板印象，对该社团单元的成员产生偏见，就像许多感染者拒绝接受感染者组织的帮助那样。同样的，当面对医院这一社团单元在就医方面的种种过度治疗等不当表现时，许多感染者呈现出怨恨等负性情感，并通过拒绝治疗、拒绝上药等行为与医疗机构进行对抗，更对医疗机构产生强烈的愤怒和疏离感。

> 我能不去 TC 医院就不去，要是能在 B 市拿药的话，我宁愿每次坐车过去，离得也不算远，大不了多花些钱。因为 TC 医院根本就不为感染者着想，也不注意保护我们的隐私。刚开始的时候，我们也不知道，人家给开多少检查，我们就做多少，后来才知道，原来好些检查都是没用的。为这个事，我们也反映过，但人家医院特别牛，无论你怎么反映，人家就是不理。而且，TC 医院就是以设备先进挣钱的，别看医疗技术不怎么样，但据说硬件特别牛，反正来了就要检查，没有几千元钱出不来。你说，那么多大医院，为什么把这儿作为定点医院，就不能多开几家吗？
> （DCYJ17）

在感染者的个人生活经历中，对社团单元比如医疗机构和感染者组织产生的被抑制的羞愧越多，其愤怒的指向对象以及愤怒的第一次复合形式，包括正义凛然的愤怒和复仇的指向对象离最初互动的距离就会越远。负性情感开始并且伴随着抑制、转换和增强，由此产生的情感将表现出更强烈的远距离偏好。同时，在微观互动中存在的离心力不仅唤醒多种负性情感，而且将这些负性情感指向中观的社团单元。就如感染者 DCYJ17 所言："那么多大医院，为什么把这儿作为定点医院，就不能多开几家吗？"

由此可见，这便是归因在远距离偏好方面的另外一个特点，就是外部归因的指向对象通常跳过互动对象，这是因为如果对互动对象发泄愤怒，将会导致进一步的惩罚，由此会重新抑制和激活防御机制。这就造成了中观层面的结构比较容易成为指责的对象，虽然比较间接，但不容易导致直接的惩罚，使得自我成为注意的中心。既然互动对象嵌套于这些中观结构之中，那么对个体来说，以中观结构作为情感指向的对象提供了一种非常有效的情感宣泄渠道，并且这种方法还可避免他人直接惩罚的风险。的确，指责非人的机构具有很少的情感风险，而且这种社会设置不能进行直接的个人报复。但愤怒一旦指向于外，就一定存在使这种愤怒不断延伸的宏观结构和条件，进一步指向宏观层面的体制领域、分层系统、国家甚至国家系统。

二、 范畴单元的怒而扩散

如果范畴单元是感染者被抑制羞愧的归因指向对象，感染者将呈现出扩散的愤怒。如果范畴单元是愤怒的归因指向对象，感染者将对范畴单元表达愤怒，并对该范畴成员形成偏见。范畴单元成员的消极刻板印象对负性情感具有复杂的效应。愤怒的持续时间会和产生这种愤怒的羞愧一样长久，个体在日常生活中体验到的羞愧越多，扩散到指向范畴单元的成员的愤怒也越多。具有讽刺意味的是，当人们运用消极词汇对范畴单元的成员进行定义的时候，这些定义又成为再次引起对这些成员愤怒的原因。这种消极的刻板印象对中观和宏观的社会结构具有显著的负面效应，特别是当愤怒源自被抑制的羞愧，人们集体地组织起来对范畴成员以及社会结构发泄愤怒。

因为找小姐而感染艾滋病这件事其实在感染者中还是很丢人的。我不知道你知不知道，在监狱里，最让人瞧不起的就是强奸犯，而在感染者之中，吸毒的、找小姐的是最让人看不起的。其实到现在，我也不清楚是谁、什么时候传染给我了。这印证了那句话，连死都不知道是咋死的。我也曾一度对妓女特别愤恨，觉得是那个女的感染了我，一定是小姐。可实际上，我们是很难找到同类感染者群体的，你也不能一见面总问人家怎么感染的吧，而且，现在的感染者组织多数都是同性恋，他们也看不上我们，我也瞧不起他们。总之，很少参加他们的活动。（DCYJ02）

其实同性恋圈子里也很看不起那些性太乱的人，××组织有一个感染者的微信群，里面基本都是男同性恋，但我加入两天就退出了，在那里面根本看不到什么对于疾病的交流，天天就是在胡混，你说这样的群还有什么意义。反正吧，感染途径总会让我瞧不起，比如大家都看不起吸毒的，包括前不久，有人"黑"段义（人名），说他吸毒，这个是最让人看不起的。再就是嫖娼的，还有就是滥交的。（DCYJ30）

每到12月1日（12月1日是"世界艾滋病日"）领导接见的时候，他们肯定不敢叫我，因为怕我放炮，现在圈子里也都不说实话，见领导之前都已经把要说的话写好交上去，审查通过了才能说，不是你想说什么就说什么的。再就是找几个输血感染的，卖血感染的，因为他们总觉得自己很无辜，其实，感染了都一样，我才不管你是因为什么感染的，别总像满世界都欠你多少钱似的。但这些都没地方去说，内部说吧，他们说影响团结，其实，别看开会的时候一个个都点头哈腰的要多好有多好，背后你争我抢"使刀子"（耍手腕）的有的是。跟外面去说，我去哪儿说去，我也没地方去说，人家开会也不叫我，我也说不上话。（DCYJ22）

对我们的歧视和害怕那是两回事，害怕吧，这个可以理解，比如身边的亲人朋友，可歧视呢，这个关他们什么事。如果媒体不这么"黑"我们感染者，人们又怎么会有这样的印象呢。我觉得，这个就是故意的，为了防止艾滋病的传染，就把我们说成魔鬼一样。你看，这个病，最痛苦难受的是我们吧。好吧，不管是输血感染也罢，还是报应也罢，反正我们是感染了，受了这份罪了。这个，我们认，难受也好，痛苦也好，这个是我们自己的事。我也没有去故意传播。你说家人担心、害怕，这个我们也认了，毕竟这个病没得治，毕竟这个病也是和我们的行为有关系的。同性恋、找小姐、吸毒，都是不好的行为，家人生气、被逐出家门，这些我们也受了。错是我们犯的。可这个歧视，我就不理解了。关你们什么事，去医院看病没人理，还处处想着跟我们多收钱；加入个小组吧，还拿我们去挣钱；好容易找个工作吧，还天天加班影响身体，你又不能说你感染艾滋病了，说了，会把人吓死的。为什么？都是歧视惹的祸。都是那些什么媒体、医院等说的，艾滋病多么吓人，得艾滋病的人都不是什么好人，等等。你说我们招惹谁了。(DCYJ25)

人们经常谴责他们身处其中的社会结构，根据从霍利那里借来的分类，他们可以谴责社团单元（或者任何与劳动分工有关的社会结构，如大学或商业企业）或是范畴单元（如性别、感染途径与贫富等社会属性）。如果他们在社团单元里未能实现期望就会谴责社团单元，表达出对这个单元的愤怒，留在该单元的动机也会因此而衰减；或者即使不能退出，他们扮演角色的热情也会衰减。如果他们谴责一个范畴单元，就会对范畴单元里的其他成员泄愤，也极有可能对这一范畴单元里有所成员产生偏见。如果负性情感特别是愤怒、恐惧、悲伤、羞愧和内疚等持续的时间越长，并且这些负性情感持续地没有得到承认的情况下，这些情感的强度越有可能增加，并且越倾向于干扰社会关系的平衡进行。如果有足够多的民众体验和否认这些情感，则越有可能间接地使人们从事社会结构改变的暴力活动，也越有可能使人们参与对社会设置的攻击运动。

三、 宏观结构的持续恶化

如果这些负性情感指向更为宏观的社会结构，特别是指向体制领域或分层系统，那么与最初产生羞愧的中观结构之间的联系必然因为防御机制的激活而恶化，或者由行为者通过转换的方式使得愤怒指向外部。羞愧产生于局部的互动，这些互动嵌套于中观结构之中，进而嵌套于体制领域和分层系统的宏观层次之内。因此，被抑制的羞愧所产生的愤怒，其指向对象距离最初的微观社会结构更远。否则，人们将指向他们羞愧的真正目标：在中观层面中唤醒情感的微观互动。抑制还可以促进负性情感与其产生源之间联系的破裂。另外人们还在微观互动（比如家庭、邻里、朋友）中体验到正性情感，但这类情感的高度压力使得负性情感的运动轨迹偏转，从而指向外部的宏观结构。

其实我们也私下会和他们打交道，包括医生和 CDC 的人，都是很好的，也都会真心地帮你，但那毕竟是他们的个人行为，你不能让 CDC 的人周六日上班吧，你不能让 CDC 的人晚上大家都下班后上班吧，这些都是不现实的。医生也一样，免费药就那么几种，可问题是，国际上抗病毒的药有 20 多种，可我们只有 8 种，因为什么，因为我们只能生产这 8 种，都是一线药，就给我们吃，当然啦，说得还很好听，叫免费，可这些药的副作用往往很大，一旦耐药了，我们也没什么可换的余地，结果，想活就自费吃二线药，要么，就只有死路一条。国家对艾滋病的政策就是这样，只要我们不传染就行。（DCYJ29）

别听"四免一关怀"说得多么多么好，好像国家对我们感染者有多么好呢，我们且不说这个药是免费的吧，就像是上药不收钱，可上药前的检测，去一次就要 1 000 多元，有的时候几千元也不够。结果呢，尽是些没用的东西，花钱不说，还有暴露的风险。所以，你们根本别信什么艾滋病是慢性病，跟糖尿病什么的一样，都是骗人的。可就算是吃上药了又怎么样？现在国外的抗病毒药物有 25 种，我国只有 8 种，而且基本上是一线药，只有克力芝（洛匹那韦利托那韦片）是二线药，还不一定有。你想，一般的一线药品组合要 3 种药，也就是没几种可以换的。吃到最后就只有自费了，要是不自费的话，那就是等死了。还有就是药物的副作用，我身边有好多人就是因为受不了而停药的，一旦停药又会产生耐药性。所以，"四免一关怀"政策就是让你先把药吃上，别再传染别人。等你吃上药了，你就离不开了。产生了副作用怎么办？不管。你听过免费药吃上后引起肝损（伤）吧，请问这个有人管吗？吃药吃出耐药性了，这个怎么办？对不起，我们国家一线免费药就这么几种，你可以自费买二、三线的药。所以，最后让我们慢慢死去。（DCYJ03）

我只是觉得，如果当年有人告诉我男男性行为会传染艾滋病的话，我肯定不会染上的。只是从来没有人告诉过我们，包括那些宣传，也不说男男性行为，光说性行为传播。所以，这才是问题的根本。（DCYJ20）

感染者也有人权吧？但是，我们不能提，感染者组织也不能提。所以啊，一旦我们感染，我们就无法享受很多的权利，比如医保、低保，等等。这很不公平啊。因为我们检查要钱，看病要钱，而许多感染者又比较穷，许多人是因为付不起钱看病，包括上药的检查，才不去上药的。现在医院连青霉素这样的药都没有，比如得了淋病，这个青霉素最管用，可医院就是没有。为什么？因为便宜，没利润。而头孢什么的，比这个贵多了。什么原因呢？你不能单单说医院为了挣钱，那再往上，就是一切向钱看的指导思想。如果这个社会连感染者的这点钱也要剥削，那么，你如何让感染者能够稳定下来，如何能够防止艾滋病的传播。（DCYJ27）

在这个过程中，生成情感的条件蕴含于社团单元和范畴单元的结构之中，这些中观的社会结构既是微观人际互动直接嵌套于其中的背景，同时又是宏观的社会设置作用于微观互动的平台。人们能够通过交往仪式在局部维持高昂的情感状态，同时把愤怒直接指向互动对象、他人、中观结构，并会间接地指向更为遥远的宏观结构。

综上所述，在归因的作用之下，情感的呈现机制虽然各有不同，但特别重要之处在于，不同的外指呈现机制将导致负性情感转换为不同类型的新的情感，指向不同的对象。因此情感指向的对象就拓展为：其他互动对象、社团单元、范畴单元、体制、分层系统、国家甚至国家系统。也就是说，人们对他们所处的社会结构和文化的敌意、所产生的愤怒和疏离的感受，通常是在面对面人际互动过程中受到归因与反击的结果。负性情感的外指呈现与社会事件和心理动力机制具有很高的关联度。

所以说，归因在社会学分析中是十分重要的，因为人们往往会持续地进行因果归因，寻找后果产生的根源。一旦人们把自我从因果计算之中排除出去，或者部分地因为追求认知一致，人们就会指责他人、互动对象、中观和宏观的社会设置，认为他（它）们应该对负性情感负责。由此，归因就成为个体对他人、对社会设置的情感反应与事件后果建立联系的首要途径，社会设置也由此间接地成为被抑制的情感（如愤怒、悲伤、羞愧和内疚）的指向对象。通过外部归因机制的引导，存有的负性情感成为热源定向的导弹。归因过程是社会学研究中的一个重要问题，这是因为社会结构和文化的显现需要一个长期的过程，需要人们对社会设置和文化形成正性情感，同时减弱指向社会设置的负性情感。

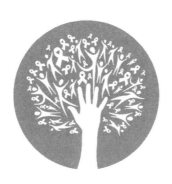

第七章

情感调适：存有与呈现的动力机制

第一节　存有与呈现的应对视角

情感是最为重要的微观层面的社会力量，这是因为情感不仅能够凝聚微观、中观和宏观各个层次的社会现实，而且能够破坏人际互动，进而打破中观结构和宏观结构。当然，情感不是这种效应的唯一力量，但是情感却是直到最近几十年还没有被充分理论化的最重要的社会力量。

人类最具特色的生物特征之一就是我们能够产生情感并运用情感去建构社会关系和构造社会结构。人类情感不是简单的、个体的生理机体现象，它还受到诸如文化传统、制度规范、社会结构等宏观因素的制约。更为重要的是，情感的存有与呈现，还受到情感所承载的主体的再建构，这种再建构体现着思维与意识的相互作用。同样，对情感的管理与控制也不仅仅是个体交往意义上的，它还可能影响到社会控制和社会整合。正如特纳所言，倘若人类没有情感能力，人类文化和社会结构将不复存在（特纳，2009）。

可以说，人类情感是人们相互交往中主动选择和创造的结果，是通过特定的人类行为和符号来表现、传达和显示的。因此，情感实际上是社会意义和各种符号价值的载体与承担者。情感既构成了人们行动的原材料，也构成了人们进行交流和符号象征的行动工具。

正是在这个意义上，情感的存有就成为人类行为的动机之一，而情感的呈现则成为在人类具体行为中表达和实现这种动机的可观察形式。两者共同形成了本书所讨论的"动力"。

更加深入地看，某种特定的情感存有，并不必然地导致某种特定的或者单一的情感呈现，而是包含了各种潜在的可能性。也就是说，情感的存有与呈现之间并不是线性的因果关系，也不是纯粹的单向作用，而是在某种运行机制之中，最终表现为一种合力。本书的结论就是分析和归纳这样的情感动力机制。

在以往的社会学研究中，虽然诸多的文献已经从许多方面讨论过人类行为的动力机制这个问题，但为数不多的对"情感动力"的研究往往受到心理学的影响，其研究主要集中于微观层面（伯克，海斯，1979；霍赫希尔德，1983；斯特赖克，2004；柯林斯，2009），或是过分专注于产生情感的诸如性别、群体与社会生物学等具体因素，反而忽略了社会学对情感全貌的审视。更鲜有学者从中观和宏观层面对"情感动力"进行研究，舍夫和特纳虽然曾建立微观层面和宏观层面之间的联系，但是除舍夫外，这些理论家都没有积极地收集资料来论证这种联系与情感的动力机制。

本书通过对情感存有与呈现的动力机制的研究，不仅使我们对情感的唤醒、增强与转换变得有迹可循，更为重要的是，将作为一种把人们联系在一起的"黏合剂"的情感扩展为对广义的社会与文化结构的承诺。在冲突与博弈方面，有利于人们明确负性情感的唤醒、表达与转化过程；在结构和功能方面，有利于人们更好地把握社会结构的特征和社会变迁的趋势，生成对广义社会结构与文化的承诺；在互动与系统方面，有利于人们加深对社会交往和社会关系的理解，建构并形成复杂社会关系与系统对情感的依赖。

更进一步说，本书更加综合地将社会统一体的微观、中观和宏观领域联系起来，从冲突与博弈、结构与功能，以及系统与互动这样三个视角对情感存有与呈现的动力机制进行研究，也就是将情感置于一定的背景之中，考察情感是如何塑造我们的，同时又是如何被我们所塑造的。

与此同时，情感也能够导致人与人之间关系的彼此疏离，动员人们打破社会结构，将经验、行为、互动、组织与情感的运动和表达联系起来，挑战社会文化传统（Turner，2007）。从本质上讲，情感是关系的维持者，是宏观社会结构及其文化生成的承担者，也对微观社会关系产生一种分裂的力量（Turner，2007）。因此，情感在所有层面上，从面对面的人际交往关系到构成现代社会大规模组织系统的结构，都是推动社会现实的关键力量。

一、 冲突与博弈

情感可能是一个私人问题，但它并非与更广泛的公共问题毫不相干。正如埃利亚斯认为，情感的个人控制与公共调节是整个文化过程的中心（Elias，1994）。可见，情感存有与呈现的过程，既可以被社会冲突所决定，又会在博弈过程中由个体所建构或改变。因此，本节从冲突与博弈的视角来探讨情感存有与呈现的动力机制，分析情感的唤醒、表达和转化与社会结构之间的相互渗透。因为情感既发生在我们个体身上，又是由我们的所作所为促使其发生的（Goffman，1959），所以，分析情感存有与呈现的动力机制，首先需要从冲突与博弈的视角入手。

情感不仅仅是生理上的行为，也不仅仅是对愉悦与痛苦的心理反应（N. Gane，2005），更是两人或多人之间复杂的社会冲突与博弈的过程。情感不仅受到个体自己的价值、态度、习性、认知、需要、欲求与行为之间的相互影响（Layder，2004），更重要的是受到个体之间在微观、中观和宏观层面上的相互作用的影响。在实际中，人们赋予个体自己和他人特定的身份，然后通过身体和精神上的努力来从事各项事业，创造出针对各种冲突的解决方案，而这些解决方案又是维持附属于他们的身份以及其他的行动范畴（所涉及的行为、背景和感情）的情感博弈过程。

长久以来，学术界一直存在着情感的生物建构与社会建构之争，而且这场争论还将会一直存在下去，在近期不可能完全解决。但这场争论并不否认情感的跌宕不仅依靠身体系统的激活，更受到社会结构和文化的许多限制。正如特纳认为，对情感是生物固置还是社会文化建构的争论，比较适当的解决方法是取中法，既承认这些情感的生物属性，比如情感的发生有其神经系统的生理结构，也承认这些情感的唤醒、表达以及对情感的使用往往受到社会文化的限制，并且个体所处的社会情境也将对人们情感的唤醒与表达产生影响（特纳，2007）。此外，传统的情感研究表明，跌宕的情感最终会通过调节行为、身份标准和身份，最终在身份、身份标准、行为输出，以及反思性评价之间实现彼此相符。通过这种情感的调适，最终达成认知的一致性，从而使体验到的负性情感得以平复。一般而言，其过程如图 7-1 所示，即从生物固置到情感跌宕再到情感的平复。

但上述情感的动力机制研究缺少对强烈负性情感与防御机制的考虑。因此，本节从冲突与博弈的角度，引入主体建构的视角，分析较高强度负性情感的存有与呈现的动力机制，实现了对传统情感动力机制的补充。

如图 7-1 所示，当个体在生物固置与社会结构和文化的作用下，引发较强烈负性情感的跌宕时，受微观、中观和宏观社会环境的影响，存有负性情感的表达往往具有时间性、情境性与主体性。首先，冲突唤醒的负性情感并不一定会即刻表达，个体可能对情感的表达具有滞后性或受到防御机制的影响而产生对负性情感的抑制。其次，个体可能会考察其所处的环境并做出适合当下情境的情感表现，而这种情感表现往往是一种权宜之策，并非情感的真实体现。再次，负性情感的表达更是主体建构与博弈的结果。所以说，情感的存有并不是情感生物建构与社会建构非此即彼的对立，而是主体因时、因地、因人而合理化选择的情感表达的中间状态。之所以称之为情感存有，就是因为：一方面这种负性情感确实被唤醒与激活，另一方面，其表达与呈现体现着个体对冲突与博弈过程的考量。

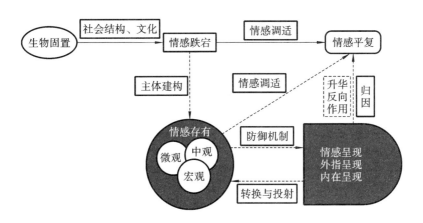

图 7-1 情感存有与呈现的动力机制

存有的负性情感往往最终会通过防御机制实现情感的呈现，在情感的呈现方面，存有的负性情感受到抑制后，负性情感的呈现可能引发一个循环的过程。也就是说，在个体唤醒存有的负性情感后，个体因此激活防御机制并对其进行抑制。当心理审核机构发生疏忽时，受抑制的情感将以更强的形式呈现，并指向不同的对象。

如图 7-1 所示，个体在微观、中观和宏观层面唤醒所存有的负性情感之后，负性情感经过抑制的转化生成两种路径。第一种路径是负性情感经由转换与投射，再次指向微观的人际互动、中观的社团单元与范畴单元，并进一步指向宏观的社会结构与文化，而且经过转换与投射的负性情感，其强度还将会增加，并由此形成一个循环反复的过程。第二种路径则是，如果个体体验到的负性情感激活了防御机制中的升华与反向作用，那么个体将呈现出正性情感，以应对抑制的负性情感。同样，这些新的正性情感发生的强度和指向对象也有所改变，并最终达到情感的平复。

负性情感受到抑制后，将激活不同的防御机制并形成不同的冲突与博弈路径。表 7-1 列出了在冲突与博弈过程中被抑制负性情感经由防御机制而呈现与转化的不同存有形式和新情感的指向对象。

防御机制	转换后的情感	情感的指向对象
置换	愤怒	社团和范畴单元与宏观社会结构
投射	强度较低的愤怒	对责难的对象愤怒、悲伤或对他人的情感羞愧
升华	正性情感	范畴单元、社团单元的任务
反向作用	正性情感	社团和范畴单元与宏观社会结构

注：被抑制的情感为愤怒、悲伤、恐惧、羞愧、内疚。

存有负性情感呈现的防御机制，还体现为由外部归因所引起的外指呈现。因为情感的外部归因具有远距离偏好，故存有的负性情感经由归因的防御机制指向中观和宏观的社会结构与文化，从而实现对负性情感的平复过程。此外，存有的负性情感也可能直接通过认知与行为调整而实现情感调适，在不激活防御机制的情况下达到对负性情感的平复。

弗洛伊德认为，个人总是会调整他们的情感以适合互动情感中的规范。如果互动情境对个人提出的各种要求存在冲突，那么就会明显出现一种"戏剧表演性的压力"（弗洛伊德，1988）。人们之所以可能感到"悲伤"或是"高兴"，是因为某种特殊的社会情境要求他们以此种方式行事，但情感却要求他们以彼种不同的方式行事。这两种相反的动机加在一起，就使人们感到矛盾与犹豫不定（Layder，2004），需要通过博弈采取更好的办法来处理这种冲突。

综上所述，情感存有与呈现的动力机制，从冲突与博弈的视角分析，是主体在生物固置与社会结构与文化的影响之下，主体有选择的博弈与建构的过程，是在冲突之下对较高强度负性情感转化与表达的过程，更是在博弈过程中情感能量增加与转向的过程。

二、 结构与功能

因为情感有着关系性要素，所以必须考虑人的行动与社会结构之间的关系。从强调社会结构的视角来看，情感呈现在有特定背景的社会结构之中，而这种情感又使人们可能感知那种结构以及行动的社会后果。可见，情感与社会文化现象之间是相互渗透的。这种强调社会结构与功能的视角还体现在，某人对另一个人表达情感，表明了他对这个人的主观赞同/反对，而这又使他们心照不宣地共享一套社会结构，并促进人们在一个群体中实施理性行动的同时，也富于情感。

因此，从结构和功能的视角来看，情感虽然是微观层面的重要力量，情感的存有也主要体现于微观层面交易需要的满足情况，但存有的情感产生于微观、中观和宏观的社会层面也是不争的事实。当个体在微观层面的交易需要未获得满足时，个体可能因此唤醒存有的一种或是多种负性情感。这些负性情感的强度取决于五种交易需要满足的等级，其中自我实现的需要未获得实现时，产生的负性情感的强度最高；当真实性需要未获得实现时，相应产生负性情感的强度最低。

存有负性情感的唤醒并不仅仅活跃于微观层面，同样产生于微观互动所嵌套其中的中观和宏观的社会设置。在中观层面，如果微观互动的五种交易需要在其所嵌套的社团单元和范畴单元中不能满足个体的期望，或是这些互动无法嵌套于中观的社团单元与范畴单元，那么个体将因此而感受到期望的无法实现，并因此而唤醒存有的负性情感。在宏观层面，如果个体在宏观的体制领域和分层系统体验到足够多的惩罚或是微观互动与中观结构无法嵌套于宏观的社会设置之中时，个体同样会因此而唤醒存有的一种或多种负性情感，如图 7-2 所示。

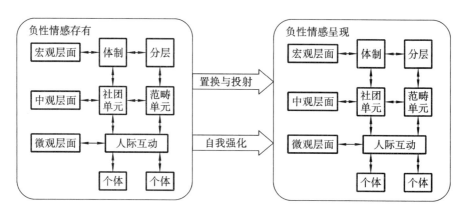

图 7-2　负性情感的运行机制（抑制）

当个体持续体验到如悲伤、恐惧、愤怒，以及这些负性情感的第一次复合和第二次复合（比如苦恼、忧伤、妒忌、苦闷、抑郁、羞愧、内疚和疏离，等等）时，人们通常为了应对这些痛苦的情感而激活防御机制，以寻求对自我的保护。这将导致他们持续体验到的负性情感一旦呈现，往往会形成扩散的愤怒感，并且还会不时地被悲伤和恐惧所干扰。这就造成个体体验到较多的愤怒、悲伤、恐惧、羞愧和疏离，并且这些情感往往伴随着对中观和宏观结构较低水平的承诺，不仅可能导致个体采取攻击行为，而且可能诱使集体暴力事件发生。

如果个体唤醒存有的负性情感越多，负性情感的强度和能量就越大，则越有可能激活防御机制，并因此呈现一种或多种负性情感及其综合。如图7-2所示，个体在微观、中观和宏观层面唤醒所存有的负性情感之后，负性情感经过抑制的转化，生成两种情感呈现的路径。一是负性情感的自我强化，也就是如果这些负性情感指向自我，那么其情感能量将会持续加强，从而影响到微观的人际互动与交易需要的满足。这种自我强化的负性情感主要包括失望、悲伤、羞愧和内疚等负性情感，也有可能转向对微观互动的疏离感。同时，这种影响既包括个体与自身的关系，又包括个体间的交易需要的满足。如果这些负性情感指向自我之外的他者，此时将会激活比如置换、投射、升华和反向作用等相应的防御机制。如果说情感存有是外界社会文化刺激与个体生物固置相结合的产物，那么基于抑制和归因的防御机制则更多地体现着主体对存有负性情感的再建构，因为抑制和归因的防御机制更体现着个体的思维与意识对情感呈现的作用。

　　个体体验到正性或负性情感时，将对导致自己情感唤醒的原因进行归因，自我、人际互动的结构、社团单元及文化、范畴单元的成员、体制领域、分层系统、国家或者国家系统等都可能是归因的对象，如图 7-3 所示。

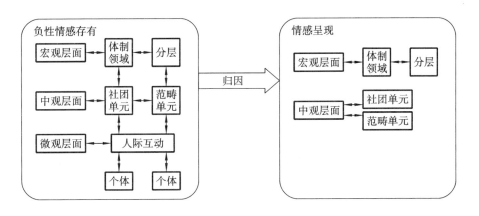

图 7-3　负性情感的运行机制（归因）

　　因为负性情感的呈现表现出远距离偏好，即人们把失败、没有满足的期望、受到的惩罚进行外部归因，同时，这种外部归因还表现出跳过互动对象，直接指向社团单元和文化、范畴单元及其成员，以及指向宏观层面的社会设置。如图 7-3 所示，如果互动嵌套其中的社团单元是负性情感的指向对象，人们将呈现出愤怒，并对这个社团单元表示愤怒，由此降低对其文化和结构的承诺。如果羞愧被抑制，个体所呈现的较低强度的内疚是愤怒呈现的导火索，那么在这种条件下，愤怒更有可能转换为对社团单元的文化和结构的疏离，并且这种疏离感将会间接地指向社团所嵌套体制领域的结构与文化。

如果互动所嵌套的范畴单元是负性情感的指向对象，人们同样将呈现愤怒，并对范畴单元表达愤怒，而且对范畴单元中的成员产生消极的偏见，进而间接地对范畴单元所属的体制领域或分层系统产生偏见。

如果宏观社会结构是负性情感的指向对象，特别是指向体制领域或是分层系统的话，与最初产生羞愧的中观结构之间的联系必然因为防御机制的激活而恶化，或者由行为者通过转换的方式使得愤怒指向外部。羞愧产生于局部的互动，这些互动嵌套于中观结构之中，进而嵌套于体制领域和分层系统之中。因此，被抑制的羞愧所产生的愤怒，其指向对象距离最初的微观社会结构较远，最初的局部结构与羞愧之间的联系也因此变得模糊或者消失。抑制可以促进情感与最初的产生源泉之间联系的破裂；另外，人们还在微观互动中，比如家庭、邻里、朋友中体验到正性情感，在这类正性情感的高度压力下负性情感的运动轨迹发生偏转，从而指向外部的宏观结构。

综上所述，从结构与功能的角度来看，存有负性情感的唤醒，离不开微观、中观和宏观的社会设置，但负性情感的呈现，又反作用于微观、中观和宏观的社会设置，更有可能引起社会设置的变革。

三、 互动与系统

互动与系统理论注重强调各系统之间的相互作用和相互关系，从而为理解世界提供了广阔的途径。S. 威廉斯认为，社会理论需要一种更具体的方式来重新重视与研究情感。他认为，情感具有一种"深层的社会性"，因为它们嵌入社会互动之中，是社会互动的构成要素（威廉斯，2000）。也有学者把情感状态与系统需要联系起来，以及把情感状态与环境问题联系起来（卢曼，1989）。

在笔者看来，探究情感存有与呈现的动力机制，还应体现在互动与系统的视角上。由上文我们可知，当情感作用于微观、中观与宏观层面时，情感也就作用于这样一个生态系统之中。在负性情感的存有方面，当互动没有嵌套于中观层面的社团单元和范畴单元，进而没有嵌套于宏观层面的体制领域和分层系统时，若参与互动的人员没有使用同样的情感语言和语法，将会造成个体微观互动中需求的无法满足、中观层面期望的无法实现，以及体验到来自宏观层面的相应惩罚，个体因此存有的负性情感将被唤醒。

当个体唤醒存有的负性情感越多时，负性情感将以抑制与归因等防御机制的形式呈现且强度更高（前文已述），并且被抑制与转化的负性情感将会形成一种螺旋式变化过程。例如，如果被抑制的和被转换的羞愧以强烈的愤怒形式表现出来并且阻碍互动时，人们将为此体验到更强烈的羞愧。如果新一轮的羞愧又被抑制，更强烈的愤怒将最终表现出来。由此形成的羞愧—愤怒—羞愧循环（Lewis，1971；Scheff，1988），就会启动下一轮引发羞愧被抑制的情境。在这种循环进行的过程中，所卷入情感的强度通常会增强，并且随着愤怒而螺旋上升。但是为了避免互动发生阻碍，负性情感特别是强度较高的负性情感（比如愤怒）就会在互动中被抑制，甚至被逐出微观结构，进入更加安全的中观结构和宏观结构。通过这种方式，个人能够在微观层面上保持正性情感，同时又把较远距离的社会设置作为负性情感的发泄对象。更为重要的是，这不仅降低了人际互动之间的团结性，而且降低了对微观人际互动嵌套其中的中观和宏观社会结构（以及相应文化）的承诺程度。

如果嵌套于社团单元和范畴单元中的微观互动导致其参与者持续地体验负性情感的次数越多，那么其成员对这些单元的文化和结构形成的承诺就会越少。如果人们在多种多样的社团单元和范畴单元中都持续地体验到负性情感，并且这些社团单元和范畴单元嵌套于分化的体制领域和分化的分层系统之中，那么人们对宏观层面的文化和结构形成的承诺也越少，这些负性情感的累积也就越可能导致人们努力对宏观层面的结构和文化发起变革。

如果体制领域的中观结构唤醒的恐惧、愤怒、悲伤等这些基本负性情感越多，人们越可能体验到这些负性情感的第二次复合，特别是羞愧和疏离。如果使用道德规范评价这些领域的失败，还可能体验到内疚。如果人们在体制领域的中观结构中体验到的羞愧越多，人们越有可能抑制这些羞愧，特别是在他们不能证明自己的角色或获得公平资源分配时，这种羞愧以及其他第二次复合的情感（比如内疚和疏离）被抑制的就会越多，这些情感中的愤怒成分将外在化，并且基于外部归因，指向中观结构和宏观结构的愤怒的强度将会提高。

如果人们体验到的扩散性愤怒越多，特别是这些愤怒源自基本负性情感第二次复合的抑制时，人们越可能进行指向宏观结构的外部归因，并且人们越有可能体验到强烈的愤怒等第一次复合的情感（比如正义的愤怒，以及对外部归因对象的复仇情感）。如果激活的负性情感的结构和人们之间的联系越模糊，人们外部归因的指向对象就会距离微观互动越远，并且伴随这些归因的情感就越强烈，如图 7-4 所示。

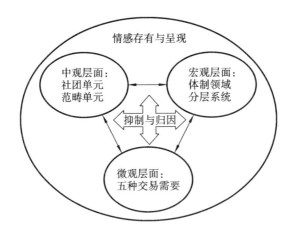

图 7-4　互动与系统视角下负性情感的存有与呈现

笔者认为，作为防御机制和认知加工过程的外部归因，使得这个归因过程更加复杂。外部归因可能是有意识的正确的，也可能源自压抑和无意识的情感能量。当个体把外部归因当作一种防御机制，并且伴随着羞愧以及其他负性情感的抑制时，外部归因使得个体能够保护自我，指责他人和社会结构。因此，如果人们持续地无法在角色中证明自我，必须接受在交换中获得的回报低于他们所认可的公平标准，那么他们的感受将是愤怒、羞愧、悲伤、没有尊严、内疚（如果道德准则被激活）和疏离等情感的复杂混合。

这种负性情感的"鸡尾酒"形式即使能够完全被意识到，也不可能是完全正确的。但是这种情感"鸡尾酒"的一部分内容可能被抑制，特别是那些能够伤害自我的情感成分。这就造成了正义的愤怒可能由于互动中产生的有意识的无尊严感或者羞愧的内疚感而被抑制，被增强或被转化的愤怒成分就会被激发。总之，伤害自我的成分被抑制得越多，引爆正义式愤怒和复仇的情感能量就越多，通过道德工作产生指向他人以及社会结构的外部归因的可能性也就越大，最终对这些分配有价值资源的体制领域产生负性情感。尤其是，如果有更多的阶层持续地体验到这种负性情感，并且这些负性情感的产生被加以道德批判，那么，社会中的情感层级系统就越有可能成为社会变革的推动力。

第二节　情感调适的社会效应

情感作为至关重要的微观层面的社会力量，不仅能够凝聚所有水平的社会现实，而且能够破坏人际互动，进而打破中观结构和宏观结构。当然，情感并不是这种效应的唯一力量。虽然人类的许多能量产生于生物基础以及微观层面的交易需要，但情感不仅涉及这些生物基础与社会交易需要的满足过程之中，更为重要的是，情感是动机能量中的一个独立源泉，不仅超越这些生物基础和社会交易需要，而且对社会结构和文化具有十分重要的效应。因此，我们需要概括微观水平上的情感能量，在某些特定的条件下，呈现怎样的能量以稳定或改变社会中观和宏观的结构与文化，进而形成社会转型的力量。

一、 负性情感与社会变革

当存有负性情感的唤醒越激烈时，其呈现的情感能量就越有爆发力，情感对社会结构与文化的破坏性就越强。由上文的分析我们可以得知，如果其他的资源，比如意识形态、一般化符号媒介、包括金钱与情感在内的各种资本，以及社团单元和范畴单元成为这些负性情感的指向对象，那么由这些存有负性情感的充分积累所导致的集体行动发生的可能性将会增加。其中负性情感所承载的能量在人口中的扩散就像一个一触即爆的火药桶，而羞愧、内疚、悲痛、悲伤，甚至疏离感等负性情感都可能是启动社会变革的原生力量，并将导致较大规模的人员加入社会运动之中。

对感染者而言更是如此，如果他们所承受的负性情感指向各个体制领域的意识形态，指向各种资本的不均衡分配，指向来自社团单元和范畴单元的拒绝、排斥与污名歧视，那么感染者存有的大量负性情感，以及这些负性情感的"鸡尾酒"形式将可能集中呈现，从而引起感染者普遍的愤怒与疏离。

如果愤怒充分地渗透到感染者群体之中，并且通过有效的意识形态的累积使得感染者不公平感增加，那么扩散的愤怒能够引发对抗权力中心的社会运动，而且这种社会运动通常具有很大的危险性。例如，感染者的公平就医问题，最初可能导致感染者对医务人员的不满；然而一旦这些不满（特别是那些由被抑制的羞愧转化而来的愤怒）扩散，就将成为一个巨大的旋涡，把这些浸染了愤怒的感染者们吸入进来。最初，这些愤怒被动员起来，反抗那些被认为是引发人们负性情感的中观层面的社会设置，但是在冲突形成后，政治、经济、教育、医疗体制领域中的中观结构都将被吸入冲突之中，比如社区、单位、学校和医院，等等。一旦这些中观结构被定义为大多数体制领域的代表，或者这些中观结构被认为应该对分层系统中的资源不平等分配负责，那么冲突将集中到改变宏观结构，而不仅仅是人们体验到负性情感的中观结构。当然，这种愤怒还有可能受到抑制，特别是当社团单元所拥有的资本足以维持这种冲突的平衡时，即使愤怒非常强烈并在人群中广泛扩散，也不能够产生社会运动。

当愤怒被抑制，并且权力中心有足够的资源控制集体运动时，作为这种愤怒源泉的羞愧通常转换为疏离。在一定意义上，这些动力机制可以被看作愤怒的集体置换，即把愤怒从国家体制领域的中观单元置换到安全的对象，使其不能够有效地"回击"。在这个加工过程逐步展开后，愤怒与最初源泉（国家资源分配体制领域的中观结构）之间的联系会消失或者歪曲，以致"宏观的社会结构"被视为负性情感发生的源泉。

因此在中观层面，正如我们在前文所分析的，如果社团单元的结构和文化被知觉为不切实际的期望，负性情感将比较容易地指向社团单元，同时表现为远距离偏好，但是这种偏好的发生总是受到互动所嵌套的社团单元的特征的影响。当社团单元的结构和文化使得人们必定无法实现其期望时，将促成负性情感的呈现。例如，如果感染者无法在医疗机构内获得普通患者的角色身份，无法在感染者组织内收获相应的支持与地位，那么他们就往往表现出对中观社团单元的愤恨，以及在防御机制影响下的疏离感。

正如在社团单元中发生的现象一样，在范畴单元中，这个加工过程能够腐蚀承诺。当范畴单元中的成员被知觉为（无论正确与否）阻碍需求的满足、期望的实现或者直接或间接地与受到惩罚关联时，感染者将对这个范畴单元中的成员产生偏见，更有甚者直接对他们产生强烈的愤怒。

在宏观层面，由于负性情感具有远距离偏好，因此它更有可能溢出中观结构，指向宏观结构（无论体制领域或分层系统），还可能间接地指向整个国家或者国家系统。由于渗透效应，某个体制领域或者分层系统某个位置上的情感可能会影响其他体制领域或阶层的其他位置。例如，感染者最初可能仅仅在医药领域受到歧视与不公正对待，但这种情况通常会渗入经济、政治乃至家庭与教育领域，造成许多感染者因此被失业、被去权、被休学、被离家，还造成众多感染者面临着经济资本、社会资本、文化资本与符号资本的尽丧，更加剧了情感资本的不足。

二、 正性情感与社会结构

由上文可知，存有负性情感的呈现可能会带来微观、中观乃至宏观社会设置的变动。因此我们有必要激发正性情感的呈现。虽然有许多力量能够产生社会变革，我们不能把情感视为社会转型的唯一动力；但是，情感依然是导致社会变革最重要的力量之一。与负性情感的破坏性相反，正性情感的呈现通常会转化为对社团单元和范畴单元的承诺，再由这种承诺拓展到体制领域和分层系统。正因为如此，正性情感维持了人们对地位获得的期望。因此，即使社团单元的目标可能间接地改变宏观结构，成员对社团单元的依恋仍然足以维持这些社团单元的目标。当中观结构的成员知觉到这些中观结构的惩罚界线，以及他们的角色扮演导致自我证实，并且他们认为获益交换受到中观结构以及文化的促进时，对中观结构的承诺将会产生。如果这些中观结构能够储存较多的其他资本（如经济资本、社会资本、文化资本、符号资本，以及情感资本），那么这些中观结构就越可能成为改变宏观结构以及文化的中流砥柱。

我们知道，中观结构分为社团单元和范畴单元两种类型，在正性情感呈现对社团单元的承诺方面，虽然因需要实现、期望满足和奖励获得而产生的正性情感倾向于处在微观互动之中并在多次互动中循环，但是人们的确有可能对自己的正性情感进行外部归因，对那些曾经帮助过自己满足需要、实现期望和获得奖励的人表示感激，而且还将对中观结构表达同样的感激之情。如果人们知觉到某个社团单元促进了自己满足需要、实现期望并获得奖赏，那么一些指向自我和他人的正性情感能量便会散播到这些社团单元之中。

另外一种在中观层面提高对结构和文化承诺的途径是实现期望的能力，这些能力通过在这些机构中成功地证明地位、扮演角色而实现期望。当期望是由社团单元的文化和结构所定义时，实现期望将自动使得社团单元高度显著，从而比较容易成为正性情感的指向对象。同样，当社团单元以实现个体的期望为中心时，人们往往把期望的实现视为来自中观社团单元的结构和文化以及特定的个体，这就比较容易形成人们对中观社团单元的承诺。

在正性情感呈现对范畴单元的承诺方面，如果某个范畴单元的成员关系被知觉为可以促进需要实现、期望满足或获得奖励时，那么，正性情感的近距离偏好会比较容易地拓展到人们作为这个特定范畴成员所具有的社会身份之上。例如，如果男性性别被认为是正性情感产生的部分原因，那么对这个范畴单元的增加就是自然而然的事情。在对其他的范畴单元形成承诺时，也会产生同样的加工过程。当某人知觉到作为某个独立范畴单元的一员时，有助于正性情感的呈现，这个人将对此范畴单元的成员关系形成积极的定势，给予他们较高的评价，并对这个范畴单元形成承诺。例如，同为感染者，通过医源性途径被感染的人（特别是中原地区因非法采供血而被感染的人），往往被认为是"出身好"的，他们在互动过程中，被赋予了无辜者的角色，因而更容易满足需要、实现期望、激发正性情感的呈现。

宏观结构及其文化的承诺问题，比中观层面的承诺问题更为复杂有趣。在许多方面，对宏观层面的文化和结构的承诺过程是对中观结构依恋的加工过程的拓展。如果嵌套于多种多样的社团单元和范畴单元的多个互动的期望都得以实现，那么这些正性情感将超越具体的互动，指向宏观结构，并且在宏观结构层面获得奖励。例如，如果某个感染者一直在应对HIV病毒方面是成功的，即这个人首先在服用抗病毒药物与自我保养方面是成功的。其次，这个人在医疗机构这个社团单元中的就医是成功的，抑或他在感染者组织中获得的支持与关怀也是成功的，那么，这个人将对作为体制领域、意识形态和分层系统的医疗健康的结构和文化产生承诺，并且把健康作为决定他人获得某种资源的准入条件，正如笔者总能听到那些与HIV病毒抗争二十余年的感染者说，"我现在比以往任何时候都注重自己的健康"。

此处的核心机制是以中观层面社会设置中正性情感的呈现为中心，并且处于长期的时间框架内。当体制领域和分层系统以这些中观结构建构而成时，正性情感的呈现将指向宏观结构。持续地强化在互动过程中将呈现指向自我和他人的正性情感。这种强化模式还对正性情感产生充分的补给，使之超出中观层面的社会设置，进入宏观结构之中。当人们能够在社团单元和范畴单元的较大范围内成功地扮演角色或定义自我时，外部归因的加工过程就更有可能发生。角色-身份完型为正性情感增加了新的能量。其原因在于自我的证实是最重要的交易需要。当然，人们获得奖励和满足，也同时从交换中获得利益并且满足了其他的需要，由此就为正性情感能量增添了新的成分，使之跃出中观结构进入宏观社会结构和文化之中。

社团单元和范畴单元的结构也影响局部的正性情感进入宏观结构的程度。如果社团单元的期望是清晰的，正性情感的唤醒将增加对这个社团单元的承诺。另外，如果这个社团单元嵌套于一个清晰分化的体制领域之中，而且这一体制领域具有一般化符号媒介与清晰的意识形态，那么社团单元与体制领域的结构和文化之间的这种亲密的联系就会使得人们认为社团单元是成功的促进者。如果这种成功持续地在这个领域内的多个社团单元中出现，那么人们还会把体制领域的结构和文化视为成功的促进者，直接指向体制领域的结构和文化的正性情感也由此而增加。这个加工过程的相反的方面也同样重要，如果一个社团单元缺乏明确的嵌套，将会使得微观互动中产生的正性情感局限于互动之内，或者社团单元之中，而不是超越社团单元进入宏观结构。

同样的加工过程在范畴单元中也是如此。如果某个范畴单元是独立的，从阶层系统来看也具有明确的评价，而且其与范畴单元的关系是显著的，那么，在互动中成功地满足期望和获得奖励将不仅提高对这个范畴单元的承诺，还会提高对这个范畴单元所嵌套的宏观分层系统的承诺，这种情况对那些独立地嵌套于体制领域之中的范畴单元来说也是如此。

例如那些成功的感染者们，特别是许多感染者组织的负责人，他们不仅在医药领域应对艾滋病是成功的，收获了健康，而且在经济领域往往比较成功，受教育程度也是比较高的，更可能获得家庭的支持与关爱，以及正性情感能量的呈现。这个过程的反作用也非常重要，因为如果其他感染者在与这些处于较高价值评价的范畴单元的成员互动中没有体验到正性情感，那么负性的情感能量将生成对这些"成功成员"的愤怒，减弱对包含这些范畴单元的体制领域或分层系统的承诺。例如，如果感染者没有满足期望（正如大多数情况那样）或者必须承受来自各个领域的惩罚，那么他们的承诺（无论是对体制领域或是分层系统）都将比较低。事实上，这些感染者的愤怒更有可能引发社会结构和文化的变革。

因此，从长远来看，能够较好适应社会生活的人对社会结构和文化的承诺水平高。或许这个观点有些笼统，事实上这个过程比这个一般化的概括具有更多的细微差别。如果我们要理解人们对具体体制领域的承诺水平，或者对国家的阶层系统的承诺水平，就需要考察期望与奖惩是怎样持续地与社团单元和范畴单元的结构联系在一起的，以及这些中观结构是怎样嵌套于体制领域和分层系统的结构和文化之中的。除此之外，我们还必须知晓中观层面的结构和文化提高或降低人们获得奖励和满足期望的可能性，这些期望是由中观层面的文化，以及中观层面所嵌套的宏观层面的文化所定义的。进一步来讲，我们还需要知晓民众在这些多种多样的中观层面中获得成功的程度，这些中观层面的社团单元和范畴单元分布于不同的体制领域，以及阶层和分层系统之中。如果正性情感持续地在多个中观层面中发生，并且数量众多的民众体验到这些情感，那么，对体制领域和现在的分层系统的承诺将更有可能发生，从而使得因情感而导致的变革更不可能发生。

第三节　研究反思

本书以艾滋病人群为研究对象，旨在探讨主体建构视角下情感存有与呈现对社会结构的影响与承诺。这个过程不仅需要学与思的交替进行，更需要学习与实践的知行合一。然而，任何一种研究在解决问题的时候都有其局限性与侧重点，本书也不例外。

首先，本书通过对微观、中观到宏观层面上负性情感的存有与呈现进行分析，为情感存有与呈现做出了动力学与发生学的解释，并提出了其对社会结构与文化的影响机制，丰富了解决问题的视域并扩展了研究方向。但在实际执行方面，本书尚不能就如何实现情感存有与呈现提出明确的操作化步骤。

其次，虽然本书强调使用从微观到中观再到宏观的研究分析框架，但本书缺少在宏观层面就国家与国家系统间对情感存有与呈现影响机制的探索。例如，关于国际力量和体制内力量对中国艾滋病防治出现巨大转折的作用及其机制，尤其是对艾滋病人群情感的影响，本书还无力做出细致分析，有待进一步研究。

再次，在本书的分析中，尽管笔者人为地将社会设置划分为微观、中观和宏观三个割裂的部分，尽管笔者一再强调这其中的嵌套，但对这三者以及其内部构成之间的相互作用，本书的分析尚有欠缺，如社团单元与范畴单元、体制领域与分层系统彼此之间的相互影响。这也将是本书另一个需要进一步研究的领域。

最后，按照社会科学研究的思路，本研究提出的影响机制与动力机制应该在实践中做出检验，以求知行合一。"实践是检验真理的唯一标准。"由于笔者能力及各方条件的限制，本书只好暂时止步于此，更希冀日后可以实现对于理论模式的检验，从而完成从归纳到实践的可行过程。

当然，本书还存在一些需要日后进一步讨论的议题，正如许多感染者所言，艾滋病作为一份特殊的礼物，虽然让他们罹患疾病，但也让感染者重新审视自己的健康、关系与情感变化。这其中情感与"中国传统关系"（而不仅仅是社会资本）的相互作用，更值得进一步讨论。

此外，在笔者看来，对于艾滋病的研究与治理，更应该体现的是一种去特殊化的指导思想，而非现在的谈艾色变、全民皆兵。在笔者所接触的感染者中，他们有一个目标与理念就是要**"活到抗病毒药物的研发成功"**。如果真有一天艾滋病可以治疗了，也许就没有艾滋病问题了，就像历史上发生的天花、鼠疫等一样。这个对抗艾滋病的过程，这个情感存有与呈现的影响因素，以及艾滋病人群的情感问题等，都是笔者愿意继续为之努力的方向。

所以，笔者最终点下的不应该是一个句号，而应该是一个新的开始。对于笔者自身而言，这同样不是终点，而应是一个循环变化过程中的新起点。对于笔者的学术与人生的整体而言，正如王国维先生所言，需要用一生去追寻那"众里寻他千百度，蓦然回首，那人却在灯火阑珊处"的第三境界（王国维，2012），就像艾滋病人群需要用一生来与 HIV 病毒共生共赢那样。

参考文献
References

[1]　Barbalet J M. Emotion, social theory, and social structure: A macrosociological approach [M]. Cambridge: Cambridge University Press, 2001.

[2]　Collins R. Conflict sociology: Toward an explanatory science [M]. New York: Academic Press, 1975.

[3]　Campbell C. Women, Families and HIV/AIDS: A sociological perspective on the epidemic in America [M]. Cambridge: Cambridge University Press, 1999.

[4]　Farmer P, Connors M, Simmons J. Women, poverty, and AIDS: sex, drugs and structural violence [M]. Monroe, ME: Common Courage Press, 1997.

[5]　[德] 斐迪南·滕尼斯. 共同体与社会: 纯粹社会学的基本概念 [M]. 林荣远, 译. 北京: 北京大学出版社, 2010.

[6]　[德] 格奥尔格·西梅尔. 货币哲学 [M]. 于沛沛, 等译. 北京: 中国社会科学出版社, 2007.

[7]　[德] 马丁·海德格尔. 存在与时间 [M]. 陈嘉映, 王庆节, 译. 北京: 三联书店, 2014.

[8]　[法] 埃米尔·涂尔干. 社会分工论 [M]. 渠东, 译. 北京: 三联书店, 2000.

[9]　[法] 爱弥尔·涂尔干. 宗教生活的基本形式 [M]. 渠东, 汲喆, 译. 北京: 商务印书馆, 2011.

[10] [法]雷蒙·阿隆.社会学主要思潮 [M]. 葛智强，等译. 北京：华夏出版社，2000.

[11] [法]马克斯·韦伯.社会学基本概念 [M]. 杭聪，译. 北京：北京出版社，2010.

[12] [法]马克斯·韦伯.新教伦理与资本主义精神 [M]. 阎克文，译. 上海：上海人民出版社，2012.

[13] [加]欧文·戈夫曼.日常生活中的自我呈现 [M]. 冯钢，译. 北京：北京大学出版社，2008.

[14] [加]欧文·戈夫曼.污名——受损身份管理札记 [M]. 宋立宏，译. 北京：商务印书馆，2009.

[15] [美]弗朗西斯·福山.大分裂：人类本性与社会秩序的重建 [M]. 刘榜离，等译. 北京：中国社会科学出版社，2002.

[16] [美]诺尔曼·丹森.情感论 [M]. 魏中军，孙安迹，译. 沈阳：辽宁人民出版社，1989.

[17] [美]诺曼·K. 邓津，伊冯娜·S. 林肯. 定性研究（第1卷）——方法论基础 [M]. 风笑天，等译. 重庆：重庆大学出版社，2008.

[18] [美]帕累托. 普通社会学纲要 [M]. 田时纲，译. 北京：中国社会科学出版社，2016.

[19] [美]塔尔科特·帕森斯.社会行动的结构 [M]. 张明德，等译. 南京：译林出版社，2012.

[20] [美]乔纳森·特纳.社会学理论的结构 [M]. 7版. 邱泽奇，等译. 北京：华夏出版社，2006.

[21] [美]乔纳森·特纳，等.社会学理论的兴起 [M]. 侯钧生，等译. 天津：天津人民出版社，2006.

[22] [美]乔纳森·特纳，简·斯戴兹. 情感社会学 [M]. 孙俊才，文军，译. 上海：上海人民出版社，2007.

[23] [美]乔纳森·特纳.人类情感——社会学的理论 [M]. 孙俊才，

文军，译. 北京：东方出版社，2009.

[24] ［美］乔恩·埃尔斯特.心灵的炼金术：理性与情感［M］. 郭忠华，潘华凌，译. 北京：中国人民大学出版社，2009.

[25] ［美］兰德尔·柯林斯.互动仪式链［M］. 林聚任，等译. 北京：商务印书馆，2009.

[26] ［美］托马斯·库恩.科学革命的结构［M］. 金吾伦，胡新和，译. 北京：北京大学出版社，2012.

[27] ［英］安东尼·吉登斯.现代性与自我认同：晚期现代中的自我与社会［M］. 夏璐，译. 北京：中国人民大学出版社，2016.

[28] ［英］安东尼·吉登斯.现代性的后果［M］. 田禾，译. 南京：译林出版社，2011.

[29] 成伯清. 走出现代性［M］. 北京：社会科学文献出版社，2006.

[30] 成伯清. 情感、叙事与修辞［M］. 北京：中国社会科学出版社，2012.

[31] 陈向明. 质的研究方法与社会科学研究［M］. 北京：教育科学出版社. 2000.

[32] 费孝通. 费孝通社会学文集［M］. 天津：天津人民出版社，1985.

[33] 费孝通. 乡土中国生育制度［M］. 北京：北京大学出版社，1998.

[34] 高燕宁. 艾滋病的"社会免疫"［M］. 上海：复旦大学出版社，2005.

[35] 郭景萍. 情感社会学：理论·历史·现实［M］. 上海：三联书店，2008.

[36] 黄光国. 人情与面子［M］. 北京：中国人民大学出版社，2010.

[37] 贾春增. 外国社会学史［M］. 北京：中国人民大学出版社，2000.

[38] 见君. 情感的困惑——遭遇激情［M］. 北京：中国社会出版社，2007.

[39] 孔维民. 情感心理学新论［M］. 长春：吉林人民出版社，2002.

[40] 李楯. 艾滋病与人权——疾病防治与就业平等［M］. 北京：法律

出版社，2012.

[41] 李楯. 艾滋病与人权：感染者和医生等的生命权、健康权及立法建议和法律评估 [M]. 北京：法律出版社，2013.

[42] 梁漱溟. 中国文化要义 [M]. 上海：学林出版社，1987.

[43] 刘少杰. 后现代西方社会学理论 [M]. 北京：社会科学文献出版社，2002.

[44] 刘斌志. 艾滋病防治的社会工作研究 [M]. 北京：中国社会科学出版社，2013.

[45] 潘绥铭，黄盈盈. 性之变：21世纪中国人的性生活 [M]. 北京：中国人民大学出版社，2013.

[46] 渠敬东. 缺席与断裂——有关失范的社会学研究 [M]. 上海：上海人民出版社，1999.

[47] 王俊秀. 社会心态理论 [M]. 北京：社会科学文献出版社，2014.

[48] 王曙光. 艾滋病的社会学发现 [M]. 成都：四川科学技术出版社，2005.

[49] 徐晓军. 断裂、重构与新生：鄂东艾滋病人的村庄社会关系研究 [M]. 北京：中国社会科学出版社，2010.

[50] 阎云翔. 私人生活的变革——一个村庄的爱情、家庭与亲密关系 (1949—1999) [M]. 上海：上海书店出版社，2006.

学位论文

[1] 陈静. 艾滋病患者的自我身份认同研究 [D]. 武汉：华中师范大学，2013.

[2] 陈仲丹. 多部门合作与社会参与的影响评估 [D]. 武汉：武汉大学，2010.

[3] 房静静. 情感跌宕：艾滋病人在困境中寻求支持 [D]. 长沙：中

南大学，2008.

[4] 侯荣庭. 向死而生——关系论视角下艾滋病感染者的自身重构 [D]. 新北：台湾辅仁大学，2015.

[5] 宋煦. 超脱与沦陷：艾滋病患者情感调适研究 [D]. 武汉：华中师范大学，2012.

[6] 游泓. 情感与信任关系的社会学研究 [D]. 武汉：武汉大学，2009.

期刊

[1] Adam B, Maticka-Tyndale E, Cohen J. Adherence practices among people living with HIV [J]. AIDS Care, 2003. (2).

[2] Bensley L, Van Eenwky J, Simmons K. Self-reported childhood sexual and physical abuse and adult HIV-risk behaviors and heavy drinking [J]. American Journal of Preventive Medicine, 2000 (18)：151-158.

[3] Brooks R, Martin D, Ortiz D, Veniegas R. Perceived barriers to employment among persons living with HIV/AIDS [J]. AIDS Care, 2004 (16)：756-766.

[4] Burke P J. Identity process and social stress [J]. American Sociological Review, 1991 (56)：836-849.

[5] Campbell C, Mzaidume Z. Grassroots participation, peer education, and HIV prevention by sex workers in South Africa [J]. American Journal of Public Health, 2001 (91)：1978-1986.

[6] Choo H Y, Ferree M M. Practicing intersectionality in sociological research：A critical analysis of inclusions, interactions, and institutions in the study of inequalities [J]. Sociological Theory, 2010 (28)：129-149.

[7] Ciccarone D, Bourgois P. Explaining the geographical variation of HIV among injection drug users in the United States [J]. Substance Use & Misuse, 2003 (38): 2049-2063.

[8] Collins P H. Black feminist thought: Knowledge, consciousness, and the politics of empowerment [J]. Contemporary Sociology, 2000 (21): 1183-1186.

[9] Collins P, Von Unger H, Armbrister A. Church ladies, good girls, and locas: Stigma and the intersection of gender, ethnicity, mental illness, and sexuality in relation to HIV risk [J]. Social Science & Medicine, 2008 (67): 389-397.

[10] Diaz R, Ayala G, Bein E. Sexual risk as an outcome of social oppression: Data from a probability sample of Latino gay men in three U. S. cities [J]. Cultural Diversity & Ethnic Minority Psychology, 2004 (10): 255-267.

[11] Ezzy D, DeVisser R, Bartos M. Poverty, disease progression and employment among people living with HIV /AIDS in Australia [J]. AIDS Care, 1999 (11): 405-414.

[12] Fan Y. Questioning guanxi: Definition, classification and implications [J]. International Business Review, 2002 (11): 543-561.

[13] Ferrier S, Lavis J. With health comes work? People living with HIV /AIDS consider returning to work [J]. AIDS Care, 2003 (15): 423-435.

[14] Fontdevila J. Framing dilemmas during sex: A micro-sociological approach to HIV risk [J]. Social Theory & Health, 2009 (7): 241-263.

[15] Guba E G, Lincoln Y S. Competing paradigms in qualitative research [J]. Handbook of Qualitative Research, 1994 (2):

艾滋病人群情感调适的社会学研究

163-194.

[16] Gupta G. Globalization, women, and the HIV/AIDS epidemic [J]. Peace Review, 2004 (16): 79-83.

[17] Hader S, Smith D, Moore S, Holmberg S. HIV infection in women in the United States: Status at the millennium [J]. Jama, 2001 (285): 1186-1192.

[18] Hochschild A R. The managed heart [J]. Political Science Quarterly, 1983.

[19] Kemper T D. A social interactional theory of emotions [M]. New York: John Wiley & Sons Inc., 1978.

[20] Houser J A, Lovaglia M J. Status, emotion, and the development of solidarity in stratified task groups [J]. Advances in Group Processes, 2002 (19): 109-137.

[21] Königshof P, Nesbor H D, Flick H. Volcanism and reef development in the devonian: A case study from the lahn syncline, rheinisches schiefergebirge [J]. Gondwana Research, 2010 (17): 264-280.

[22] Laws M, Beach M, Lee Y, Rogers W, Saha S, et al. Provider-patient adherence dialogue in HIV care: Results of a multisite study [J]. AIDS Behav, 2013 (17): 148-159.

[23] Lindenbaum S. How to have theory in an epidemic: Cultural chronicles of AIDS [J]. Medical Anthropology Quarterly, 2000 (14): 443-445.

[24] Maryanski A R. African ape social structure: Is there strength in weak ties [J]. Social Networks, 1987 (9): 191-215.

[25] Maehara H. The enhancement imperative and group dynamics in the emergence of religion and ascriptive inequality [J]. Advances in Group Processes, 2004 (21): 167-188.

[26] Markovsky B N, Lawler Ed J. A new theory of group solidarity [J]. Advances in Group Processes, 1994 (11): 113-137.

[27] Mccall L. The complexity of intersectionality [J]. Signs, 2005 (30): 1771-1800.

[28] McMahon J, Tortu S, Pouget E, Hamid R, Neaigus A. Contextual determinants of condom use among female sex exchangers in East Harlem, NYC: An event analysis [J]. AIDS & Behavior, 2006 (10): 731-741.

[29] Mizuno Y, Borkowf C, Millett G, Bingham T, Ayala G, Stueve A. Homophobia and racism experienced by Latino men who have sex with men in the United States: Correlates of exposure and associations with HIV risk behaviors [J]. AIDS Behavior, 2012 (16): 724-735.

[30] Mojola S, Everett B. STD and HIV risk factors among US young adults: Variations by gender, race, ethnicity and sexual orientation [J]. Perspectives on Sexual Reproductive Health, 2012 (44): 125-133.

[31] Lawler E J. An affect theory of social exchange 1 [J]. American Journal of Sociology, 2001 (107): 321-352.

[32] Nixon S, Renwick R. Experiences of contemplating returning to work for people living with HIV/AIDS [J]. Qual Health Res, 2003 (13): 1272-1290.

[33] Peter J B, Stets J E. Trust and Commitment through Self-Verification [J]. Social Psychology Quarterly, 1999 (62): 347-366.

[34] Rhodes T, Singer M, Bourgois P, Friedman S, Strathdee S. The social structural production of HIV risk among injecting drug users [J]. Social Science Medicine, 2005 (61): 1026-1044.

艾滋病人群情感调适的社会学研究

[35] Stryker S. Integrating emotion into identity theory [J]. Advances in Group Processes, 2004 (21): 1-23.

[36] Swidler A, Watkins S. Ties of dependence: AIDS and transactional sex in rural Malawi [J]. Stud Fam Plann, 2007 (38): 147-162.

[37] TenHouten W D. Explorations in neurosociological theory: From the spectrum of affect to time consciousness [J]. Social Perspectives on Emotion, 1999 (5): 41-80.

[38] Timmons J C, Fesko S L. The impact, meaning, and challenges of work: Perspectives of individuals with HIV/AIDS [J]. Health & Social Work, 2004 (29): 137-144.

[39] Watkins-Hayes C. The micro dynamics of support seeking the social and economic utility of institutional ties for HIV-positive women [J]. Annals of the American Academy of Political & Social Science, 2013 (647): 83-101.

[40] Watkins-Hayes C. Intersectionality and the sociology of HIV/AIDS: Past, present, and future research directions [J]. Annual Review of Sociology, 2014 (40): 431-457.

[41] Wyatt G, Myers H, Williams J, Kitchen C, Loeb T. et al. Does a history of trauma contribute to HIV risk for women of color? Implications for prevention and policy [J]. American Journal of Public Health, 2002 (92): 660-665.

[42] Watkins-Hayes C. The micro dynamics of support seeking: The social and economic utility of institutional for HIV-positive women [J]. Annals of the American Academy Political & Socical Science, 2013 (647): 83-101.

[43] 卜长莉. 布尔迪厄对社会资本理论的先驱性研究 [J]. 学习与探索, 2004 (6).

[44]　成伯清. 情感的社会学意义 [J]. 山东社会科学, 2013 (3).

[45]　崔海英, 孙嘉峰, 王秉青. 关于非正式组织研究的情感社会学理论解析 [J]. 学术交流, 2006 (3).

[46]　郭景萍. 情商——社会学研究的新视野 [J]. 学术研究, 2001 (3).

[47]　郭景萍. 情感控制的社会学研究初探 [J]. 社会学研究, 2003 (4).

[48]　郭景萍. 西方情感社会学理论的发展脉络 [J]. 社会, 2007 (5).

[49]　郭景萍. 情感社会学三题三议 [J]. 学术论坛, 2007 (6).

[50]　郭景萍. 情感资本社会学研究论略 [J]. 山东社会科学, 2013 (3).

[51]　黄水群, 罗玫. 草根组织与艾滋病防治初探 [J]. 中国艾滋病性病, 2007, (4).

[52]　黄盈盈, 潘绥铭. 中国社会调查中的研究伦理: 方法论层次的反思 [J]. 中国社会科学, 2009 (2).

[53]　黄盈盈, 潘绥铭. 跨学科主张的陷阱与前景——基于预防艾滋病领域的实践 [J]. 中国人民大学学报, 2013 (5).

[54]　邬建立. 中国艾滋病的社会科学研究 20 年 [J]. 社会科学, 2009 (11).

[55]　景军, 邬建立. 中国艾滋病研究中的民族和性别问题 [J]. 广西民族大学学报: 哲学社会科学版, 2010 (6).

[56]　景军. 泰坦尼克定律: 中国艾滋病风险分析 [J]. 社会学研究, 2006 (5).

[57]　刘能. 艾滋病、污名和社会歧视: 中国乡村社区中两类人群的一个定量分析 [J]. 社会学研究, 2005 (6).

[58]　林克雷, 李全生. 广义资本和社会分层——布迪厄的资本理论解读 [J]. 烟台大学学报: 哲学社会科学版, 2007 (4).

[59]　李全生. 布迪厄的社会结构理论述评 [J]. 济南大学学报: 社会

科学版，2008（6）.

[60]   潘绥铭. 当前中国的性存在 [J]. 社会学研究，1993（2）.

[61]   潘绥铭. 对于性交易的分析与预警 [J]. 社会学研究，1995（2）.

[62]   潘绥铭. 性社会学基本命题的实证 [J]. 社会学研究，2004（6）.

[63]   潘绥铭，黄盈盈，李楯. 中国艾滋病"问题"解析 [J]. 中国社
        会科学，2006（1）.

[64]   潘绥铭. 艾滋病研究给社会学提出的新问题 [J]. 社会学研究，
        2001（4）.

[65]   潘绥铭. 艾滋病给社会学带来的新视角 [J]. 国际学术动态，
        2001（3）.

[66]   潘绥铭，黄盈盈. "主体建构"：性社会学研究视角的革命及本土
        发展空间 [J]. 社会学研究，2007（3）.

[67]   潘绥铭，侯荣庭. 中国艾滋病防治事业的价值理念 [J]. 云南师
        范大学学报：哲学社会科学版，2014（4）.

[68]   潘绥铭，鲍雨. 论"主体建构"的认识论来源及理论意义 [J].
        学术界，2015（2）.

[69]   潘泽泉. 理论范式和现代性议题：一个情感社会学的分析框架
        [J]. 湖南师范大学社会科学学报，2005（4）.

[70]   宋红娟. 西方情感人类学研究述评 [J]. 国外社会科学，2014
        （4）.

[71]   宋红娟. 两种情感概念：涂尔干与柏格森的情感理论比较——兼
        论二者对情感人类学的启示 [J]. 北方民族大学学报：哲学社会
        科学版，2015（1）.

[72]   王鹏，侯钧生. 情感社会学：研究的现状与趋势 [J]. 社会，
        2005（4）.

[73]   王鹏. 情感社会学的社会分层模式 [J]. 山东社会科学，2013
        （3）.

[74]   王鹏. 基于情感社会学视角的社会秩序与社会控制 [J]. 天津社

会科学，2014（2）.

[75] 王名，刘求实. 艾滋病防治领域 NGO 的发展及相关政策建议
[J]. 江苏社会科学，2006（4）.

[76] 王宁. 略论情感的社会方式——情感社会学研究笔记 [J]. 社会
学研究，2000（4）.

[77] 王淑芹. 近代情感主义伦理学的道德追寻 [J]. 中国人民大学学
报，2004（4）.

[78] 王俊秀. 社会情绪的结构和动力机制：社会心态的视角 [J]. 云
南师范大学学报：哲学社会科学版，2013（5）.

[79] 王昕. 社会性别形象的主体建构 [J]. 青海师范大学学报：哲学
社会科学版，2010（4）.

[80] 王昕. 艾滋病预防干预的"主、客位"视角及其实践操演 [J].
云南师范大学学报：哲学社会科学版，2015（2）.

[81] 王若涛，张有春. 艾滋病引起的社会学问题 [J]. 中国党政干部
论坛，2003（3）.

[82] 汪宁. 艾滋病在中国和全球的流行现状及面临的挑战 [J]. 科技
导报，2005（7）.

[83] 翁乃群. 艾滋病传播的社会文化动力 [J]. 社会学研究，2003
（5）.

[84] 武英，张福杰，闪雷华. 关怀与心理支持——中国预防与控制艾
滋病的重要环节 [J]. 中国艾滋病性病，2002（04）.

[85] 武俊青，杨瑛，李文英，等. HIV/AIDS 患者的心理需求调查
[J]. 中国公共卫生，2004（7）.

[86] 夏国美. 论中国艾滋病社会预防模式的变革 [J]. 社会科学，
2005（11）.

[87] 夏国美，杨秀石. 社会性别、人口流动与艾滋病风险 [J]. 中国
社会科学，2006（6）.

[88] 杨中芳. 人际关系与人际情感的构念化 [J]. 本土心理学研究，

1999 (12).

[89] 杨中芳,彭泗清. 中国人人际信任的概念化:一个人际关系的观点 [J]. 社会学研究,1999 (2).

[90] 张慧. 情感人类学研究的困境与前景 [J]. 广西民族大学学报:哲学社会科学版,2013 (6).

[91] 张红川,王耘. 论定量与定性研究的结合问题及其对我国心理学研究的启示 [J]. 北京师范大学学报:社会科学版,2001 (4).

[92] 张玉萍. 少数民族防治艾滋病的思考 [J]. 广西民族大学学报:哲学社会科学版,2005 (2).

[93] 张开宁,朱兆芳. 在艾滋项目中融入社会性别视角 [J]. 妇女研究论丛,2005 (6).

后记

Postscript

毕业一年多之后再次对论文进行修订，首先呈现在眼前的，不仅是那些熟悉的文字，更是对潘绥铭老师、对艾滋病人群这一研究对象和在人大求学之路上给予我支持与关怀的各位师长与朋友们所存有的感激之情。

本科毕业之后，我选择了在北京工作，但心中依然存有着那份继续进入学校学习的向往之情。2010年，当我拿到人大社会工作硕士的录取通知书时，自己反倒犹豫了，是读研还是继续工作，举棋不定。当时公司的领导给我建议说："可以想想，你希望自己在五年之后，十年之后，成为什么样的人。"真是一语点醒梦中人，豁然开朗之后，我离开了工作近五年的职场，重返校园，六年的硕博学习与研究之后，入职高校，更加接近了我所期望的未来。

其实对于投身潘门，我总是有着千言万语道不尽，提笔写来却又担心因此而累了读者。我们总是自嘲说："一入潘门深似海，自此纯洁成路人。"因为我们的研究对象有性工作者，有男客，有吸毒群体，也有艾滋病人群，等等，我们还关注中国人的性关系和性行为，并每隔五年左右进行一次全国调查。而我与艾滋病研究的遭逢，也是在投入潘门之后全面展开，更得益于潘老师提出的"同吃同住同劳动"的田野工作理念。

总会有人问及，你是如何找到感染者的，又是如何获取了他们的信任？其实，对于如何找到感染者，在前文的研究方法中已有介绍，靠的便是领路人带我入场。但在与艾滋病人群的交往过程中，感触最深的还是关系的建立与情感的表达。例如，H 哥是我进入艾滋病研究领域的领路人，也是我选定的访谈对象，可从台湾回来后才发现，H 哥已住院近半年，患病原因并非机会性感染，而是一种罕见的病症。我去看望 H 哥的时候，他的身体状况并不好，只能简短地说出几句话。去台湾之前，我还专程去找他聊天，谈我的论文选题，不想再次见面的时候，他已病重住院。因为身体原因，H 哥无法接受我的访谈，我更希望他能够安心养病。但 H 哥还是十分支持我的工作，感染者 Z 便是经由他推荐的。Z 答应接受我的访谈，只是说时间再定。那个时候，我隐约地感觉到，与 Z 的访谈，也许并不会特别顺利。因为随着人文社会科学研究介入艾滋病领域，访谈渐渐被许多感染者所"喜闻乐见"，而 Z 的不冷不热也确实让我有所担心。之后的一个偶然机会，我在 A 组织遇到了 Z，而一个细小行为的发生，拉近了我们的距离，我获得了他的信任。中午吃饭的时候，他端起刚倒好的茶水敬我，却在碰杯之际，故意向我的杯中倾倒了一点儿他的茶水，看我的反应。我一饮而尽，他哈哈大笑，把手搭在我的肩膀上，从此变得和我无话不谈，还邀请我参加他的庆生活动。现在想来，Z 所做的这一试探性动作，应该具有深刻的意义。他仅仅是想要吓跑我吗？我想不是，如果他不愿意接受访谈的话，完全可以直接拒绝我。抑或只是要验证我对他没有歧视？我觉得更不是，起码像 Z 这样，已经走出来的感染者或志愿者，所关注的不再是我一个旁人的看法。那么，Z 之所以如此，一方面是因为他很敏感，想要更好地保护自己，另一方面，更体现的是一种对关系的考虑。也就是说，我是否值得他信任，我与他关系的亲疏远近，我是否能够成为他差序格局中的圈内人。如果我对他真心相待，我又是 H 哥真诚推荐的，那么他可以与我推心置腹，否则，他虽然不会直接拒绝我，但访谈最终可能变成一种形式。这与介入关系的深浅是有着异曲同工之处的，想要获得感染者的信任，首先要与他们建立深受他们信任的专业关系。不仅需要走心，还需要真诚；不仅需要体验到他们的感受，还需要获得他们的认可；不仅需要语言的表达，还需要行动的响应。而这一切的前提，就是"士为知己者死"的信任关系。

而我也有幸参加了他们为 Z 庆生的活动。因为空间、场地、桌椅等物品有限，大家把几张桌子拼接在一起；因为没有那么多椅子，大家通通围着桌子站立。因为拼接的桌子太长而不方便吃饭，大家就围着桌子，边走边夹菜，边走边吃，边走边聊天。Z 当场许下了三个愿望：一是希望抗病毒药物没有那么多的副作用；二是希望艾滋病能早日治愈；三是希望在场的所有人都长命百岁。他说的时候，在场的很多人都哭了，因为他们知道，这些年来，没有 A 组织，许多人可能早已逝去。A 组织不仅帮助感染者树立了希望，还改变了他们应对艾滋病的方式，更是他们战胜病毒的心理与精神支柱。Z 说："在与大家交往过程中，我们在传递着的是一份爱，传递着一份把彼此视如己出的关怀。让每一个感染者觉得，有我们与他同在。"

也正是基于此，我才敢于并且能够开展针对感染者较强烈负性情感的质性研究。而更是得益于潘老师所提出的主体建构思想，在与艾滋病人群的交往过程中，充分贯彻关注主体（感染者）声音的理念，"一人一把号，各吹各个调"，可以使在他们在各自的生命脉络中体现出不同的生命情境，开发出各种存有且可能呈现的情感样貌，并有效避免"其实你不懂我的恐惧"这样的沟通障碍与"心的无明"。

相比之下，论文的写作过程也激荡了我所存有的负性情感。记得上小学的时候，妈妈给我讲过一个故事。从前有一个秀才，平时读书很少，在一次写文章时，头上虽已大汗淋漓，纸上却是寥寥数字。一旁的大娘实在看不下去了，就说："秀才，都说这写文章和孕妇生产是一个道理，你怎么这么久了，虽然也是满头大汗，怎么却没写出几个字来？"秀才羞愧难当地说："大娘您有所不知，孕妇生育，乃因十月怀胎，腹中有孩，我虽大汗淋漓，实乃腹中无货也！"

无独有偶，妻子顺利生产之后，我的这篇博士论文也终于完成了。现在回想起来，当年自己的论文从孕育到完成，经历了三年的漫长准备，因为按计划要在三年的时间内完成两篇论文的写作，着实令我倍感压力之巨大，也曾自我调侃地将网名改为 Alexander（压力山大），更苦恼于"腹中无货"的无奈。曾几何时，我因论文的写作而焦虑，更担心因此而丢脸。曾经风光地去辅仁大学读书，结果三年过去了，身边的同学们都在为答辩为工作而奔波，我却依旧没有毕业，自尊心也因此而受挫。庆幸的是，这些存有的负性情感，并没有以单一的或次级的"鸡尾酒"形式呈现。因为论文写作的过程虽然艰难，但这期间需要的满足、期望的实现与潘老师的肯定，使我存有的负性情感发生了转化。特别铭记于心的是，在论文初稿即将完成之际，我将这个孕育良久的"丑婴"寄给潘老师指导，不久，潘老师回复道："终于等到了你的论文稿，我会尽快阅读，然后和你讨论。"不久之后，潘老师又回复道："我浏览过文稿，觉得没有什么问题的。我们都来抓紧时间吧。"

正是这一系列的支持、帮助与肯定，转化了我存有的负性情感，更让我学会了感恩。感谢在我论文孕育与写作过程中给予我支持与关怀的各位师长、同学和亲友们，是你们的帮助让我完成了论文的创作，更唤醒了我存有的正性情感并将之呈现于我的论文写作之中。

从学习到写作，最大的感激与收获莫过于师从潘老师。回到内蒙古教书之后，无论是在与大家的交谈之中，还是在给学生们的讲课之时，潘老师和性社会学的出场率一直遥遥领先。因此，我首先也必须衷心地感谢我的导师潘绥铭教授。潘老师从我硕士期间便一直担任我的导师，在这几年与潘老师的学习与相处中，更让我受益良多。潘老师很健谈，故事娓娓道来，理论深入浅出，我几乎听遍了他开给本科生、硕士生和博士生的每一门课程，并且总是让我听得入神，不愿下课。潘老师很博学，总会让我不禁大呼"长知识"。潘老师很睿智，分析问题总能一针见血，看待现象更是入木三分。潘老师严谨的治学精神、深厚的学术修养和敏锐的洞察力，更潜移默化地影响着我，让我真正体会到"师者，传道授业解惑"的真谛。其实，在人大读书期间，潘老师更像慈父一般支持关心着我的学习和生活，是我治学与为人的模样，更让我由衷地慨叹："生有父母，教有潘师，幸甚！"

其次，我还要感谢对本书写作与修订过程中提供帮助的老师同学们。

感谢刘文利老师、冯小双老师、林克雷老师、刘中一老师和蔡鑫老师。感谢你们为我的论文写作献计献策。如果说论文写作犹如做菜的话，那么老师们的宝贵意见，将促使我的论文写作更进一步，并将这篇论文发展成为一个菜谱（recipe）而非仅仅是一个菜单（menu）。感谢陆益龙老师、隋玉杰老师、黄盈盈老师、富晓星老师和黄家亮老师对我论文写作与修改提出的宝贵意见和建议。感谢李路路老师、刘少杰老师、郭星华老师、李迎生老师、夏建中老师、林克雷老师等师长，他们的课程讲授让我受益匪浅。感谢众师兄师姐师弟师妹，感谢博士班的同学们，感谢大家给我带来的欢乐、成长与体验。还要感谢远在台湾的宋文里教授，他是我台湾心理学博士论文的指导教授，其言传身教让我受益匪浅。同时还要感谢廖菲老师，她是我去台湾学习的引荐人，并一直关心着我的论文写作。还要感谢林美丽、芳萍师姐、慧玲学姐、Color 老姐，感谢你们在台湾期间的帮助与陪伴。

同时，还要感谢带我进入感染者组织的关键人，感谢接受我访谈的众多感染者，感谢允许我走进你们的生活，是你们的支持与信任，才有了我论文的翔实资料，更有幸能与你们一起呈现情感，重构自身。尽管在文中不能如实地列出你们的名字，但我相信，你们能够感受到我的真挚谢意。此外，还要感谢已故的感染者组织活动家 H 哥，他是我与艾滋病研究因缘际会的全力支持者和领路人，也给我论文写作带来了诸多益处。相信天堂没有歧视，H 哥一路走好！

感谢华中科技大学出版社的张馨芳老师、包以健老师和李文星老师。正是在张老师的帮助之下，本书才能顺利出版。坦诚地说，博士毕业之后，我多少有些倦怠，博士论文也因此而在家中尘封已久。要不是张老师的大力支持与奔波忙碌，估计这个"婴孩"还在我的电脑中长驻。而包老师和李老师细致入微地修改、校订稿件，不仅帮我更正了诸多错误，更令我受益匪浅，收获良多。

此外，还要感谢内蒙古科技大学的领导、老师对我的支持与关怀。感谢朱海珅教授的关照与提携，感谢李永林教授的帮助与解惑，感谢王力平教授长久以来的支持与认可，感谢社会学系各位老师的理解与帮助。

最后，还要感谢亲朋好友长久以来的照顾与帮助，特别感谢爸爸、妈妈、姑姑、姑父和姐姐这些年来对我的培育和付出，你们的理解与帮助是我前进的永动机。更要感谢我的妻子高培英十多年来的相知相伴，并以此文献给侯昀熙小朋友。

侯荣庭

2017 年 11 月于包头

后记